U0067270

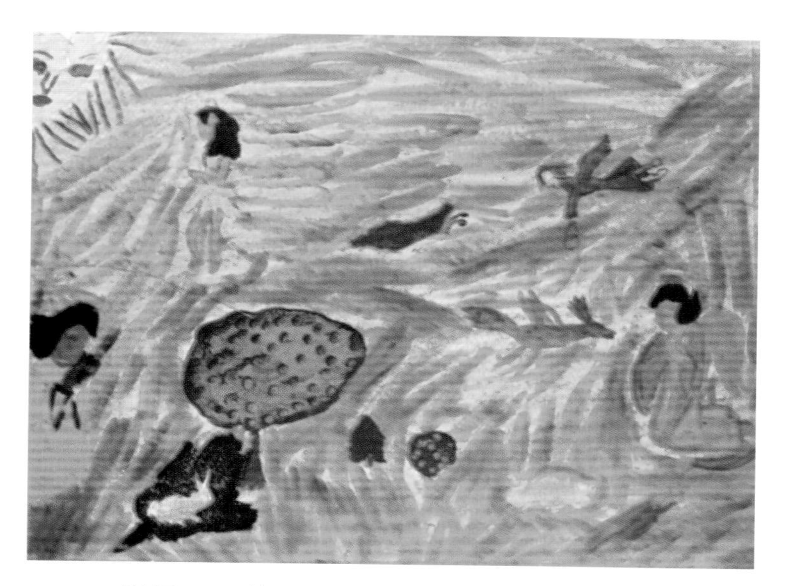

彩圖一　赫門：一群小仙女（18" × 24"）

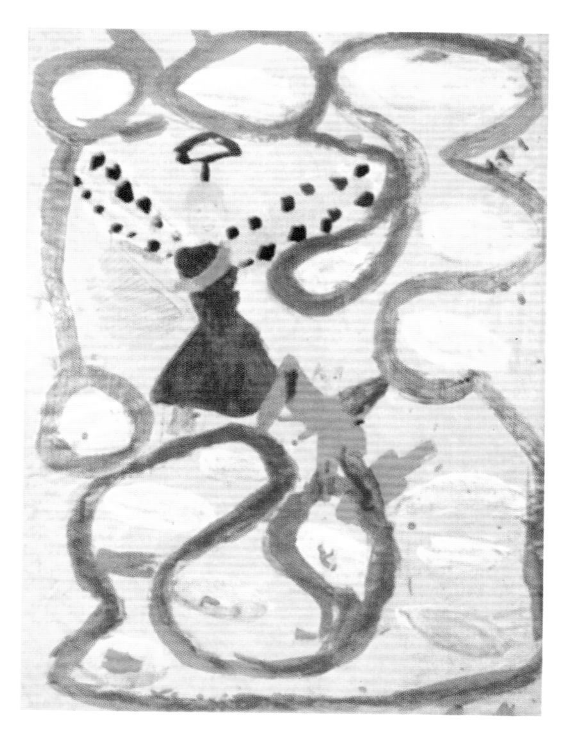

彩圖二　赫門：彈豎琴的天使被惡魔追趕（18" × 24"）

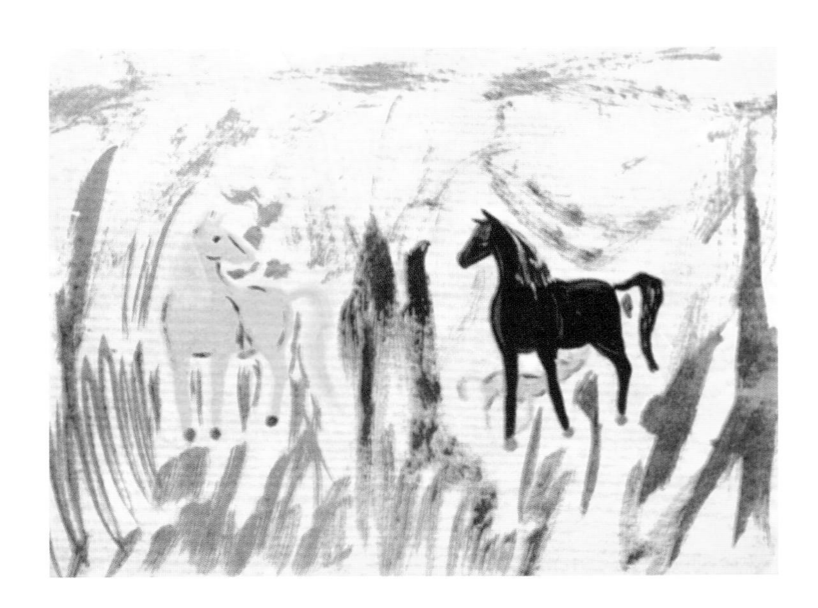

彩圖三　赫門：馬家族（18" × 24"）

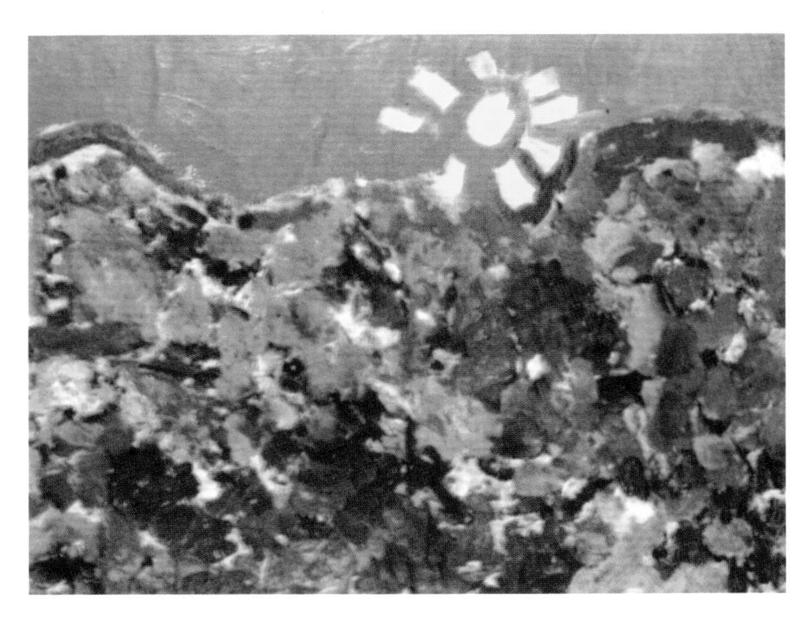

彩圖四　瑪莉：新罕布夏州秋天的山（18" × 24"）

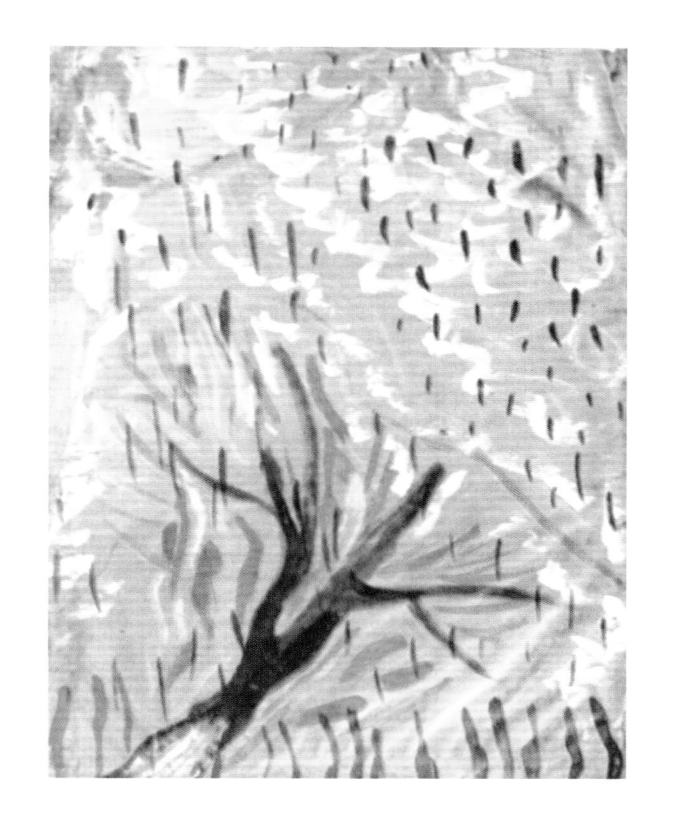

彩圖五　莉莉安：被閃電擊中的樹（18" × 24"）

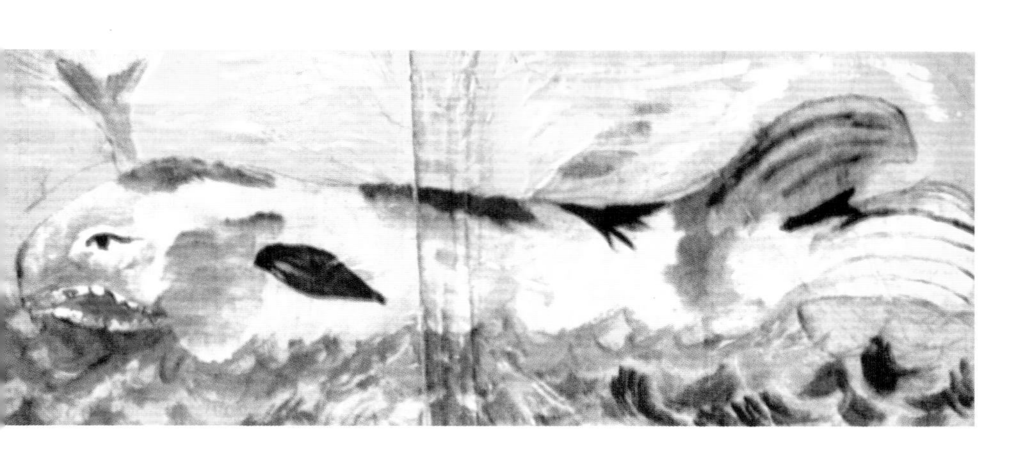

彩圖六　高登：大白鯨（18" × 48"）

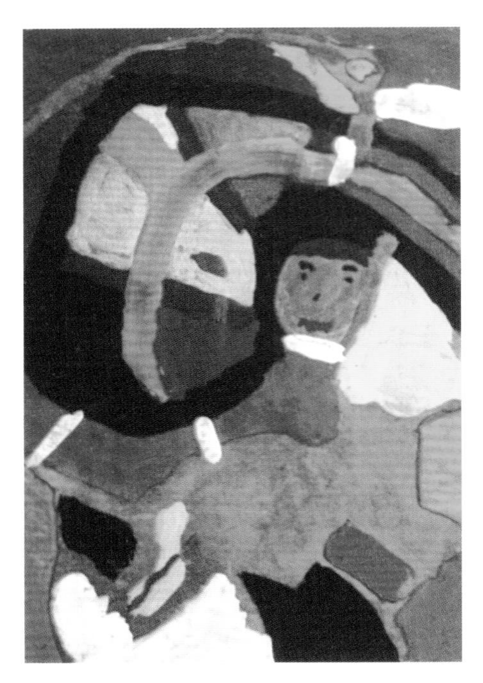

彩圖七
安得魯：有印地安圖像的設計圖（12" × 18"）

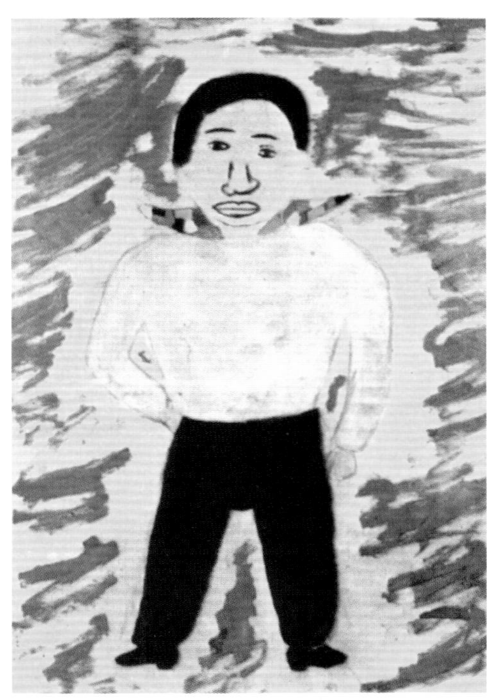

彩圖八
安得魯：一個朋友的肖像（18" × 24"）

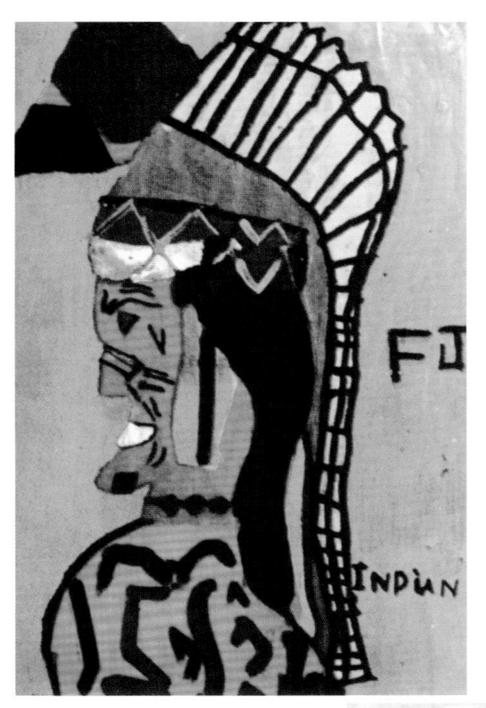

彩圖九
法蘭克：印地安酋長
（24" × 36"）

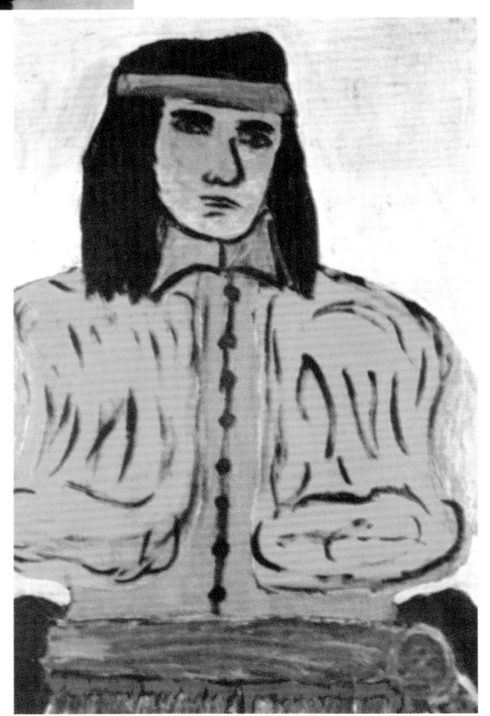

彩圖十
法蘭克：墨西哥人
（24" × 36"）

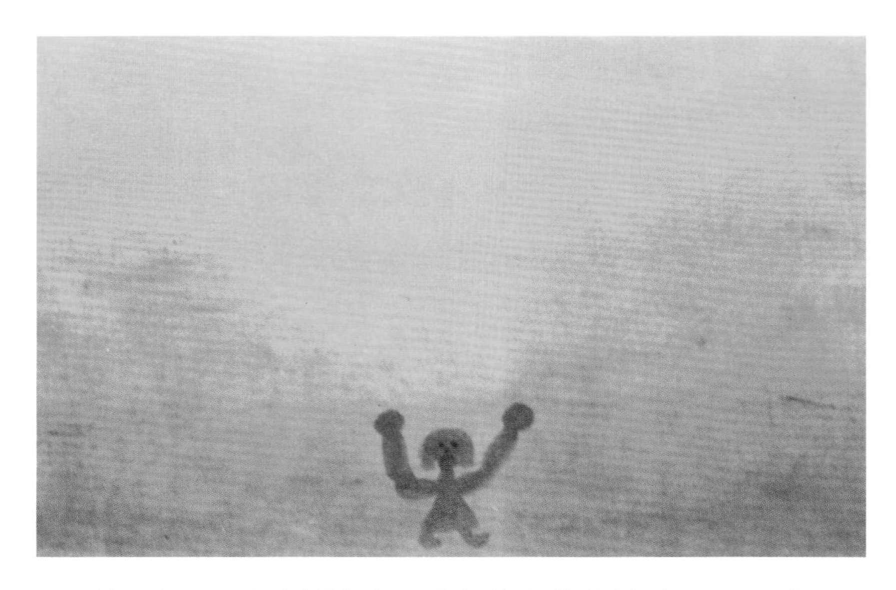

彩圖十一　史密斯太太：生氣的寄養父母（12" × 18"）

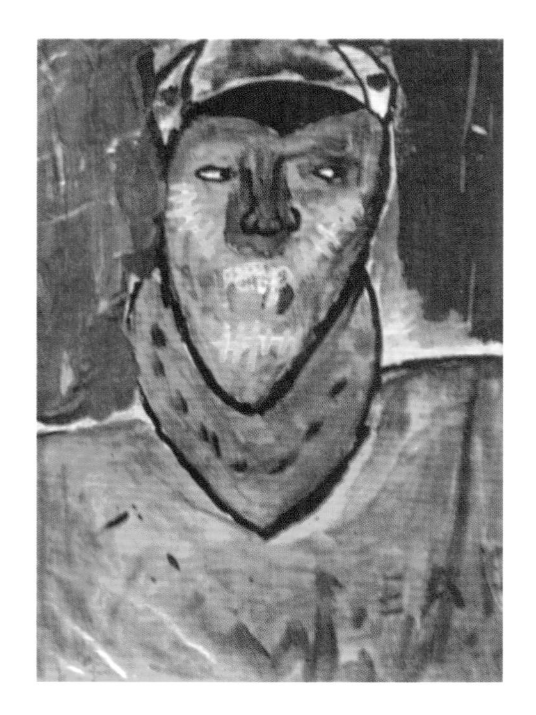

彩圖十二　威利：猜疑的惡魔（18" × 24"）

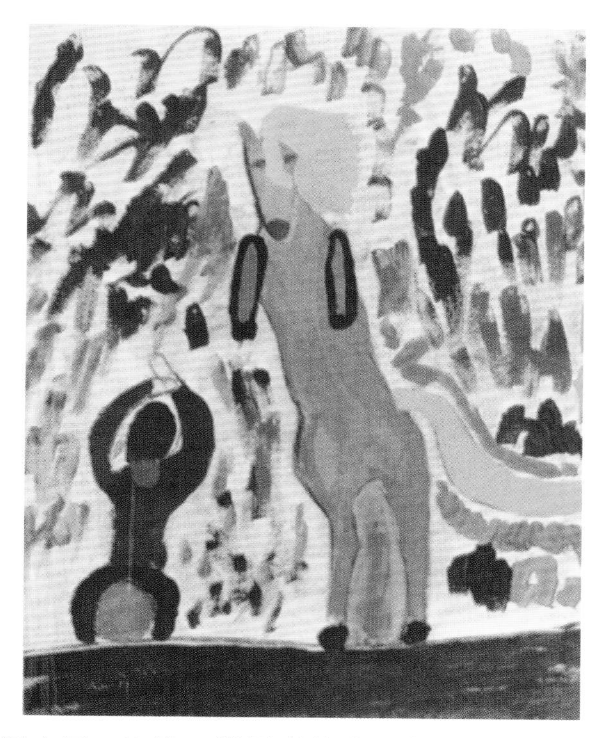

彩圖十三　李歐：馴馬者前跳躍的馬（18" × 24"）

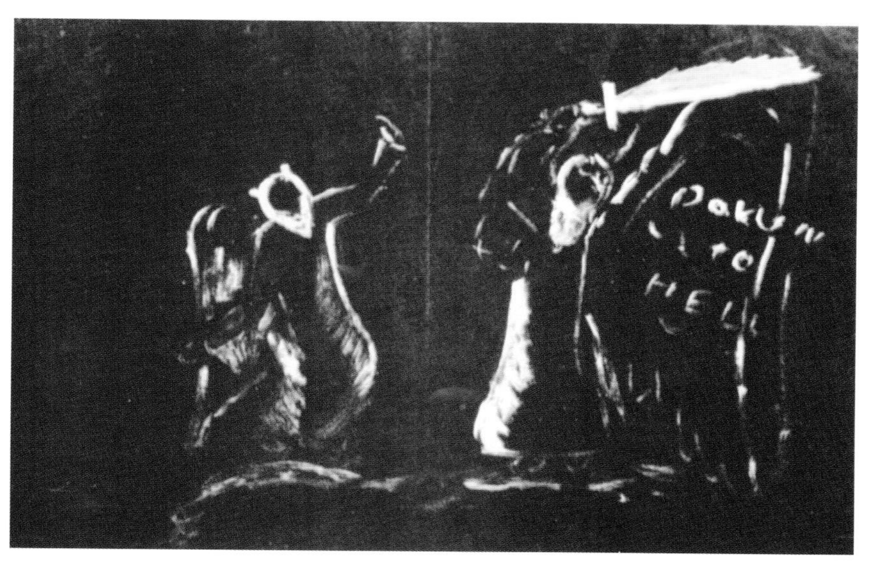

彩圖十四　卡爾：撒旦與天使（24" × 36"）

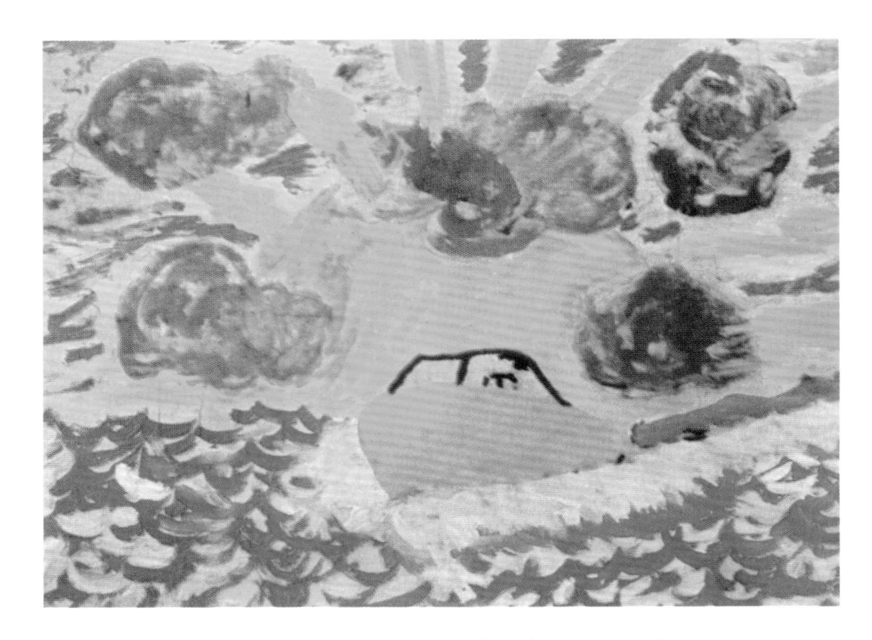

彩圖十五　卡爾：快艇（18" × 24"）

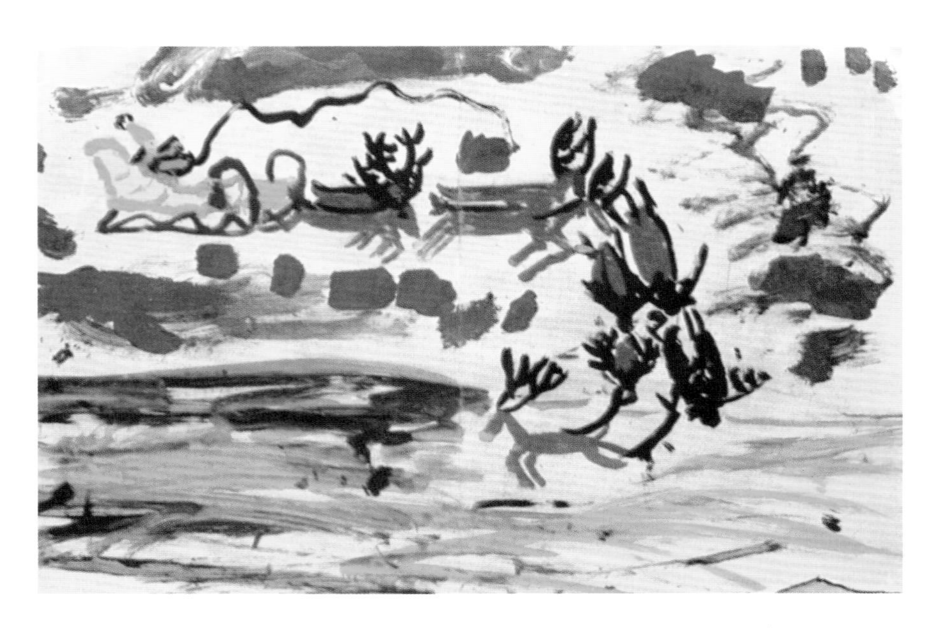

彩圖十六　馬丁：瘋狂的聖誕老人（24" × 36"）

兒童藝術治療

江學瀅　譯

ART
as therapy with children
second edition

EDITH KRAMER

introduction by Laurie Wilson

MAGNOLIA STREET PUBLISHERS
1250 W. Victoria
Chicago, Illinois 60660

譯者簡介

江學瀅

美國紐約大學（NYU）藝術治療碩士、國立台東大學兒童文學碩士、國立台灣師範大學美術研究所藝術教育博士。現任國立台灣師範大學美術學系助理教授，曾任中國文化大學心理輔導學系助理教授。擁有美國藝術治療學會登記之藝術治療師資格（ATR），以及諮商心理師證照。

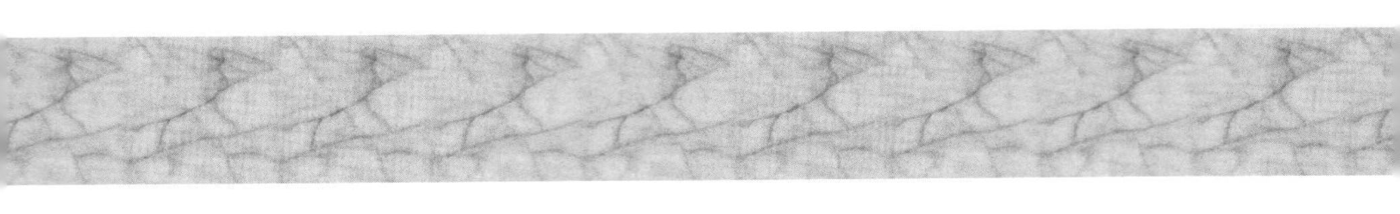

前言

我很高興這本《兒童藝術治療》能夠持續發行二十多年。感謝木蘭坊文摘（Magnolia Street Press）的負責人莎拉・瑞肯（Sara Reinken）小姐和凱瑟琳・史坦（Kathryn Stern）小姐願意冒險再版。現在的讀者也許遭遇和我完成這本書初稿時的一九六九年所見的情形有所不同，但這個新版本同樣可提供這一代的藝術治療師，及其他對藝術治療領域有興趣的讀者們參考。

在此，懇請並感謝我的好友、同事及共同研究者——蘿瑞・威爾遜（Laurie Wilson）博士將這本書介紹給新讀者。

依蒂斯・克拉瑪（Edith Kramer）

再版簡介

《兒童藝術治療》一書從一九七一年首次出版以來，一直是藝術治療學習者的重要教科書。雖然過去二十年來，治療環境和對象已有很大不同，然而人的本質、了解並幫助孩子的需求依然沒變。克拉瑪的豐富經驗和獨到見解，和她的理論與實務同樣重要。

書中出現的三個機構，目前已有兩個不復存在。這兩個機構分別是威爾特威克男校（Wiltwyck School）和艾伯特・愛因斯坦醫學院（Albert Einstein College of Medicine）在雅各醫院（Jacobi Hospital）的兒童精神科九西住院病房。兒童長期住院治療的單位原本就很少，而且愈來愈少，一方面因爲預算壓力，另一方面是「藥物可以治療一切」的想法，替代了可以使兒童心理有極大改變，但需要長期緩慢的悉心照顧。當代對速食醫療和行爲改變的看法，比對深入改變病情的心理動力取向治療看得更重要。可悲的是，目前我們在臨床或教育單位上看到的許多兒童案例，要比克拉瑪二十年前看到的嚴重多了。

今日的兒童不僅得應付長時間觀看電視引起的被動經驗，並經由電視、電影等視覺媒體，被大量的圖像暴力和未修飾的色情題材所侵犯。比起過去，這一代的孩子較少有機會學習主動和從事創造活動。家庭結構在六〇、七〇年代的改變，也使現在許多兒童必須面臨家庭瓦解的問題。許多家庭受害於疾病，受害於因愛滋病或結核病引起的死亡，或受害於雖已治癒的其他疾病。家庭結構瓦解之外，經濟危機更造成大量增加的兒童性虐待、體罰、精神虐待等等，這些通常與家族的藥酒癮紀錄有很大相關。街上、家庭和學校裡的槍枝，使當代兒童的真實世界比過去一世紀更加危險，然而能遁入創造性活動的機會卻少之又少。

最後要提的是，在本書初出版時，藝術創作活動在兒童生活中的地位已持續減少。學科壓力和經濟壓力似乎使藝術創作逐漸與教育發展不相關，這情形由教育單位、社會結構、到每日生活中都可見。失去創作的機會，讓孩子好像每天從一個混亂的家庭走出來，沒吃飽、沒洗澡、沒睡飽到學校上學一般。但從較正向的方面看，我們轉而對學習障礙和過動兒的複雜程度有了較多的了解。

縱使面對這樣的改變，克拉瑪智慧的結晶提供巧思和實用的幫助給初習藝術治療者，對於想了解藝術如何有神奇效果以及其原因的兒童工作者也提供了許多想法。現在的臨床工作者所面對的困難大過從前，對本書內容也有更大需求。閱讀本書有助於了解爲什麼創作在藝術治療中能有如此功效。克拉瑪在書中列舉一名行爲異常但聰穎的非裔男孩李歐（Leon）爲例，認爲在藝術治療的引導下，李歐在個人潛能中有很好的發揮。

比起其他同等複雜和文明的心智努力，藝術創作可吸收和控制較多原始情感。在藝術創作中，像李歐那樣依然被內心衝突困擾的孩子，可以運用他的精神機能創造圖式想像，表達自己想法，學習如何在創作過程成功地運作心理機能，並藉由藝術創造，將空無的幻覺轉化成圖式想像。這可減低退縮傾向，甚至可助其建立現實感。

理論取向治療法已成爲範例。許多治療師不明白爲何他們所做的，只有在依循理論法則之下，效果才彰顯。

身爲紐約大學藝術治療訓練的領導人，和一個於城區和郊區工作了二十多年的兒童臨床工作者，我知道這本書的價值。這本書將開拓讀者視野，讓讀者從閱讀中看到無法想像的兒童藝術創作行爲。克拉瑪動人心弦的文字生動地捕捉了兒童、作品和治療師之間的內在對談，鮮活地描述藝術治療室中，情緒困擾孩子快速進步的情形。我也不斷地聽到，許多人在讀完這本書後得到啓發，進入藝術治療這個學門。

克拉瑪戰戰兢兢在工作上追求個案心理改變，與她願意揭露自己工作上缺失的謙卑態度，是我所能想像對書寫臨床經驗真誠負責的好態度。

《兒童藝術治療》是一本具高度可讀性，給初接觸藝術治療的讀者，介紹基本藝術治療理念，又無複雜理論的入門書。

克拉瑪在書中提到的昇華作用（sublimation）、藝術創作與心理防衛、攻擊本能（aggression）在藝術創作上的表現，以及藝術治療師所扮演的角色等等見解，到目前都無人能出其右。

這個版本提到的方法可以讓讀者由創作了解與作者共事的孩子們，說明藝術創作可預期的神奇力量、潛能及限制。

蘿瑞・威爾遜（Laurie Wilson）

簡介

《兒童藝術治療》一書的內容多於書名所指。本書不僅能激發臨床工作者更多想法，更重要的是，其原則可適用於教育所有的孩子。

誠如大眾所知，克拉瑪以一個藝術治療師的身分，在許多地方教育不同的對象：因情緒或社會文化引起的行爲偏差、神經症、精神疾病患者、犯罪者等等。她的實務工作經驗，結合了深厚的心理分析基礎、藝術家的敏銳直覺和教師的愛。

本書相關主題中的自我認同體察、空虛感、現實感、矛盾情結、潛在攻擊本能、心理防衛、昇華作用等等，對每一個人都很重要。作者統整這些主題並以豐富的個案說明，然而，本書並不是個案史的蒐集。讀者可在不同的篇章中，由同一案例的不同情況，明白兒童的各種藝術創作心理現象。尤其昇華作用得到該有的仔細研究，這是在其他藝術治療或藝術教育的相關書中所沒有的。

覺察個案創作活動中的潛意識，是藝術治療師工作的本質。作者在序言中告訴我們，藝術治療主要的功能，是對個案自我（ego）的支持、協助發展自我認同（a sense of identity），並促進一般的心理成熟。全書不曾偏離這目標。書中探討九歲的小女孩莉莉安（Lillian），害怕真正的暴風雨和自己幻想中的暴風雨，但她可以畫出鮮活的暴風雨情景。克拉瑪認爲：「潛意識素材可以藉由象徵語言表面化，而不需牽動必要的心理防衛。

……小女孩將令人苦惱的經驗轉化成創造性活動。」作者強調，無論內心世界對創作主題的感受是多麼負面，個案在創作活動中是專注與沉著的。

在克拉瑪筆下，兒童個案鮮活了起來：由精心挑選出的作品中，說明兒童經由藝術創自我成長。讀者不需是藝術家、藝術教育家或是藝術治療師，無論治療的成功與失敗，藉由閱讀，即能從簡短的敘述中，領會馬丁（Martin）、高登（Gordon）、賴瑞（Larry）和其他許多孩子作品中的內在衝突、抱負或所追求的目標。無論治療成功與否，也許其中最令人動容的故事是一位叫克里斯多夫（Christopher）的盲生，和他非凡出色的陶塑。

克拉瑪深知孩子的內在需求統領著創造藝術過程，而藝術治療師的角色與此密切相關。因此，她用最普遍的原則，有說服力地說明特定主題。

在心理分析方面，作者有很好的學養，但她從未試圖做一名心理分析師。相反的，她刻意避免如此，而單純地成為一名藝術治療師。這必然鼓舞了每一位學習克拉瑪洞察力及方法的教育工作者，甚至其他學門的讀者。對每一位具有創作需要的孩子來說，如果能鼓勵他們在可控制的自由氣氛中創作，其意義在於成長、滿足、快樂，和自信心的增長。兒童藝術創作可改善機械化的思考模式和被動的學習態度，本身就具治療性。我們的孩子用太多聽、看和單向接受的感官刺激，少用創造性方式表達想法、感覺和夢想。在一個孩子的發展中，看電視和聽音樂無法取代動手做，也無法完全提供滿足和想像力。克拉瑪以圖例和個案說明這些想法。

前東倫敦學校（East London School）督察西爾先生（A. J. Hill）是一名很成功並有類似態度的老師，也許可稱他的方法爲「教學治療」。在他的著作中，他不論年齡及主題去描述他所接觸的每一名學生。他深信好老師必須能利用每一位孩子的潛意識，給他們機會在平和的氣氛中，以統整的形式表達想法和感覺。相同的態度正是克拉瑪在這本書裡所要闡明的道理。克拉瑪以淺顯鮮明的文字，說明藝術介入治療的主張。

做爲一名在學校中每天與正常孩子、異常孩子和他們的老師相處的精神科心理分析學者，我認爲《兒童藝術治療》一書不只對藝術治療師和藝術教育者有極大助益，也對每一位關心到課堂上情緒困擾孩子，並注意到「一般孩子」內在衝突與挫折感的老師有幫助。這是一本對藝術治療和教育有興趣的人不該錯過的好書。

莫瑞・葛蒂娜（Muriel M. Gardiner）

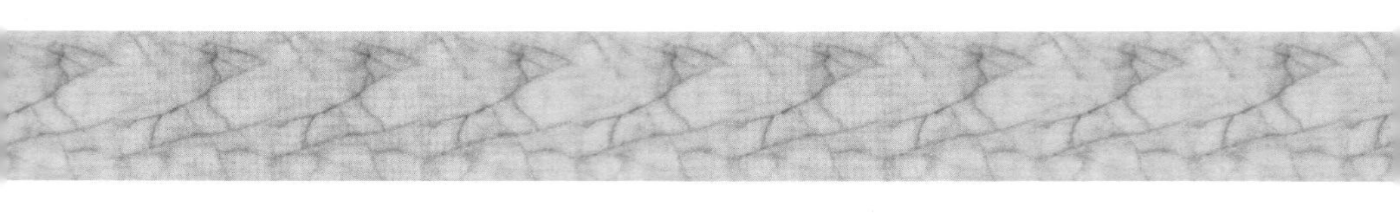

作者序

本書所提的論點，是根據三十多年的兒童藝術治療經驗而來的。

我的理念是，結合正常兒童及異常兒童心理發展的豐富常識及藝術專業，做一名藝術家、藝術教育家與藝術治療師。雖然我的兒童心理發展理論架構根植於佛洛依德（S. Freud）對心理分析的想法，但我強調的是藝術創作即治療（art as therapy），不是只將藝術視爲心理分析的媒介（art psychotherapy）。因此，本書所述的治療取向，在於探討包含潛意識在內的心理過程覺察，而非依賴於顯見的潛意識素材，或是對潛意識進行解析。藝術治療在此主要被認爲是用來對自我（ego）的支持，發展自我認同，和促進自我成長。其主要的功能在於，藝術創作可以發生在心理壓力之下，對心智成長帶來神奇的力量，而不會激發個案的心理防衛。所以，藝術創作成爲治療環境不可缺少，且補足心理治療的一種治療形式，但不能替代心理治療。

我對藝術的整體概念受一位現代哲學家蘇珊・蘭爵（Susanne Langer）的影響。她對藝術創作不可分割的形式和內涵有具體的了解。

對兒童藝術心理發展的認知及兒童藝術教育的方法則多來自於維克多・羅恩菲爾（Viktor Lowenfeld），特別是他對盲生和視覺障礙者藝術教育的看法。

本書第一章主要探討藝術治療這個專業的興起，及其與藝術教育的關係，無個案說明。其他部分，則有圖例說明爲數頗多的個案小品及較長的個案史。這些資料蒐集自各種不同的背景，最早的觀察可追溯到一九三〇年代晚期，在布拉格爲納粹德國統治下的流亡孩子所設計的藝術課程。

在我最初的藝術治療經驗上，從這些精神上受到極大創傷的孩子身上，我觀察到他們在藝術創作中顯現自己，並呈現對精神壓力的不同反應。我看見退化作用（regression）[1]，未解決的內在衝突不斷重複出現。首先，我看到對攻擊者的認同，例如希特勒（Hitler）由迫害行動中證明了他的權威，反應在孩子身上的是對希特勒的認同。我也看見退縮（withdrawal）的冰冷情感。最後看到的是，創造性藝術表達解救了困境中的孩子。以上這些觀察，在我後來的工作中顯得相當熟悉常見。

在布拉格設計課程的藝術家——佛列德・狄克爾布蘭蒂（Friedl Dicker-Brandeis），給我藝術創作即治療的初始想法。她在納粹德國統治之後繼續留在捷克，之後被困於泰爾新（Terezin），繼續與孩子們一起。二次大戰後，小朋友們的作品在歐陸廣泛地展覽流傳。這些作品證明了藝術創作的影響力：幫助兒童在困境中能有自我表達的能力及心理成長的機會。

---

1 譯者註：退化作用，指個人遭遇挫折時以較幼稚的行爲應付現實困境，藉以惹人注意或博人同情以減低自己的焦慮。（張春興，《張氏心理學辭典》）

一九三九至一九四一年，我在紐約一個給正常孩子的新學校小紅屋之家（Little Red Schoolhouse）教藝術課程，之後，我任教於鄰近地區及其他放學後的安親機構。因此，對於文化和知識刺激非常豐富的孩子和缺乏這些經驗的孩子，我都很熟悉。一些書中的理念來自於這些早年的經驗，例如講述昇華作用的案例，即來自於一九四一年小紅屋之家的教學經驗。

書中大部分的案例來自於一九五〇到近年間，但其中的一些案例則來自於個別諮詢課程。部分案例取自一九六〇至一九六三年在紐約州的揚克斯市（Yonkers）一個治療取向的藝術機構——李克威特兒童之家（Leake and Watts Children's Home）。大量的個案來自於三個我最早帶領的藝術治療機構：一所住宿治療之家、一個醫院的兒童精神科病房，及一間提供給盲生的日間學校。

由於這本書是爲了說明藝術治療的不同面向，而非探討特殊機構的工作方法，所以，我選出的個案並非以說明整個治療發展爲重心，而以說明治療過程的某個藝術治療現象爲重點。因此，治療過程可說明不同現象的某些個案，會在書中不同段落重複出現。然而，讀者可能不會學到太多這些機構如何運作等相關事宜，但可由孩子不同情況的表現熟識它們。所以我認爲，對這三個機構的簡述是必要的。

一九五〇到一九五七年，我在威爾特威克男校主持藝術治療課程，這也是我第一個長時間的藝術治療經驗。我曾在另一本著作《兒童社群中的藝術治療》（*Art Therapy in a Children's Community*）中分享我的經驗，讀者有興趣的話，可由這本書中得知更多有關這個機構的事。

威爾特威克男校服務紐約市貧民區的情緒障礙男孩，是一個寄宿治療之家。這個機構可容納一百名智力正常的八到十二歲學齡兒童。雖然學校有能力處理嚴重的情緒障礙問題，但不接受需要醫院治療的個案。這裡孩子的主要問題多表現在攻擊和犯罪行爲上，嚴重的神經症或退縮的個案也在教育治療的範圍之內。在我離開後的十一年，威爾特威克男校持續成長，所以請讀者必須牢記書中所述，是發生於一九五〇到一九五七年之間的事。

當時，機構缺乏基金及設備與個案家庭互動，也無法提供充足的病後復健照顧，而目前所做的許多是爲了幫助孩子的家庭復健。正如上述，家庭治療課程是治療部門的重點項目之一。還有，威爾特威克的孩子因長大必須離開學校，又無法回到社會環境中時，青少年中途之家——佛洛德・帕特森之家（Floyd Patterson Home）提供孩子持續的治療及避難所。

書中提到的一些案例，由於父母的心理疾病及不當的管教態度，在孩子住校治療期間沒有改善，導致個案無法完全解決內在困擾；或是個案有很大進步，卻無法以十三歲的年齡回去面對原生環境。比起十年前，現在有更好的資源可用來化解當時無法解決的問題。

在「眼鏡蛇」這個故事裡，我提到諮商員的人格特質及不當責備，會對個案造成傷害。假如這位諮商員具有行政力量，必然有害於機構的健全（雖然這是個從來都不曾發生的荒唐例子）。縱使這名諮商員被及時解雇，不適任人選帶來的傷害，說明了雇用兒童保育人員的重要。像是任用「眼鏡蛇」這類兒童保育人員的不幸錯誤，無法完全避免。所有的行政人員要切記，對於這類員工，見狀要當機立斷終止雇用。

某些案例來自一個收容三到九歲兒童，並擁有十三個床位的兒童精神科病房。這個實驗性的部門在紐約艾伯特‧愛因斯坦醫學院的支援下，附屬於紐約市布朗區（Bronx）教學醫院雅各醫院的兒童精神科。

這裡大多數的兒童介於五到九歲之間，多被診斷爲邊緣型人格異常，而不是急性精神病。一般說來，醫院裡的孩子較威爾特威克男校的孩子年紀小且情況嚴重。這裡的治療課程包含個別心理治療、藝術治療、舞蹈治療和職能治療等等。這個機構內附設有育幼單位，和受過訓練的教師組成的附設小學等，都是爲了協助這些嚴重障礙的孩子。因爲有的孩子住在病房長達一年或更久的時間，所以能對這樣的團體深入探討藝術治療的功能。

雖然專業標準要求很高，治療團隊、護士、護理助手、看護員等都很認真，治療效果卻因不合適的室內動向而大打折扣。首先，兒童病房位於九樓，未完全與青少年及成人精神病房分隔開。再者，帶孩子去遊樂區或散步，都無法避免要經過一般院區，將他們暴露於救護車、擔架、受傷和生病的病患中。

兒童病房缺乏遊戲區及活動空間。藝術治療課程在一個改變了功能的房間內舉行，有磚塊地板、牆面隔間和水槽，但缺乏儲物櫃和可活動的空間（這個課程後來在另一間有狹小儲物櫃，但無水的房間繼續進行）。我指出這些，是因爲有些案例顯現孩子被混亂的迷宮般環境所限制。期盼這些特殊困擾在書付梓時已得改善。値得欣慰的是，目前，設有二百床位的兒童精神科醫院已在設計建造中。以上淺見希望可提供給設計師參考，對醫院設備和治療空間有周到的設計。

我對視覺障礙者的藝術治療經驗多來自紐約猶太盲人協會（Jewish Guild for the Blind in New York），是所專門給視覺障礙兒童的日間學校，也是書中經常引用的資料來源。這個特殊學校是猶太臨床精神醫學會的一個分支，提供有學習和行爲困擾的盲生和視覺障礙孩子適當的教育環境。藝術課程可追溯至一九六四年，目前依然運作。

這裡的藝術治療課程每週一次，有個別課或不超過三人的小團體。陶土、鐵絲、蠟塊和其他可幫助視覺障礙兒童體會三度空間表現的素材廣被使用，以增進孩子控制自己和環境的能力，助其發展身體意象及增強自我認同。所有努力都在於去除視覺障礙所帶來的限制。

在這本書中可讀到許多經驗，但這些不是兒童藝術治療的全部。我相信依照書中陳述的要義，依然可運用到其他我不曾觸及的經驗領域。但這工具將依工作機構的臨床需求，及藝術治療師的人格特質而有所不同。

依蒂斯・克拉瑪

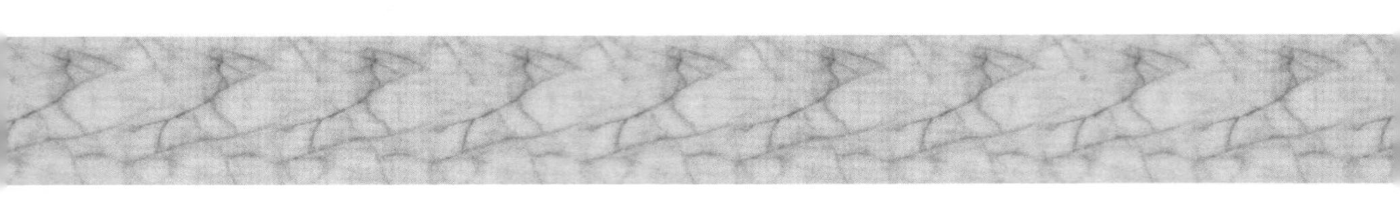

中文版序

《兒童藝術治療》一書在一九七一年首次出版，一九九三年在美國再版，現在要有中文版了。很高興三十年多前的想法能穿越時空，在另一個文化和國家中呈現。現今養育孩子的方法不同，兒童藝術創作的表現也不一樣了。然而，藝術的本質和兒童的心理發展是無時空差別的。

本書譯者江學瀅在紐約大學藝術治療研究所進修時是我的學生，我絕對相信書中的原意不會因爲語言形式而產生差異，一定可以被適當地傳達。

目前要在紐約市把藝術帶給兒童不大容易。卡通和電視娛樂節目影響兒童太大，可以說沒有真正的兒童藝術創作。通俗的卡通主角幾乎成了兒童的主要圖像反應。但兒童的活力可以使他們藉由適當引導，讓他們不要花太多能量在這些人造的圖像上。在物質較差的環境中，兒童比較可以在自己創造的象徵圖像中，發現自己真實的生命和內心世界。

我衷心期望藝術治療在具有東方傳統的文化軌道內開花結果。也希望這本書能對專業的藝術治療師、正在學習的學生、相關行業和所有協助孩子的工作人員有所助益。

依蒂斯・克拉瑪

一九九九年四月

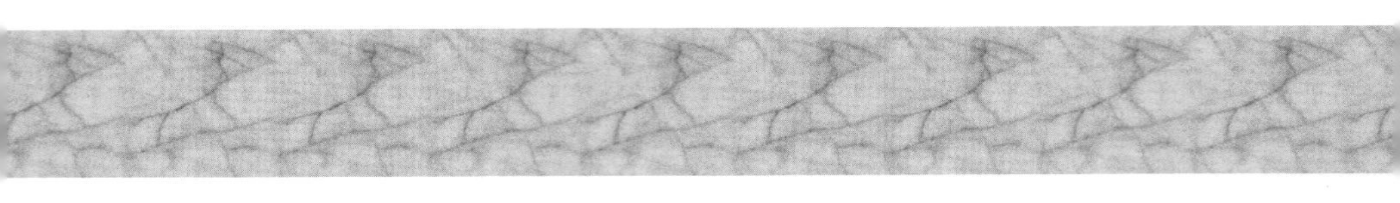

感謝

感謝許多人使這本書順利地出版，然而無法在此一一介紹他們，使我深感抱歉。

首先要謝謝新領域基金會（New Land Foundation）的協助，讓我無憂地寫作。另外，特別要感謝克爾特・以斯勒（Kurt Eissler）醫師和莫瑞・葛蒂娜醫師不斷給與我信心和鼓勵，讓我能悠游於藝術治療師和作家這兩個角色中。

也要感謝前艾伯特・愛因斯坦醫學院的兒童精神科主任約瑟夫・卡瑞莫（Joseph Cramer）醫師在雅各醫院的兒童精神科病房成立藝術治療團體，並容我有充分的自由研究這些個案。

同時，感謝雅各醫院兒童精神科的全體工作人員。感謝他們對藝術治療的支持和忍受小朋友們創作時製造的些許小混亂。

感謝猶太盲人協會的指導主任莫瑞・安可（Marie Anchel）和那裡的老師們，對於如何與視覺障礙的人溝通給我多方指導。特別是在成人活動部門服務的主任兼雕塑家雅莎・里森柯（Yasha Lisenco），幫助我解決了許多指導盲人雕塑的技術上問題。

也要感謝威爾特威克男校讓我重閱過去的檔案，使我記憶中的個案鮮活再現，並助我了解他們後來的發展。

在繁瑣的編輯工作上，我要感謝《美國藝術治療學會會刊》（*American Journal of Art Therapy*）總編輯愛莉娜・攸曼（Elinor Ulman）在超過三年的時間裡，從不表厭倦地一再審閱初稿。

謝謝依莉莎白・蘿絲韓德勒（Elizabeth Rosshandler）辛苦地

解讀我的手稿及打字協助。

謝謝安妮・李曲（Annie Reich）醫師給與心理分析理論上的指導，也謝謝維歐樂・波納德（Viola Bernard）醫師提供的批評和建議。

成書的最後階段，感謝兒童行爲專家波莎・伯恩斯坦（Bertha Bornstein）對兒童發展的了解及智慧，付出時間和精神給與寫作上的指導與協助。

最後，最要感謝那些經年與我共同成長的小朋友們。他們教給我的比我書上描述的要多多了。除此之外，他們的表現讓我享盡工作的樂趣。

依蒂斯・克拉瑪

目錄

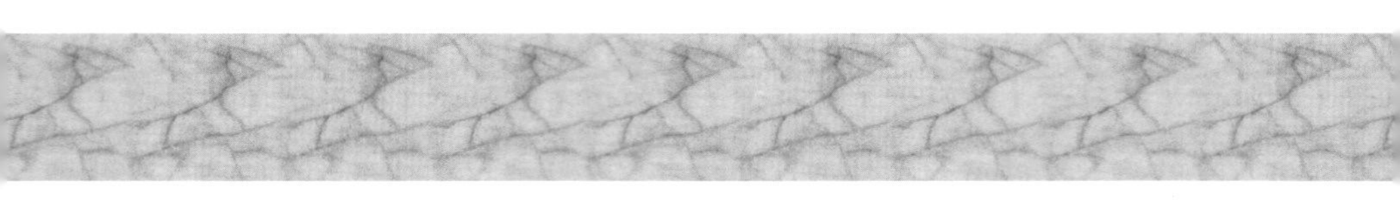

插圖

孩子為自己創作的每一件作品命名，以下表格是書中案例的創作者名與畫名列表。為了協助讀者閱讀時的記憶，作者與畫名同列。

彩　圖

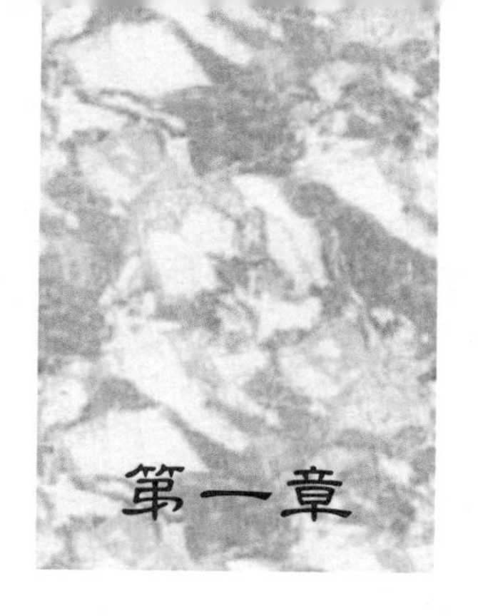

藝術創作、藝術治療與社會環境

透過藝術自我表達的概念已廣爲人所接受，特別是對那些不快樂的人來說，以藝術表達自我更是個好方法。社工人員、家庭醫師、精神科醫師和心理醫師無不建議病人藉由藝術創作取得心靈慰藉。漸漸的，藝術治療團體在監獄、職業學校[1]、醫院等特殊環境中設立。在家庭中則幫助情緒困擾的孩子，在社區中對孤獨的老年人也很有幫助。當藝術創作似乎日漸脫離人們日常生活的同時，以藝術創作爲助人手段的方式在今日逐漸成爲熱門話題。

除去學校的藝術教育之外，手工藝製品是社會工業化之前的商業成品之一。這些手工藝製品不只是裝飾用的民俗藝術，也反映了人們製造時和擁有時的快樂。整個大環境中，手工藝

---

1 譯者註：此應指專門設立給中輟生或特殊孩子的技職教育學校。

製品不可避免地表達及投射了製作者的個性。由這個觀點看來，自我表達和自我認知融入了製作者的日常生活。工藝創作滿足了這些平凡的藝術家，當然，社群中也只有他們與藝術創作具強烈情感與雅緻的形式搏鬥。

當大多數的東西都可以用機器製造時，人們失去了由創作投射自我至環境中的生活形式，也不再有機會在日常生活中享受單純的手工藝創作。

我相信藝術創作機會的喪失，使人們產生潛在的心理空虛和創作渴望。藉由創作得來認同感的機會喪失後，促使人們再度追求藝術創作的經驗。然而，這樣的內在需求，常常很模糊地被解釋成「自我表達」的願望。因此，藝術相關休閒時間的增加、美術學院中蜂擁而至的二流學生、藝術科系不當增設，甚至將藝術作品曲解及通俗化，都成了這種需求的具體表現。不幸的是，這些事不但沒有提升藝術品質，反而引起人們的反藝術情緒。

藝術治療企圖將藝術創作帶入心理障礙人們生活的同時，也反映了一般人心裡未被滿足的創作需要。由於藝術創作帶給人們的好處漸被了解，所以我們試圖將藝術介紹到社區提供給病人的人造環境中。然而，因爲藝術創作不再是日常生活的基本要素，專業人員必須知道如何使創作成爲一件愉快的事。

藝術治療的最終目標，與藝術的娛樂和教育性不同。若要了解藝術治療的真正功能，我們必須了解生活中藝術創作傳統的消失，和一般人日常生活中缺乏藝術涵養，對藝術治療師的工作影響有多麼大。

將藝術創作當成一種治療方式有其危機，這就好比用維他命補充食物製作過程中失去的天然養分。舉例來說，維他命未發明前所做的麵包雖具美味，卻失去養分；添加了維他命的麵包雖有營養，但吃起來卻沒有原來那麼美味可口。在醫院、監獄和療養院中特意設立的藝術創作部門，就好像加了維他命的麵包般乏味。不好吃的麵包尙可提供養分，給人感覺不好的藝術部門是絕對沒有用的，因爲心靈的養分不能與精神食糧的芳香分離。

人們如何在不良的環境中，幫助和喚醒心靈受困者的創造性？這問題其實早已超過藝術治療師的能力範圍。然而，縱使藝術治療師處於一個不自然的創作環境中，所擁有的卻是藝術創作最原始的簡單形式，使創作可以在這個環境中被體驗到。所以，藝術治療能提供的就是了解問題、謹愼且謙卑的解決問題方式。在那樣的環境中，藝術治療師不但看到藝術的眞理和生命力，也看到其他非由藝術而來，卻表現在藝術上面的僞裝、醜陋、粗俗的不同面貌。這些第一線知識，幫助治療師們學習及接受各種破敗的藝術形式，並成功地與之對抗。

當大環境無法提供心靈健康的應有功能時，我們被迫學習各種維繫心靈健康的聯結成因。在傳統工藝生活形式衰退的今日，藝術治療師只好面對藝術最直接的原始面貌。

舉例來說，在民間藝術流行的時代，兒童創作與心智發展相關的特殊性很難被察覺到。民間藝術樸拙的表現方式很容易被平均年齡八至十二歲的孩子接受。早期，傳統工藝就在生活環境中時，小孩子很小就可以很成功地模仿長者的作品，所以，兒童創作中天真爛漫的表現就不易被重視。另一方面來說，民間藝術普及的時代，孩子作品的樸拙樣式達不到工藝標準，一般人無法接受兒童的作品，使得兒童創作通常被忽略。這個現象只有在民間藝術沒落且完整的生活藝術傳統失去活力時，孩子的作品才開始攫獲人們的眼光[2]。類似的原因之下，精神病人不尋常且怪異的作品、智能不足及視覺障礙者的創作，都成了大家有興趣的目標[3]。

這個社會的大環境對藝術的態度，對藝術治療的發展有深遠且矛盾的影響。生活藝術傳統的沒落和民間藝術的消失，是人們在漸形空虛的心靈生活中重尋藝術形式的重要原因之一，同時，這也是藝術治療師的主要興趣所在。人們藝術創作的需求不常被滿足，促使藝術治療發展成一門專業。矛盾的是，在處處限制的人造治療環境之外，一般人的創作力不再具有生活上的心靈統整功能。這個原因成了妨礙藝術治療師工作的要點，也使得讓藝術治療成爲一般人藝術創作成長的生活體驗，是相當困難的事[4]。

---

2 作者註：Cf. Franz Cižek, *Children's Colored Paper Work.*

3 作者註：Cf. L. Münz and V. Lowenfeld, *Plastische Arbeiten Blinder;* H. Prinzhorn, *Bildnerei der Geisteskranken.*

4 譯者註：克拉瑪在這一段文章中，提到環境改變對藝術創作的影響。她雖指出工業化社會不利於一般人的藝術創作態度，並不表示她提倡手工藝而反對現代社會的進步現象。克拉瑪認爲，由於現代社會缺乏動手做的機會，反而使人們渴望創作，使得藝術治療成爲可能。國內可能由於長期重學科輕藝能科，對美術創作的觀念停留在技巧學習的刻板印象，少鼓勵自我表現，或說大多數人沒有受到足夠良好的美術教育，在渴望創作這個層面上與克拉瑪所

現代心理學的影響

近來，早先被忽略的創作形式重新引起人們的興趣，這緣起於現代心理學無法提供了解人的新工具[5]。佛羅倫斯・肯恩（Florence Cane）、瑪格麗特・諾堡（Margaret Naumburg）和亨利・雪佛一西摩爾（Henry Schaefer-Simmern）等藝術家兼藝術教育專家，開始結合藝術教育技巧和心理分析理論進行治療活動。最後，這樣的活動被稱爲藝術治療[6]。

有趣的是，藝術治療的發展腳步與心理分析療法的發展有著雷同的模式。心理分析療法從早年被潛意識的魅力所吸引，強調夢的解析、發展階段的心理結構與症狀分析，到後來拓展到自我（ego）功能的研究探討。在藝術治療的發展上，藝術治療師瑪格麗特・諾堡早年也專注於圖像記號出現於藝術作品上

見略有差異。國內的藝術治療師面對的不但不是「渴望創作」的環境，而是多數人「害怕創作」，或具有「藝術創傷」。對創作沒有信心的狀況，使得藝術治療師必須當有技巧地鼓勵個案創作。由於成年人對創作的刻板看法，也使得國內最開始的藝術治療工作多半對象爲兒童。近年觀念逐漸改變，越來越多成年人願意投入藝術創作活動中，更由於近年以畫是藝術治療爲專長的學者返國推廣之下，大眾對藝術創作的觀念逐漸改變。

5 作者註：L. Bender, *Child Psychiatric Techniques;* Ernst Kris, *Psychoanalytic Explorations in Art.*

6 作者註：Florence Cane, *The Artist in Each of Us;* Margaret Naumburg, *Studies of the Free Art Expression of Behavior Problem Children and Adolescents;* Henry Schaefer-Simmern, *The Unfolding of Artistic Activity.*

的潛意識意義。她認爲，當圖像形式與人格結構有愈緊密的關係時，藝術作品的品質不但提升，也可幫助診斷，並加速治療時間[7]。到後來，她認爲由心理分析療法中的自我心理學（ego psychology）來看藝術創作，更能了解創作形式與內在整合的關係：畫面上的和諧與創作的滿足其實都屬於「自我」的功能，而創作的美感品質成爲可以看得到的現象[8]。

藝術治療師不看重作品好壞有許多原因。基本規則如接受所有的作品且不看重作品的形式和內容，是可同樣應用在心理分析和藝術治療上。再者，藝術治療跨藝術和治療兩範疇，在藝術一端面對的是提高品質的取向，而治療面對的卻是無助的病徵。當醫藥和心理分析有長足的進展時，藝術卻漸走向藝術假象（pseudo-art）的商業化表面形式，失去了心理治療功能的一面。

藝術治療師傾向與心理分析療法保持密切關係並不令人驚訝，然而，這情形常迫使藝術治療師將治療焦點置於藝術創作的範圍之外。筆者的看法是，缺乏活生生的創作經驗，加上環境中的藝術假象，構成一種普遍的病態現象。藝術治療師正處於了解這現象，並協助發展出一種應付此現象的方法之局面中。當人們了解整體環境功能及情緒障礙的相關性時，藝術治療師可與社區的精神科醫師連繫，共同致力於各種情緒困擾症狀及

7 作者註：R. H. Alschuler and L. W. Hattwick, *Painting and Personality;* E. F. Hammer, *Clinical Application of Projective Drawings;* H. Y. Kwiatkowska, "The Use of Families' Art Productions for Psychiatric Evaluation"; E. Ulman, "A New Use of Art in Psychiatric Diagnosis."

8 作者註：E. Kramer, "The Problem of Quality in Art"; "Stereotypes."

具有社區文化特色的流行病學研究[9]。

藝術治療與藝術教育

受近代藝術教育專家的影響，帶領兒童團體的藝術治療師們基於特殊兒童的心理需求，修正藝術教育的方法應用於團體中。但基本上，所應用的方法根植於藝術教育的基礎上。

對兒童來說，他們至少在幼稚園和小學裡有一些藝術創作經驗。美術老師們使用的教學方式，多半受到法蘭茲・塞克（Franz Cižek）、維克多・羅恩菲爾、佛羅倫斯・肯恩等幾位現代藝術教育專家的影響。然而，由於公立學校制式的課程、稀釋課程，以及對教學觀的誤解，使得學校教育中的教學美意也許常常被扭曲了。

兒童藝術表現具有可預期的階段性發展，更是重要發現。兒童所畫的線條、結構、人物造形、物體、空間等，在在表現兒童內在世界的發展定律，而且，這個發展不容被攪擾。這個

---

9 作者註：Cf. Stephen E. Goldstone, ed., *Concepts of Community Psychiatry;* W. Viola Bernard, Perry Ottenberg, and Fritz Redl, "Dehumanization: A Composite Psychological Defense in Relation to Modern War"; E. Ulman, "Therapy Is Not Enough."

譯者註：正如同心理學的發展由心理分析開始一樣，藝術治療的初始也由心理分析的角度看創作。也正如心理分析後來發展出九大門派一樣，藝術治療後來也受到不同門派心理學說的影響，對創作有許多不同的切入點。然而，由於作者克拉瑪本身的背景與經驗，本書所提到藝術治療相關現象，多數來自於心理分析療法的概念。

發現使兒童能自由表達純真的想法，並免於被師長要求有超齡表現的自由。

雖然這些都已經是基本常識，我們很少想到，沒有一種藝術形式像視覺藝術一樣，在繪圖形式和人格發展上息息相關。像在表演藝術方面就不是這樣的，例如，精神分裂症影響病人的肢體活動，當然也影響了他們的舞蹈表現。但是對於其他心理症患者來說，他們的病症通常對肢體活動不構成障礙，更不用說要像繪圖評估一樣，從患者的舞蹈表現去臆測他們的病況了。

比起其他形式的藝術，音樂大概是最無法看出心智發展相關性的科目了。一個正常的孩子能很快地從老師那裡學得音樂技巧，但是從其所奏出的音樂，卻無法看出這孩子的情緒狀況和心智發展。同樣的，音樂即興演出也無法得知內在心理訊息。音樂的功能似乎獨立於客體關係（object relationships）發展和現實驗證（reality testing）功能發展之外。有些天生有缺陷但具音樂天分的孩子，可能在語言尚未產生或其他正常心智成長有障礙時，可以很快地習得音樂旋律；而且，他們的音樂表現甚至比一般正常孩子要好。這現象顯示出某些特殊的藝術才能常常與心智成長無關，而獨立的出現在有障礙的人身上。

這現象在視覺藝術上是不可能發生的。雖然有嚴重障礙的兒童也會有非常優秀的作品，但是藝術創作的形式和內容，所表現的不只是天賦才能，也表現出心智年齡、人格成長、自我整合功能和與周遭客體關係的發展。

一張圖畫不管是充滿動態或是只有靜態物體、內容豐富或貧乏、結構重於顏色或者顏色重於結構、肢解的形式或有好的整合、具創意的或笨拙的等等，這些細節告訴我們的是兒童藝術家的人格特徵，並可能符合他們成長年齡。然而，看孩子作品畫得好不好時，最好把這些代表兒童心智年齡和人格特徵的要素分開。

啓發式教學的美術老師不會對表現兒童心智的創作有太大的干預，除非這個孩子只需要一點點鼓勵即可跨越至下一個發展階段。老師的主要工作是盡可能地啓發孩子創造力和興趣。

兒童的自我認同感、創造力和心智成長的相關研究，最早由維克多・羅恩菲爾提出。他指出藝術創作幫助兒童感覺自己和認識自己，知道自己在做什麼，也知道自己的歸屬。羅恩菲爾並有技巧地使用藝術創作加強兒童的認同感，特別是用在幫助心智障礙的兒童身上。

佛羅倫斯・肯恩是幾位最早利用藝術創作解除創作者心理防衛的美術老師之一。她設計的創作活動，使習於慣用同一僵化模式創作的人，能在畫畫時由心理防衛中鬆懈自己。她也鼓勵繪畫創作中的肢體活動，利用這樣的方式來引出並投射過去記憶和內在經驗。因此，創作活動中，藝術治療師接受創作者將感觸、心情和個人幻想當成藝術表現的主題，開創一條無法以寫實形體表達的路。

對情緒障礙的個體來說，他們受困於本身的情緒衝突和強迫性想法中，將自己緊閉於自我世界裡，且極易受外界刺激。藝術創作對他們的自我覺察有特別大的助益。

新的啓發式教學法使美術課程有無限發展的可能。當藝術治療獨立出來時，在治療性藝術團體中，積極的藝術教學法也是不可或缺的。然而，有多少的啓發式教學真正被用在學校、團體、社區中心和其他休閒團體中？有多少改革過的課程被曲解和誤用？二十年前發展出的好方法是否能符合現代兒童的需求[10]？

藝術創作方式與無知的誤用[11]

新發現和新方法通常無法免於照本宣科的應用和誤用，靈活的方法時常被改爲沒彈性的規則。在此，我以兒童早期的藝術表現舉例說明。據觀察，在小孩子繪畫結構發展上，畫大橢圓和圓形的能力要比畫直線和有角度的物體來得早。這項發現使人們相信兒童應該充分享受圓形的律動，而不該過早被強迫

---

10 譯者註：本段文字在探討藝術教育對藝術治療的影響時，提到孩童繪畫心智發展階段說的重要性。對於幾歲的孩子該發展出什麼樣的圖像，美術教育學者羅恩菲爾有很深的研究。讀者若對此階段說與藝術治療的關係有興趣，請參考藝術治療師陸雅青的著作《藝術治療——繪畫詮釋：從美術進入孩子的心靈世界》，台北：心理。然而，近年已有許多西方學者試圖推翻階段說的論述，認爲階段說得自於文藝復興時期追求寫實的價值觀，並受到二十世紀初進化論的影響，認爲人類藝術創作圖像的發展是人類美術史發展的縮影與重現。近年研究卻發現，兒童創作者的生長背景、文化因素、練習與興趣、天賦、創作主題等內容，都會影響兒童藝術創作圖項發展的結果。這樣的研究結果，意指影響二十世紀兒童繪畫心智發展的階段概念，僅能當成重要參考，不能盡信。

11 作者註：這一段文章所提的想法，曾經在其他已發表過的篇幅中出現過。這些篇章題目如下："Art and Emptiness" 和 "Art Education and Emptiness"。

畫具象的東西。在紐約市，這樣認知造成僵化的課程標準：限制六歲的孩子只能畫圓圈和簡單的幾何圖形，並且不鼓勵小學一年級的孩子有自由表現的藝術創作。

羅恩菲爾鼓勵孩子畫他們熟悉的活動，他舉的例子是讓孩子畫由樹上摘蘋果。但是目前我們有數以千計的城市孩子，他們的蘋果多半由超級市場的水果架上取得，我們怎能要求孩子們畫由樹上摘蘋果？

然而，類似的情形發生在不同的年齡層。人們似乎對這個時代中被誤解的現象特別有興趣。例如，當心理分析開始影響像佛羅倫斯・肯恩這樣的美術老師時，透過投射（projection）和自由聯想（free association）幫助個案由刻板形式裡跳出，由重新發掘深刻自我意義的主題開始發展。在心理分析的概念普及之後，這些方法卻可能被誤解。

塗鴉想像畫（the Scribble）

佛羅倫斯・肯恩發展出的塗鴉想像畫法就是一個常被誤用的好例子。測驗始自於空間中全身韻律性的肢體活動，當達到一定的自由律動後，要學生閉上眼睛，把律動線條畫在大張紙上。然後將塗鴉畫由四面八方看，直到創作者看出一個有意義的圖形。然後創作者可以利用那些塗鴉的線條，將自己的想像加上去，並把不必要的塗鴉線擦去，最後把這些凌亂的線條畫成他想像的畫面。

這整個過程有許多相互助益的功能。最初，將過去的繪畫習慣與愉快的肢體活動經驗結合。然後鼓勵學生盡情塗鴉，用過去多半被禁止的塗鴉線條與幼稚的畫法隨性創作，表達情感，但是不要有任何具體圖形。第三步驟是要從一團塗鴉線條中尋找視覺圖像。這個過程中，創作者藉由畫出來的具體意象投射了個人潛藏的內心世界，通常塗鴉想像畫的主題包含了許多個人意義。最後一個步驟是必須適切完成這張塗鴉想像畫。唯有在這樣遊戲式的活動中，內心世界才會藉由投射現象轉化成藝術表達。

這個技巧適用於成人和青少年，或適用於怯於表達但早熟的青春期初期孩子。較小的孩子因爲尚處於繪畫心智成長階段，不適用此法，因爲他們畫中的樣式表現會限制塗鴉想像畫的意象表達。

給小孩玩顏料和其他媒材源自於塗鴉想像的基本方法。這類創作引導通常始於禁忌的破除，比方說打破弄髒、浪費顏料、塗鴉太幼稚這些想法。然後，透過投射潛在的幻想，要孩子在意識層次內隨性發展成有結構的圖像。這種方法所產生的圖畫，常常比學生在一般狀況下畫出的作品具有創造性[12]。

---

12 譯者註：這一段文章裡，作者提到塗鴉想像畫方法的引導，時常被用在藝術治療課程中，是重要的投射方法之一，作品是治療師探索個案內心世界的重要線索。這個方法的好處是可以幫助在空白紙張上畫不出東西的個案，輕易撇除創作技巧不佳的偏見。藉由自己畫下的塗鴉線條，加以想像成一個美妙的畫面，破除「不會畫畫」、「畫不出來」的自我設限。然而，許多人以爲這個方法好，便廣泛地應用在不同年齡層的個案身上，這樣的做法卻有它的問題存在。克拉瑪提到這個方法不適用於孩童，主要因爲孩童尚處於繪畫心智發展階段裡，有該階段喜歡畫的空間或造形。再者，孩童的抽象思考能力

刻板套用創作方式帶來的困擾

如果比較上段所述的創作引導程序和現今陳列於教室裡的塗鴉作品，我們就會發現塗鴨想像畫的原意完全被曲解了。誤解的經過很簡單，那些想不出畫什麼的孩子們，有時甚至是整個班級的學生，很快地在十六開或八開的紙張上隨便畫些線條，接著就認真地在這些隨意線條造成的不規則形狀中，用油蠟筆或油彩著色，直到畫面填滿爲止。塗鴉想像畫的創作程序竟被應用在各種年齡的兒童美術課上，包括年齡夠大、心智發展健全、已經有能力賦與畫面想像的孩子們，和年齡太小、心智上不了解且不適用此方法引導的孩子身上。

在此情形下，我們所見到的塗鴉創作只是一種無趣的規則，而不屬心靈的探索，不再是由全身肢體律動來引導創作，而是無聊的手部肌肉隨意的表現而已。尤其第二階段將心靈意象投射到創作塗鴉中，或是將創作與某種情緒及感覺相連的引導，則完全被忽略了。完成視覺意象的第三步驟，則被機械式的著色所取代了。要把這些幾何圖形塡滿顏色就夠孩子忙的了，著色這件事也堪與傳統著色本一較上下，然而，一般著色本中的人物圖像等圖畫尚可引發孩子心中對相關故事的聯想，但機械

尙在發展階段，要孩子從一團線中想出一個畫面，投射心中不爲人知的世界，著實有其困難之處。如果讀者想試試看，可以發現，孩子在許多時候因爲不了解爲何要在塗鴉中想像，常會出現將交錯的塗鴉線條塗上不同顏色的狀況，或時常出現塗鴉線是網，交錯的弧形成爲一條條魚的畫面。若要嚴謹地說到投射，孩子這樣的塗鴉想像畫並不具有太大意義。

式的填充著色則完全不具任何意義。在一般課堂上，使用佛羅倫斯・肯恩設計的方法所引導出的作品看起來很類似，都是從塗鴉的線條中繼續創作，這卻使教室中的每一件作品雷同，無法分辨是誰畫的。

比起塗鴉想像畫，使用顏料[13]和其他繪畫媒材的遊戲式塗鴉較不會被誤用。小孩子被五彩繽紛的顏料、媒材的特質及他們創造出來的線條所吸引，但這稱不上創作。還有，確保圖畫不失敗的美術活動，如：教小孩子在紙上滴灑顏料，或是壓印羅夏（Rorschach）墨跡測驗式的對稱圖形等等，就算對最沒有想像力的孩子也可以輕易成功。這些媒材創作出的「塗鴉」是不同於塗鴉想像畫的，顏料的潑灑雖不具個人情感，畫面線條凌亂，但是是有趣的活動；然而，只有著色的塗鴉想像畫除了不具個人意義之外，又笨拙又令人迷惑。

以上兩個例子中，用來引發個人經驗的創作性活動，變成無意義的顏料塗鴉活動，比教畫有三個尖尖花瓣的鬱金香或一盆水果還不具個人意義。雖然「教」畫某種物體的舊式教學法到目前還充斥於學校體系中，但被斷章取義誤用的新方法也沒什麼好處。

將各種繪畫媒材介紹給學生是另一項革新。學生使用傳統媒材[14]，例如一小段炭筆、少數顏色、一小塊黏土時，極可能

---

13 譯者註：原文使用paint這個字，意指用筆刷類的畫筆，沾水彩、廣告顏料、壓克力顏料或油畫顏料等較爲流動的媒材，在畫紙或畫布上創作。

14 譯者註：這裡所謂的傳統媒材，指的是使用經年、最傳統固有的繪畫媒材，如一般人刻板印象中只能用炭筆、水彩、油彩、畫紙或畫布創作的平面媒

有無限的創造空間。加上其他非正統的媒材後，孩子會發現媒材相互替代的樂趣。比方說，各種顏色的小磁磚、有色紙張及不同的布料等等，都可以替代傳統顏料。又例如，一件雕塑作品不一定要用黏土製作，也可以使用各種大小的紙盒、不同粗細的鐵絲、木頭等等。

藝術教育的方向轉向對新奇事物的探尋。媒材發展的無限可能被粗淺卻五光十色的技巧取代。小孩子於是貪戀於新素材，迷失於物質中，卻不以有創意的方法學習。

改變的理由在哪裡？製造藝術假象比創造真實而有內容的創意表現容易，很快的，所有好的新方法便不存在了。這還無法完全說明訛誤的原因。明明是善意的模仿塗鴉想像畫的方法，卻變成無聊的塗鴉？能引發很好創造力的傳統媒材，像鉛筆、各種水彩筆、固體水彩等，卻因轉求創意媒材使想像盡失[15]？

任何誤解的特殊條件從來不是無來由的，這乃因爲被某些基本問題和文化背景的矛盾限制住了。在「反藝術」（anti-art）這個跟藝術史一樣古老的歷史傳統中，我們的時代已經走到一個新層次。舊有傳統兩極化，一頭是混亂的形式，另一頭是一成不變的風格。傳統立於兩極中間，且被「一成不變的混亂」

材。新媒材指的是各種各樣不同質感的東西，可以替代傳統媒材，增加創作活動的樂趣。

15 譯者註：此處作者所指的是，傳統創作法如強調技巧的炭筆畫、油畫、水彩等等媒材，一樣可以使創作者發揮內心的想像力。然而，新媒材的加入本應增加創作樂趣，卻因人們無所適從地亂用，而失去加入新媒材的意義。更甚者，因爲人們太專注於媒材本身，便不把眼光放在「創作」上。

所取代。這情形爲什麼會發生[16]？

原因之一可能是心理分析理論被過度地單純化了。大家好像認爲，潛意識過程和天生的原始驅動力，會單純地、赤裸裸地呈現在藝術創作上，並由心理分析的方式找到解答。這裡，讓我們用一個荒唐的故事來說明我的想法：

在前往拉布它（Laputa）的旅程中，蓋利瓦（Gulliver）視察位於巴尼巴比（Balnibarbi）的勘探學院。在那裡，他遇到一位園藝學家。園藝學家告訴他，如果不從植物的根部供給養分，就沒有土地上的植物。因此，根和花是一樣的，而花仰賴根部，所以所有地上生長的部分都不重要。因此園藝家剪去所有剛長出來的花苞，原因是這些成長中的花苞可能使根部耗去大量的養分，並只用植物的根部裝飾屋子。結果整個花園做這樣的處理之後，連根部也都枯萎了。然而，對這擁有新想法的園藝家來說，他還覺得自己做的荒唐事是一件新發明呢！

就像園藝家的作爲，現代藝術教育者只了解創造力的皮毛，卻抑制創造力。所有的藝術假象幾乎都接受原發性創意，也接受藝術媒材遊戲式的使用。塗鴉的退化行爲可被接受，也是活動的一部分，這似乎說明了創造性活動可以有好的引導。

暫時的退化行爲在任何創造性活動中都是必要的。當一個孩子看起來沒有自己想法時，美術老師或藝術治療師應該用我

---

16 譯者註：作者指帶入新媒材的藝術創作方式成爲一條線的一端，傳統重技巧的方法是另一端。然而，期望能引發個人內在表達的新創作引導法，卻位於線的中央無所適從，成爲既無傳統，也無新媒材、新方法特徵，又無法引出個人想像的混亂形式。

們之前所提到的各種不同方法，鼓勵孩子由防衛中放鬆。然而，美術老師或治療師必須確定這個孩子能不能從老師帶領的活動中，整合他自己的想法和情感，使孩子們不至於混淆或無法承受他們無法控制的情感和幻想。然而，無人能預知這樣的藝術教學法在發展時有多大危險。當美術老師試圖從強調技巧的過去教學法中，發展新方法的同時，塗鴉式的自由表現可以說是克服過去禁忌的好方法。然而，他們無法理解，創作過程失去控制可能產生其他麻煩的新問題 。

所有教育和治療的基本原則，是爲了使個體成熟所做的刺激和協助，使我們有時鼓勵或忍受退化行爲。當成人在創造性活動中捨棄自己的角色，去扮演一個協助者時，似乎會威脅到孩子的創造性想法。當教室裡貼滿了因引導方式誤用而產生隨便的塗鴉作品時，誘導向退化行爲的路取代了創造性溝通的路。

在這個觀點上，如果將塗鴉想像畫的誤用皆怪罪教育者，其實是不公平的。以上現象，就好像指責教室裡發生的壞事一樣，但事實不見得如此。現今環境中，不只在學校，所有當代的藝術假象都充斥了相同的內涵，可見新方法引發的無知誤用充斥社會。當面對愈來愈多內心空虛、生活困乏、長期挫折的學生時，某些感到絕望挫折的老師只好用塗鴉想像畫的極簡單方法引起創作的可能。然而，這些誤用的教學方法，讓老師與學校裡的小惡魔纏鬥時，形成了惡性循環[17]。

---

17 譯者註：作者在這幾段裡指出，新創作引導法時常被教學單位誤用。對於內心抗拒，不願藉由創作溝通的問題孩子，那樣的畫法沒有什麼用，而且可能

工作對象是兒童和青少年的藝術治療師，遭遇了許多類似的困擾。當概念式的畫法，例如最平凡的房子、樹、花，或純粹模仿雜誌上圖案的畫法，沒有從個案的繪圖行為中消失時，真正的創造活動不但沒有辦法發生，心理的抗拒現象（resistance）也會使創作者流於畫重複的塗鴉線條，或漫無目的地玩顏料或各種媒材。對這些只畫重複塗鴉畫的孩子來說，比起有能力畫樣式圖像的孩子要更難了解[18]。

這樣的結果令人震驚。現代藝術活動雖然有時具機械化形式，或一成不變的舊樣式，卻比起學校中無意義的教學更接近藝術本質。任何人想要引導學校中頑劣抗拒的孩子潑灑色點或塗鴉，都知道即將面對的是一個不願意開放個人心靈的牆。期望創作者突破心靈的抗拒，比起引導害怕畫簡單概念式的房子、樹、花等造形的孩子做更大膽的突破困難多了。許多問題自此產生：我們在教室裡面對的困難，起因於當今問題兒童和青少年的改變嗎？是否有內在原因讓他們對藝術創作的引導反應遲鈍？

落入惡性循環，結果使老師在孩子狂亂的塗鴉行為中，得不到任何可供參考的資料。

18 譯者註：多數孩子在正常情形下，可以畫他想畫的任何東西。但部分孩子因為心理因素，連概念式的房子、樹、花等等都不敢下筆。引導具有創作障礙的孩子做大膽突破，比起內心抗拒只以塗鴉表現的孩子簡單多了。克拉瑪並在本段最後提出，抗拒的孩子是環境造成的？還是內在因素造成的？

貧困家庭的驕縱孩子

如果拿當今紐約市家庭經濟狀況不好的驕縱孩子和十多年前類似背景的孩子比較，會發現他們偏差的方式改變了許多。某些狀況特別發生在經濟條件相當差的家庭中，這些情形常使我們與物質富裕但心靈匱乏的孩子聯想在一起。富裕家庭的孩子常常因爲沒有得到足夠的關心，大人過度以物質代替應有的人際互動，使他們產生許多心理問題。所有的不信任感來自大人補償性的好意，以物質代替關懷其實是大人不明的動機，是這些東西成就了兒童偏差的一面。由於對物質的不知足，驕縱的小孩常在東西到手後不久，很快地將之弄壞。

類似情形常見。今日那些被忽略且得不到愛的小孩，不管家庭經濟條件富裕或貧窮，大人都用物質來滿足他們。對大人來說，這是一種買來的愛。這些孩子通常由電視機陪伴，因爲電視幫助他們忍受寂寞、焦慮和孤獨。在孩子與電視媒體的互動中，電視裡的娛樂工作者與孩子建立了虛擬的人際關係。爲了取悅孩童，電視媒體不必與孩子建立真正的互動關係，只是用盡方法吸引孩子注意，並引發孩子的物欲。很快的，連最不敏銳的小孩也會學到不要盡信娛樂性電視節目裡的誇大言詞和謊言，被忽略的孩子於是學會了與他不信任的大人共處。

這並不是說，商業取向的娛樂節目造成孩子的情緒問題，而是這些電視節目影響了孩子的性格。電視節目上看得到的答案，減低了觀看者自己找尋問題解決方法的動力。這不僅減低以正常健康的方式追求人際互動的動力，減低化被動爲主動的經驗動力，更減弱形成良性精神狀態、個人幻想和做白日夢的動力。沉迷於電視的孩童，雖然還不至於造成精神症狀，但這樣的孩子易發展成不穩定並缺乏內在資源的依賴型人格。

因此，以物質滿足孩子不再是富裕者的特權。對孩子大量行賄的觀念錯誤地引導了小孩，包括貧窮家庭的孩子。舉例來說，爲了要孩子吃早餐，而附加給孩子一大堆玩具。這些東西不是用來引起行爲改變的象徵物，只是個誘餌，小孩子在認定玩具只是誘餌之後，並不會對這些東西滿意。相反的，占有欲刺激了貪念。當我們看見內心真正的滿足消失了，代替行爲就出現了。正如所有電視廣告討好孩子並吸引孩子一般，都是基於小孩子的需求及弱點，用物質替代關懷的行爲，幾乎就像真的關心一樣，無法讓孩子辨別真僞。這樣一來，基本需求的滿足、不信任和失望就都分不清楚了。

現今大都會中貧困家庭的兒童與青少年，不只缺乏愛與了解，缺乏生活與遊戲空間，生活於街頭亂象中，而且被不當的討好掏空內心。他們就像所有的上癮者一般，爲了情感需求，依賴並滿足於人爲的假象，使他們失去追求真正滿足的能力。今日行爲偏差的孩子同時給人被忽略與被溺愛的印象。這些孩子不只暴力且具破壞性，善變且以爲可以無來由地得到任何他想要的東西。他們成爲這樣的孩子， 不需要任何努力。

復健的工作改變了。由於大人公然怒罵孩子的情形減少了，貧困家庭的驕縱孩子通常較不怕大人的權威。對他們來說，權威不但不重要而且不具個人情感。孩子會懷疑大人的真誠，並認定大人像個即將欺騙和讓他失望的銷售員或廣告一般。孩子不再真正滿足，我們只好退求其次地找尋其他方法，必須對孩子證明的是，我們既不是怪物也不是騙人的銷售員19。

新發生的防衛機轉

用心理分析的方法分析城市陋巷中的孩子，不如將藝術教學法帶入治療來得有效。在心理分析理論的誤解之外，用一般的革新治療法介入孩子頑固的內心世界時，發現孩子在藝術表現上呈現的抗拒現象有新的變化。套用固有模式的創作法不盡然只是被不了解內涵的人拿去誤用，那種樣式做出來的作品，也常見於避免創作活動引發不當情緒的作品當中。內心防衛的興起，是爲了保護個體的心理平衡，以抵制不受歡迎的危機或恐懼感。面對恐懼時，無論個體或社群都會產生保護的機轉，沒有一個人倖免於此。

每個人隨著所面對的事情，對心理防衛需求的標準不同。

---

19 譯者註：物質生活的便利改變了人際往來的模式。克拉瑪認爲，過去富者以物質滿足孩子，現在連貧者也如此。這樣做主要是爲了掩飾大人對小孩過度忽略的罪惡感。然而，物質愈容易取得，就愈不容易珍惜。電視的普及同時造成孩子有人陪伴的假象，彷彿電視可以取代父母的角色。廣告和媒體誇大的說詞，帶來小孩對大人的不信任，這好像大人拿物質欺瞞孩子，拿不實言詞填滿孩子空虛的心靈一般。

在心理防衛中，現實情境經常是被隱瞞和查驗的。欲望、衝突、敵意、醜陋的面貌，和一切不受歡迎的事實和感覺，都不允許被個體經歷。真正的現實情況被接受時是紛亂的，防衛功能的執行需要時間、耐心和敏銳的反應。如此的系統滿足了習慣順從的人，他們因此冷靜地對禁忌事物發展了良好的防衛方式，將大量的攻擊本能轉向自己，所形成的罪惡感便和強迫行爲連接在一起了。

自我防衛之後所形成的滿足感，較簡單地以避免創作來回應現實。現實（reality）不會被察覺也不會被扭曲，但會被防衛機轉監督和否定。個性的完美並不是指無條件接受任何現實狀況。因此，不受歡迎的感覺和事實在心理防衛中被遺忘，這樣的解決方式，恰好符合那些不理會權威與具批判性的貧困驕縱孩子的個性。然而，防衛對於躲避不被社會接受的想法，和避免不穩定的情緒並沒有特別幫助。對從小被物質餵養來替代關愛，並早已失去正常回應現實的青少年來說，心理防衛呈現了對現實生活普遍的恐懼[20]。

當這樣的孩子面對空白紙張，或要他對自己的作品發表意見時，他會感到十分空虛和害怕。缺乏真實的自我和人際關係，更使他的世界變得沒有意義。當這樣的孩子面對因罪惡感引起的焦慮時，他們沒有健全的防衛系統，去抵抗失去自我認同的

---

20 譯者註：由於對現實的不信任，當代孩子以心理防衛系統封閉自己，以免受現實的傷害。然而，強大防衛機制下，同時在創作活動中呈現不願創作、不願以非語言形式表達的狀況，避免創作是其中較簡單的拒抗形式。

無名害怕，內心反而被原始的憤怒、衝動和欲望所塡滿。如果要問套用固有模式的重複塗鴉會不會減低小孩的焦慮？我們發現創作的確可以減輕內在空虛的恐懼，但塗鴉作品的無定形不見得能發生太大作用，尤其無法成爲有效的自我表達工具。因此，塗鴉活動本身只有短暫的效果，而無長效。

觀察不同文化背景發展出的心理防衛機轉現象十分有趣。防衛系統中，不同文化會發展出某些特定的防衛機轉，同時發展出對某些天生弱點的容忍度。就像對小孩有過度行爲管教的維多利亞時代，對僞善有極大的容忍度，而且對小孩有類似的要求。大人常常對疏忽小孩感到罪惡，無法幫助孩子建立良好的自我強度（ego strength），轉而發展了對兒童偏差的言語或暴力行爲的容忍度。

對於老是以不斷的塗鴉線條和潑灑顏料呈現心理防衛的孩子怎麼辦呢？首先，正如我們必須接受孩子畫概念式的鬱金香和其他任何圖像一般，也必須接受不斷的塗鴉和亂灑顏料爲一種創作形式。我們不能總是期待，那樣的作品是害羞內向的乖孩子釋放情緒的遊戲之作。套用模式畫出來的塗鴉，其實是孩子表現他存在的方式。那樣的塗鴉對當今內在空虛的孩子來說，並不代表什麼都不是，正如對過去被忽視的小孩，激烈的塗鴉筆法也不全是無意義的。

我們必須了解，套用固有模式畫出的混亂塗鴉是爲了表現無助。要求一個陷入僵局的青少年在他的塗鴉線條或潑灑色點中找出一個想像的畫面，根本是不可能的任務，因爲世界對他來說太混亂了，而他還沒有在混亂的局面中理出頭緒。只有在他累積夠多良好認同的視覺意象之後，才有能力將這些圖像投射到隨意的形式中。

當塗鴉想像畫出現太多的空白，或是顏色的點最後成了美麗的蝴蝶或設計圖，同樣離我們要的目標太遠。難搞的小孩不會將隨意的線條畫成謹慎的抽象設計圖案，還不如直接要他們發展自我表達的圖畫還容易些。

會將塗鴉線條畫成設計圖的孩子，內心並不空虛，他們也可以自由投射自我表達的意象到隨意的形式中。內心空虛的孩子無法在被要求畫下的塗鴉線條中，有更進一步的表現，頂多將自己的名字美美地畫在亂亂的塗鴉線條當中。最糟的就是屈服於他們破壞性的衝動，將畫面弄得一團糟。通常，他們還要對自己的破壞行爲嘲弄似地詭辯，就像曾經有個男孩對他的作品下評論說：「這張畫並不是什麼都不是，我說是一張設計圖，而且根本就是現代藝術。」

雖然這些孩子當中也有創作的完美主義者，但制式的使用塗鴉想像畫法無法使孩子從壓抑的情感中釋放出來，更別說讓治療師或他們自己觀察到如何由混亂的幻想中找出頭緒，甚至將之轉化成視覺意象了。

創造性表達的主要障礙改變了，此時出現替代壓抑和罪惡感的是空虛和滅絕的恐懼。而且，面對這種困難不容易得到令人滿意的工作結果。當我們成功地釋放孩子的情緒，我們就少點沮喪，並得到更多的工作能量。相反的，當繪圖行爲的結構增加，工作能量就會被束縛且滿意度降低。每一件事情都發展得很好時，個案日漸增長的自我強度會帶來令人振奮的成就感，然而，整個治療過程是緩慢而吃力的[21]。

空虛的心靈和富裕的社會

內心空虛的孩子很容易在空白紙張或一團黏土前感到焦慮。爲了減低創作的焦慮，美術老師多半給孩子已經具有某種特定形式的媒材。例如，要孩子用碎布片、鈕扣、瓶蓋、樹葉、沙等具體物件，貼成一幅畫；或用紙盒、牛奶瓶、鐵罐等完成一件雕塑作品等等。對受限太多的孩子來說[22]，這是有用的變通辦法。但是，在堆積如山的物體中，小孩子根本無法專注於創作的形式，只注意到這些媒材；而且，多元媒材的創作方式可能同時引發對物質的貪念。內心空虛的孩子就像個無底洞般無法滿足，可以輕易地吞噬任何東西。

工商發展讓這些被慣壞了的孩子保持被動，心態上，人們會說服自己，新的事物都是好的。然而，工商世界的新奇事物，常常像用成套工具將美麗的珠寶都變成機械式的抽象創作一樣。但相對看來，工業化也使創作者得到更多引發創造力的資源，

---

21 譯者註：克拉瑪在這一段文字中，延續上一段的說明，認爲被物質取代愛的孩子，成長中學習到僞裝自己，將真實的自己以防衛機轉包裝起來。因此，面對創作時，時常出現看似宣洩情感的活動，實是不願表達的重複塗鴉或潑灑顏料的強迫行爲而已。克拉瑪認爲，唯有良好的認同，才能真實投射內在影像到創作中。

22 譯者註：這裡指心理受到太多防衛機轉影響或其他限制的孩子。

例如利用工業化廢物創造廢物利用作品，這做法好像在強烈的心理防衛中面對難以消滅的廢物一樣。現代藝術家巧妙地利用廢棄的車子、壞了的洗衣機、鐵罐、廢容器、皺巴巴的厚紙板、破瓶子等等工業垃圾創作。這類作品有時成功有時失敗。可惜的是，這些垃圾通常具有大量生產時留下的印痕，而這些人造物的本質缺乏個性與生命感。於是，舊垃圾只是製造了新垃圾。若選擇用廢棄物創作，必須有能力抗拒以上的缺點。由於物質氾濫，我們必須學會不只要區分物質的價值，也要知道如何杜絕浪費。

孩子在這樣的物質環境下成長，會不信任推銷員的誇大說法，並成爲精明的購物者。學習將情感藉由廢棄物質表達，不但要他們同時取得許多東西，反映內在的貪心，還要他們藉這些東西釋放情感，並追求建設性目標，對生活於物質環繞的孩子來說，是件相當難的事。

藝術創作的特殊功能可以有效對抗物質浪費所威脅的文化生活。藝術創作尊重物質素材，但非唯物取向。藝術家必須熱愛和熟悉所使用的媒材。創作活動中，想法和媒材合而爲一。當媒材被轉換爲作品時，媒材的本質不曾改變，甚者，應該說是媒材的本質被增強了。

富裕社會中的小孩不再被教導要節約，但可以經由藝術創作的美感經驗，習得浪費的醜陋和節省的美德。

這並不是說我們要謹慎處理每件浪費的事。許多貧困且有情緒障礙的孩子相當浪費，除非活動中的浪費有一定限度，否則不可能和他們一起做事。我們只能設定目標幫助那些孩子得到新的價值觀。一般說來，要讓這樣的孩子創作，多種媒材有很多好處，治療實務上，限制創作時間和歧視個案的選擇一直受爭議，若是沖淡這樣的創作經驗也不好[23]。

年幼的孩子需要藉由肢體的運動探索媒材。探索媒材對這個年齡層有絕對的好處。大約六歲到十歲的孩子，就已經可以自由運用媒材製作象徵性表達和溝通的作品了。媒材表達的能力主要來自最基本的媒材，例如紙、油蠟筆、顏料和黏土的使用。這也不是說要避免將這些基本媒材和其他媒材放在一起，但媒材的探索偶一爲之很好，不是天天使用。

青春期初期，大約十一到十三歲時，有增廣經驗的需求。但是新媒材不能完全取代基本媒材，因爲傳統媒材簡單且熟悉，最能符合創造力的需求。

然而，新媒材成爲青少年批判自我及缺乏想像時的真正援助。如果我們太早給他們這些新東西，通常會發現青少年對媒材的倦怠。到時候，無論我們給他們什麼東西，他都會說：「我在一年級時用過了！」這種輕蔑的態度不由得讓我們懷疑，是一年級時使用的經驗太過膚淺，或是對使用結果不夠滿意。

---

23 譯者註：藝術治療在自我功能增長上的協助，乃在創作中提供自我決定的機會。所以，通常個案創作時，不限制創作時間，鼓勵創作者自由選擇媒材。但克拉瑪在此指出，對於以貪心反應內心空虛的孩子來說，多元媒材會過度滿足貪心的需求，或是專注於「玩」媒材，而不珍惜媒材的創作性。筆者實際經驗中，臨床工作者可以看到貪心的孩子不斷取用媒材造成的浪費，而不把重點放在創作上。然而，克拉瑪認爲，這個現象不應因爲大人感到浪費而限制他們，亦即沖淡此經驗，因爲治療者更應從中讓孩子體驗貪婪與空虛，進而改正行爲。可是，臨床上的節省與浪費等等說法通常受到許多爭議。筆者認爲，應視臨床情況而定下媒材使用規則，以期找出媒材使用上的平衡點。

無論是否要繞道而行，獨立的創作藝術終究沒有旁門左道，年輕藝術家面對的是空白紙張或無固定形式的創作事件，他們要藉創作表達、肯定自己。

藝術創作強調建立架構的部分和治療目標雷同。前述年輕孩子內心自我控制的問題，在淺薄美麗的外觀包裝下，確有容易崩毀的內在，內在結構可能輕易在壓力之下瓦解。幫助他們心理復健始於增強自我，建立人際關係，培養認同感，和價值觀的內化。至於潛意識的揭露，必須相當小心，而且要慢慢來。

之前，我們談到藝術治療師可以明瞭社會文化與特定情緒障礙發生的原因，並有所貢獻。藝術教育繞了很長的一段路，引領我們走向這個問題。引用自藝術教育的方法應用在藝術治療上，不斷使用的結果，使這些方法更完善並適合繼續使用。過去二十年來，人們設法了解特定方法被誤用的原因，並發現許多重要因素：日常生活中人爲經驗的增加、呆板運用能改進教學的教學法，以及將心理分析理論過度單純化和錯誤解析的結果。我們具體指明一種新的性格模式，就是來自低社經家庭被寵壞的孩子。套用固有創作模式的塗鴉想像畫對這樣的孩子來說，重複的塗鴉線條可以說是他們害怕空虛心靈的內在防衛，也可以說是表達內在害怕被滅絕的心理感受，更可以說是一種病徵。無論年長年少，低社經家庭被寵壞的孩子所創造出的作品，既不是因爲環境的限制，也不因爲他們的背景得來這樣的結果，是因爲我們在社會上和創作活動中，看到太多這樣的孩子了。這些現象需要更多的調查研究，而本書的內容將提到這些部分。

就對待心理問題的療法上來看，當藝術被嚴謹當成一種治療方法時，安全的治療環境可以在學校、日間照顧中心、治療之家和醫院等地方被建立。然而，前述問題還是各個治療環境必須面對的問題。

一項基本原則是，任何心理障礙的人都該脫離原來傷害他們的環境，並被小心仔細的保護。我們卻也知道，嚴重心理障礙的人傾向強迫自己再製造一個引起同樣病徵的類似環境，因此用人爲方法製造一個完全安全的環境幾乎不可能。曾受情感掠奪的孩子，若沉溺在能給他們滿足的替代物質環境中，也會強迫治療環境滿足他們對物質的強烈需要。治療環境中，當我們企圖以創作活動替代他們對物質的需求時，我們會面對他們內心防衛的抗拒機轉。藝術治療可以面對這些問題，找出解決方法，並給這些孩子的生活帶來深一層的意義。

我的經驗告訴我，藝術治療在面對各種問題時都能保有其功能。藝術治療可以承受心境冷暖，缺乏空間和設備，個案行爲的混亂和暴力，但對空虛的心靈卻無法起作用。當人們的生活充滿太多人爲物質時，藝術就不容易生存了。藝術治療中，假如真正空虛的心靈難以讓人面對時，切記二十五年前，人們面對學院派創作的保守風氣時，當事者的沮喪和最後的勝利[24]。

---

24 譯者註：這裡指出現代藝術活動的風格轉變中，學院派的保守創作風氣對創新的做法有很多抵制。當新派藝術家提出新看法、新見解與技巧時，面對大環境的保守作風，需有很大的勇氣繼續他們的工作，最終還是受到大眾與時代中美術潮流的認同。新的創作方式爲現有的傳統創作方式注入活血，使媒材介入治療能有效協助孩子脫離舊行爲的困境。然而，內心空虛的孩子若將媒材當成替代愛的物質，對物質的不珍惜轉變爲對媒材的不珍惜，需透過好的藝術治療環境幫助他們。

30 兒童藝術治療

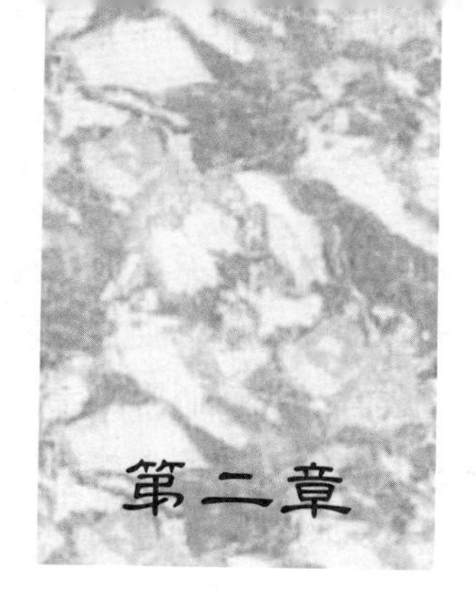

藝術創作、藝術治療和治療環境

要了解藝術治療、社會與藝術教育在大環境中的關係，必須仔細了解藝術本質在治療環境中的功能。由這角度看，在藝術治療的方法上，有些藝術治療師以藝術創作形式執行心理治療，但在此，我提倡以藝術創作爲主要的治療工具。藝術治療被看成是心理治療的另一種形式，所依賴的是藝術創作中的心理歷程[1]。

藝術治療師面對個案的病徵和心理需求時，必須有能力在藝術家及藝術教育家的角色當中調適自己。受過訓練的藝術治療師可以由創作中鑑定個案的行爲與作品，並能將觀察分析的現象與醫療團隊分享。藝術治療師執行整個團隊的醫療目標，

1 譯者註：克拉瑪爲提倡「藝術創作即治療」的先驅者，她倡導以藝術創作爲治療的主體，本書主述其理念與方法。

但藝術治療師通常不利用這種臨床能力，去分析個案深層潛意識的想法，也不特別積極建立移情（transference）的關係。

當視覺符號主要用來替代或補充口語語言，成爲個案與治療師主要的溝通方式時，如同瑪格麗特・諾堡[2]所做的那樣，創作性活動是次要且不那麼成功的。這種形式的藝術治療，只能由受嚴格訓練的心理治療師，或在精神醫學專業督導之下的藝術治療師執行[3]。

這兩種方式都具有治療上的意義，同一位治療師也可能因爲不同情況而使用不同取向的藝術治療法。這本書主要探討的是藝術本質取向。

大多數孩子喜歡畫畫。對於約三到五歲的孩子來說，創造視覺意象與實驗性的媒材遊戲是不同的。從那時開始，經由性潛伏期（latency）到青春期前期約十一到十三歲這個階段，比起其他年齡層的人，創作似乎更具有特殊意義，也多半能使創作者獲得情感上的滿足。

創作提供使自我功能（ego function）運作的力量。對孩子的自我發展來說，藝術創作顯然有獨特的力量。由於創作時的自我功能運作，使創作成爲孩子增強自我功能的重要形式。因爲藝術創作可以與心理病徵共處，所以對於因心理障礙而無法參加遊戲或運動等活動的孩子來說相當合適。相對的，需要健康自我功能的遊戲或運動等活動，對正常孩子來說容易，但對心

---

2 作者註：Margaret Naumburg, *Schizophrenic Art: Its Meaning in Psychotherapy.*

3 譯者註：諾堡爲「藝術心理分析治療」的先驅者，所用的方法乃將創作當成心理分析療法的輔助工具，治療中主要執行的還是心理分析治療。

理障礙孩子來說就很難了。

藝術創作很重要這個說法，並不是爲了討好那些熱心於此學門的藝術治療專家所做的假設。爲何藝術這麼重要？爲何藝術創作與相關的想像遊戲或手工藝製作如此不同？如果藝術創作可視爲一種治療法，治療取向的藝術創作和心理治療有什麼不同呢？

藝術創作和遊戲

創造的自由和想像遊戲可以聯想在一起，兩者都將部分的現實因素擱在後面。不被允許的願望（forbidden wishes）和衝動（impulses）可被象徵性的表達。原先只能消極忍受的痛苦和驚恐的經驗，在遊戲和創造活動中，以減弱的形式重現。所以，受傷的情感可以在遊戲或創造活動中安全地釋放出來。

然而，遊戲和創造活動有一些本質上的不同。兒童在遊戲中學習分辨遊戲和現實世界，並發展在必要時中止遊戲的能力。所以說，遊戲規則是簡單的。

明白遊戲規則的大人不會不當地介入孩子的遊戲。例如，小孩用積木蓋城堡或建車庫時，大人盡量不從旁指導。只要不妨礙日常生活，三、四歲的孩子可以用讀來的故事情節，玩家家酒，或抱著娃娃當媽媽，愛玩多久都可以。可是，如果小孩玩這遊戲真不知停止時，大人就得開始擔心了。

小小孩通常喜歡大人參與他們的想像遊戲。當年歲漸長，大人爲了怕孩子變頑童，大人的角色成了保護者和遊戲阻止者，爭執隨之而來。通常，大人站在孩子想像遊戲的圈子外。假如大人被邀請加入遊戲，他該知道自己在遊戲中不是領導者而應居於次要地位。不過大部分時候，爲了讓小孩多點現實感，大人在遊戲中通常太愛管閒事，以至於大人在孩子的遊戲中不受歡迎。

創作的時候，情況是不同的。孩子邀請大人看他們的作品：「看！這是我畫的！」大人很少在給與讚美前被允許離開。要成爲孩子創作活動的一部分，大人心態上不必成爲孩子。對孩子來說，大人支持領導的地位依舊，鼓勵可以豐富孩子的作品形式，對孩子的藝術成長相當重要。然而，大人應了解孩子的畫，不在孩子的作品中加諸自己的意見[4]。

「看！這是我畫的！」這句話指出遊戲和創作的不同。遊戲中，物體和人在簡單的活動中以象徵角色出現，也就是都遵循了某種遊戲規則：兩把椅子成了一艘船、小男孩變獅子等等，遊戲時發展的故事可能還必須加上些小道具和玩具。例如，小男孩戴上安全帽成了太空人或圍了圍巾變成鬼，小女生抱了娃娃變媽媽，但這些配件卻不是遊戲的本質。遊戲主要來自於孩

---

4 譯者註：在台灣，常常看到大人以「像不像」來評論孩子的作品，或是看到「填鴨式」的幼兒美術教育。所謂「填鴨式」的美術教育，即大人畫什麼，要孩子跟著模仿。對大人來說，這個方法可以快速地看到孩子的「優秀表現」，可是，這個方法卻會影響孩子畫出精彩、具有個人意義的作品。孩子創作的快樂，和大人分享時，最期待得到大人的肯定，不必以大人的認知眼光評定孩子畫得好不好，只要多多給與鼓勵與肯定，加上開放式問題的視覺引導，孩子自然很快能有好的表現。

子扮演家家酒的能力。最後，遊戲結束於想像力的枯竭。

藝術創作的目標是使象徵符號能表達想法。創造力主要源自孩子的期望和幻想，但創作是一種能使個體手眼協調、心智發展和展現情緒指標的複雜自我功能。

藝術創作的不同也在於其沒有固定形式。舉例來說，如果小孩子在遊戲中裝扮成動物，他也許可以發出動物的叫聲，而且裝得很像，或者可能無法裝得很像，但遊戲依然可以繼續進行。如果孩子要演出這個角色扮演的遊戲，就必須努力想像具體動物的樣子，表演給觀眾；如果沒演好，就說他對這個角色詮釋不好。

有時候，遊戲和藝術創作有重疊的地方，我們可觀察到遊戲中展現的短暫理想。例如，小女孩對著手裡的娃娃唱出美妙的歌聲，小男孩建造結構精巧的沙雕城堡，小孩子將自己打扮成印地安戰士，讓自己體驗戰鬥可敬的面貌等等。這種類型的遊戲，藝術創作只潛藏在遊戲中，不是持續性的活動。因此，創作短暫，而遊戲繼續。

純粹的藝術創作形式對孩子來說，較遊戲有更多要求。遊戲只是兒童時期的特權。對大人來說，藝術創作可以說是大人的遊戲替代品，是大人世界少數可代替遊戲，並具象徵語彙的活動。

投射現象和面質現象

在沒有固定的媒材或形式要求下，創作者自然就會畫出自己心中所想的事。我們確知，特別是兒童作品中的形象扭曲和破碎的視覺語彙，透露了混淆的自我認同感和內在僵局。這現象限制了藝術創作的快樂原則。當一個物體被造是爲了當成願望實現時，孩子的病徵、自我發展階段、手部動作控制技巧、心智能力和其他因素，都會影響他在創造中實現願望的能力。最後完成的作品絕不只有表達幻想，更表達了孩子的內在和幻想之間的關係。以下的例子可以說明這個現象。

肯尼

行爲放縱的六歲小男孩肯尼（Kenneth），流轉於幾個寄養之家，他的誇大妄想撫慰內心的孤獨與無助。有一天，他表示要畫一個「和美術教室一樣高的巨人」。他爬上一個可以摸到天花板的櫃子，用整捲的牛皮紙去丈量地板到天花板的長度。肯尼邊量邊說他需要所有的顏料去畫一個非常漂亮的巨人。然後他把紙放在地上，選了黑色的蠟筆，在紙的上部畫了一個實物大小的頭，可是卻有模糊的身體。畫完頭之後，他畫了兩條由頭部延伸到紙下方的線，同時呈現身體和腿。然後，在這結構中間，再畫上一個小長方形，說那是這個巨人的「小雞雞」，上方的小圓圈是肚臍（圖1）。這樣就算畫完了。我問他這個巨人有沒有手臂，肯尼並未回答。我給他一個裝滿顏料的盤子，他也沒拿。氣氛有點僵，而我們兩人都知道沒什麼可做的了。逼他多畫一些只是加深他的挫敗感。我們把紙捲起來，和肯尼的其他作品放在一起。也許等到他內在夠堅強時，他就能夠畫上顏色了。

暫且不提肯尼誇大的想像，他的作品正如真實生活中的他一樣脆弱，而且沒有任何人能給他內在堅強的力量，使他能創作一個夢想中充滿色彩的大巨人。

同一次上課的最後幾分鐘，肯尼用黏土做了一隻在狗屋裡的小小狗。完成這兩樣東西對他來說駕輕就熟。與只能滿足幻想的不實際大巨人比起來，這個立體作品將肯尼對自我的真實感覺具體化了。他將自己投射成一隻依賴且需人照顧的家狗，不是流浪狗，卻孤獨地處在狗屋內。這個立體作品同時表現了肯尼的自我強度和內在困擾，雖然真實生活中的他依賴並感到被拒絕，但他仍渴求幫助。

鮑伯

在創作上，並不是說大個子才會畫好巨人。創作是個可以實現夢想的地方。八歲的鮑伯（Bob）因肺結核在醫院待了許多年，他又瘦又小，但精力旺盛。有一天，他畫了一個強壯的舉重選手，面帶微笑的舉重選手穩重地站在比賽台上，並有強壯的肌肉。這件作品畫面簡潔但說明性強（圖2）。

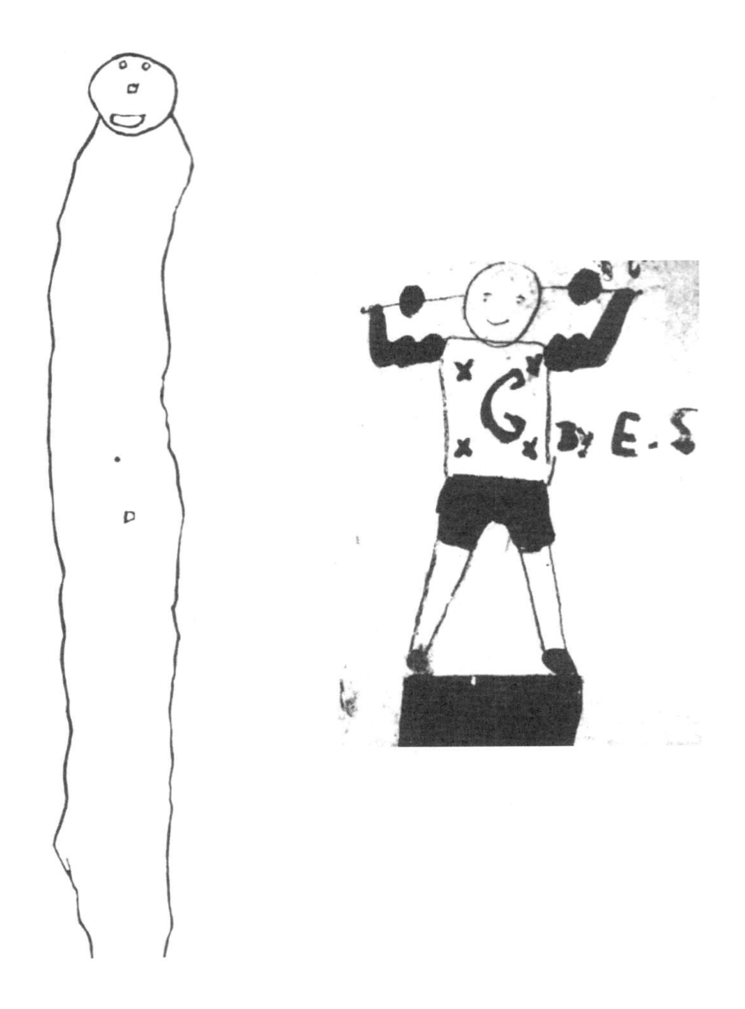

圖1　肯尼：大巨人
（2" × 9"）

圖2　鮑伯：冠軍
（18" × 24"）

毫無疑問的，鮑伯想變強壯的願望直接表現在畫面上了。事實上，他的身體狀況使他幾乎不可能長得這麼強壯，然而，他對自己的期許在畫面上直接安全地表達出來。

這個八歲小男孩將自我投射到這個強壯的男性形象上，他用繪畫的象徵語言表現真實自我。這代表了真實生活並沒有損害鮑伯對完整自我概念的感受，也沒有影響他的男性自我認同。他的內在自我強度使他依然能畫出具說服力的英雄形像。

在此同時，矛盾的情況也會發生。體型高大的小惡霸常常畫出破碎軟弱的作品，透露了外表強壯卻無法補償內心脆弱的現象。

藝術創作有其規則，但作者的外在並不限制他在藝術創作上的表現。這裡指出的例子只說明了其中的部分規則：任何形式的藝術創作活動，表達的是創作者人格中，某些面對真實自我的層面。畫大巨人時的肯尼，面對的是病徵對他的衝擊。而當他做黏土動物時，面對的是人格中較整合的部分。藝術作品雖不一定透露了全部的真實狀況，但有一定可信度。不同圖畫可能表現不同情況，有時候呈現的恰與人格特質相反。

藝術創作和心理治療中的面質現象

藝術創作中的面質現象在許多層面上，和心理治療中發生的類似。藝術創作無特定形式的非結構表現和無定向性，就好比茫然的治療關係。創作的自由讓孩子能整合作品，也同時整合自己和想像世界的關係。因此，孩子藉此學習他是誰，內心感受和自己能做什麼。然而，有些情況不大一樣。

心理治療中，孩子的活動有許多不同。他可以用言語、遊戲、畫畫、捏黏土或用任何可能的事來表達，唯一不變的要素是治療師的存在。在治療者和被治療者之間的合夥關係一定會慢慢建立，這層關係形成治療過程的主要工具。

對藝術創作活動來說，創作是一種相當自我中心的統整過程。兒童作品中的每個元素都牽涉孩子部分的自我。創作中自戀的滿足，取代了病徵和面質時的衝突感。創作時的能量與滿足，使孩子可能面對面質的衝突感與失敗的危機感。肯尼畫大巨人的故事，說明了孩子試圖面對壓力的表現。許多孩子就像肯尼一樣，在藝術創作中可以承受相當多的精神壓力，但是無法在生活的其他層面建立同等的挫折容忍度，在心理治療中也無法有這麼大的突破。

在某個範疇中增加的自我強度，可以使其他層面趨向成熟，藝術治療因此可改變人格。假如心理困擾來自於重大創傷時，創作時的象徵符號表達，也許可以幫助孩子在不需心理治療的介入下，掌控自己的創傷經驗。但是，光用藝術治療一種方式，通常無法給與很嚴重的情緒障礙孩子太大的幫助。

然而，另一方面，藝術治療和心理治療是相輔相成的。藉著打開治療的一扇門，個案的想法可以用許多不同方法表現出來，而藝術治療讓孩子由心理治療中轉向象徵語言的表達。正在接受心理治療的孩子創造藝術時，傾向創作具有個人意義或表達內在情緒衝突的作品，因爲心理治療使他們更了解自己。

因心理分析引起的改變，使藝術創作成爲孩子較能接受再次體驗內在緊張的方式。

藝術創作和手工藝製作

由於創作時的自戀感，對自信心增長大有好處。這個現象在所有創作活動當中都一樣，尤其是手工藝製作更是如此。無論是藝術創作或手工藝製作，都可以增進手部功能和掌控媒材的智慧，而這些與自我功能息息相關。人格特質在手工藝製品當中也可以見到，只是面質的部分少了許多。

由於藝術創作含括了太多洩漏自我病徵的證據，因此，手工藝成品的製作，對堅拒創作的個案、無法承受自己退化現象的個案，或是無法在強迫性的防衛（compulsive defenses）中放鬆的個案來說，有建立自信的功能。對於內在不完整，只能創造毫無條理作品的孩子來說，只要能夠遵從老師在技巧上的指導，也能做出一整個完整的陶缽，這樣的活動也許對他較安心。另外，妄想型的完美主義者（obsessive perfectionism），在手工藝製作中所得的成就也比創作要大得多。

藝術治療師的功能

藝術治療師在孩子的創作冒險之旅上，與孩子是同盟關係，並要同時提供技巧協助和情緒支持。基本方法就是利用媒材讓孩子創作，藝術治療師讓孩子在創作中避免過度沉溺於幻想與遊戲中。

要將這角色扮演得好，藝術治療師必須了解潛藏在作品中的意義，並對孩子的作品和行為有適當反應。治療師不應也不會直接解析潛意識含意，但能運用專業知識協助孩子創作出含有情緒表達的作品。以下用三個例子來說明。

克利德

八歲大的克利德（Clyde）是個聰明但害羞抑鬱的小男孩。他對自己的性器大小及功能多所疑問，雖然這是正常的。克利德是個很好的雕塑家。有一天，他做了一隻約一英呎、高舉手臂的黑猩猩。他告訴治療師，他想做一個小雞雞給這個大猩猩，但不知道要做多大。我要他先表示他的想法時，克利德害羞地用黏土做了一個成人尺寸的陰莖。接著，我要他拿著這個黏土陰莖和大猩猩比對一下，並提醒他，這大小和猩猩的腿幾乎一樣大了。我問他是否看過哪個人有和腿一樣大的陽具，克利德笑了笑，並搖搖頭。他瞄一眼自己的胯下，似乎在想腿和陰莖的真實比例。然後，立即用黏土寫實地表現了包括睪丸在內的勃起男性性器官。這個作品的大小正像一個八歲男孩的身體和性器官比例，而不是大人身上的比例。整個作品的樣子，也像克利德本人一樣，健壯但充滿沮喪無奈感。克利德非常喜愛這件作品，以後再做黑猩猩時就沒有這個困擾了。

我在這件事的處理上應是合理、且符合個案需求的。克利德尚未解決戀母情節的問題，他想要擁有像父親一樣大的陽具，且深受這問題困擾著。與父親的陽具比起來，他的小雞雞當然太小了。

除去這個困擾，克利德其實是聰明的，且在其他方面的發展都很正常。在這之後，他漸漸開始接受自己的器官比父親小，但在他的年齡是適當發展的事實。創作過程治療師適當的回應，使他思考相對大小的問題，並讓他知道他原有的想法多荒謬，這在意識或潛意識層面都很有幫助。

假如我直接告訴克利德答案，不但不能解除焦慮，還可能使他對這個問題更焦慮。甚者，他可能把我看成一個迎合他性幻想的女人，或看成連這種問題都不知道的白癡女人。

波納德

我對克利德的處理方法是正確的，但同樣方法對另一個孩子可能是錯的。當輕微智能不足的六歲波納德（Bernard）做了一個有巨大陽具的基本人形時，我完全接受這件作品。波納德正處於心智成長階段，現實物體的比例他尚無法了解，而大小的問題對他來說，只是重要與否而已。他是很沒有安全感的小孩，製作巨大陽具需要勇氣，但要他思考比例問題卻沒有意義，而且會以爲我告訴他注意比例是在拒絕他。波納德既不是精神有問題，也不是缺乏常識，而是他的發展使他還無法了解問題。以下再舉一個故事說明接受孩子病態作品的重要。

茱蒂

七歲的茱蒂（Judy）缺乏穩定的自我認同感，常搞不清楚自己是誰，喜歡模仿其他小女孩。只要茱蒂和瑪莎（Martha）同在治療室中，她們總是坐在一起，畫一樣的圖。茱蒂明顯的畫得比瑪莎好，使瑪莎學她畫。可是一旦瑪莎有了自己的想法，茱蒂就不管瑪莎的圖對她自己有沒有意義，立刻轉而開始模仿。如果茱蒂努力使自己留在認同自我作品的層次，就變得相當焦慮。

教學上強迫茱蒂不要模仿瑪莎，似乎很合理，但對她一點意義都沒有。因爲茱蒂沒有分離（separateness）與獨立的概念，無法了解模仿是怎麼回事。

與其要她別模仿他人，我的方法是不斷地告訴茱蒂，妳是妳，瑪莎是瑪莎，如果妳畫自己的，瑪莎畫她自己的，不會有什麼壞事發生。這樣的提示讓茱蒂雖看了瑪莎的畫，也可以專注於自己的創作。

這三個例子中說明了，當孩子的自我功能不健全時，藝術治療師必須給與充分支持。我加強了克利德正要開始發展的現實驗證（reality test）[5]能力，支持波納德在建立信心時遇到的問

5 譯者註：現實驗證，一是泛指個體將其內在需求、理想甚至幻想，於外在世界中試圖尋求滿足或實現的歷程；二是指個體實際運用其感官、動作、思考、知識、經驗等，以實際行動去影響或改變環境，以期滿足其需求的歷程。按此義，對兒童而言，現實驗證亦即認知發展與社會化的歷程。對心理適應而言，缺乏現實驗證而傾向逃避現實的人，即隱藏著心理失常的可能。（張春興，《張氏心理學辭典》）

題，幫助茱蒂找到更多自我認同的安全感。我的做法，是同時對孩子的意識和潛意識層面做回應，但我並沒有揭發創作行為中出現的潛意識意義。我只是設法在孩子創作起始時給一點幫助，當這些協助順利進行時，孩子會感到被深入理解。這樣的了解鼓舞了創作活動，而不是引發心理防衛。

現實和功能的解析

「解析」（interpretation）這個字常常被誤用。我們必須對解析現實（reality）、功能（function）和潛意識意義（unconscious meaning）有所區別。最後一項主要屬於心理分析的範疇，而前兩項屬於一般教育的部分。

對現實的解析是一個持續的過程。小孩子的現實感很少，本我層面的內在本能思考活動（primary-process thinking）及奇幻思維（magic thinking）對小孩來說是比較自然的思考模式。因此，誇大的想法和幻想是童年世界的一部分。這個現象對心理困擾的孩子來說，要比一般孩子明顯。以下就舉一些例子來說明。

五個孩子準備好要畫圖了。湯米（Tommy）負責發畫盤和顏料，馬克（Mark）看到其他人有而他還沒拿到時，大叫：「我沒有顏料！我沒有顏料！誰偷了我的顏料？」我問他：「你為什麼沒有顏料呢？有沒有人正在發顏料？有多少剩下的畫盤可以給湯姆？」我用這個方式引導他了解現實狀況，減低他猜疑地解釋這件事。

我站在強尼（Johnny）後面時，他掉了一枝筆。他生氣地轉過頭對我說：「都是你害的！」強尼的情緒表現停留在三歲，對他來說，我在治療室中的角色，代表所有好的和壞的事。我得用和善的語氣提醒他，這是他自己的問題而不是我害的。舉例來說，我會肯定地告訴他，我一定可以幫他找回掉的筆。

從藝術治療的角度來看自我功能，可以有很好的解釋。舉例來說，克利德的黑猩猩表示了孩子常常莫名期待失敗。他總是假設自己的作品會在製作過程就壞掉，或是被火燒掉。這些預言經常成爲我和克利德之間的笑話。這無疑地讓他對自己的心理功能產生一點洞察力（insight）。

十一歲的伯恩（Brian）在綠色背景中畫了一個人。有個孩子弄髒了他的綠色背景，伯恩就告訴大家說這是一張爛畫。他不聽我的任何勸告，還急著撕掉這張畫。最後，我把這張畫從他手中搶過來，很小心地將那些弄髒綠色背景的點點塗掉，但沒有塗到他畫的人。把圖還給他時，他了解到這張畫還有藥救，沒有哪裡不對勁，也知道我沒有騙他，不是只有安撫他。之後的片刻，可以看出他開始可以去相信要幫助他的人，並不都是在騙他。

每次亞倫（Allan）爲黏土作品上色時，總是由許多顏色開始，最後卻都變成黑色。我們共同討論了這個問題，他要我下次幫他注意，看到他即將把顏色轉換成黑色時，同意我提醒他快快停下。到時候，他可以等到想畫黑色的情緒過去了再說，或是決定還是選用黑色繼續畫。但在這個討論之後，亞倫就不再把作品加成黑色了。

如以上方式的解析與介入創作，並沒有直接揭發潛意識意義，但導向個案自發的覺察行爲。這樣使孩子較不會成爲自己慣性行爲模式的犧牲者。對孩子來說，這個做法有時候使他們較可能發展出能預期、掌控或調適自己的行爲。

移情和反移情現象

重大的傷害事件會形成迫使人們重演傷痛的強大驅力。個案會失去客觀理解新狀況的能力。他會用過去的經驗解釋新的經驗，以扭曲的角度看待事情，將事件扭曲爲符合內心強迫性的想法。個案若是早期經驗不良的親密關係，會傾向將這種負向情感轉移至生命中重要的人物上。

心理分析取向的治療利用這種特殊現象。在治療情境中，個案常將嬰兒時期對照顧者的情感、期望和害怕等情感轉移到治療師身上。在持續發生移情現象的官能症患者身上，病患生命早期的情感衝突在有效的治療環境中被重新整合，以減少童年創傷經驗的破壞性影響。

治療情境的移情現象發生時，心理治療師持續保持開放的心與個案溝通，期待個案找到內心世界共鳴的聲音。個案的反應與治療師的專業訓練、專業知識與同理心成正比。治療過程偶而發生個案極度憂鬱的行爲，觸動治療師內心易受傷的部分，乃因此引發治療師重演過去自身問題，而非針對個案的需求。治療師的反移情現象（counter-transference）或多或少防礙治療。

就算移情現象未完全在藝術治療中發生，藝術治療師也必須要了解這個現象。如同之前提到的，尤其是對身處內心困境的人來說，過去的經驗影響現在經驗。因此，無論藝術治療師如何對待個案，都不可避免地摻入孩子對治療師情感轉移的色彩。雷同的情境當然也發生在治療師身上，治療師對個案的回應，偶而還會加入反移情情感的灰暗色彩。

這裡，我要舉出兩個例子：第一個例子要舉出一個孩子因爲早年的創傷經驗，使他面對某些相當安全的情境也感到焦慮的故事。第二個例子是巧合地發生在治療師與個案之間的移情與反移情現象。

亨利

六歲的亨利（Henry）在四歲時，患有精神疾病的母親企圖以薄面罩殺害他。亨利所在的藝術治療團體中，孩子們最喜愛的課程活動之一是描身畫。他們喜歡叫我把他們的身體輪廓描在大張紙上，讓他們以各種不同的方法把自己畫下來。另一項孩子們視爲一種特殊樂事的項目，就是我爲他們畫畫像。這些無非是要加強他們的自我認同感。

然而，這些對亨利來說卻是反效果。雖然他能靜靜乖乖地被描身型，也像其他孩子一樣有自己的肖畫像，但無論我爲他做了什麼，最後的結果都是又哭又鬧，發脾氣地把紙撕了。亨利對治療師的要求愈來愈多，卻愈來愈急躁且脾氣愈來愈壞。

亨利把他對媽媽的恐懼情緒整個轉移到我身上。當我靠近他或描他的身形時，他所感受到的是攻擊。這樣的行爲重複了原來的創傷經驗，也就是說，他對新發生的事情用自己的方法解析。

要使藝術創作成爲可能，我必須避開所有可能產生移情現象的活動，至少要讓亨利覺察到我和他媽媽是不一樣的。爲了解決這問題，我們一同畫一張圖。首先，我們從不具任何個人情感的幾何圖形開始。之後，畫動物，最後還能夠畫人[6]。在這種方式之下，我的角色等同於亨利的另一個輔助的自我（auxiliary ego）。我似乎不再那麼可怕，他也不再將創傷經驗和害怕等複雜情緒轉移到我身上。

像亨利這樣受到嚴重精神創傷的孩子，如果以心理分析治療介入，心理治療師可能會將這個引起極大衝擊的問題延後處理，並將注意力集中在支持亨利的自我上面。然而，當治療過程的移情現象發生時，最後還是得面對早年創傷經驗帶來的恐懼感。藝術治療時，這些現象可能都可以表現在創作行為中，較不發生在治療師與個案的關係中。

---

6 譯者註：一般說來，幾何圖形較不具個人意義，可以幫助個案安全地將自我隱藏起來。對防衛心很強的人來說，是進入創作之門的好方法。同樣的，自發性創作的情形下，幾何圖形較常出現在想將自己藏起來，或內心防衛較強的人身上。這樣的圖畫好像在說，我的圖很美，但我躲在底下讓你看不到！隨著治療的發展，個案與治療師建立的關係使彼此的信任感增加後，畫面會有所改變。漸漸的，個案愈來愈能用創作表達自己，作品也有愈來愈多的投射意味。其中，人物畫是最難畫，另一方面也是最具投射個人意義的圖像，因此，克拉瑪在此講到她和亨利最後能夠一起畫人，表示亨利已經可以在畫面上面對自己了。

其實只要人們在一起相處，移情現象的特質就會發生。我們要注意的是，不要讓過度的移情現象妨礙藝術創作的進行。果真如此，就要疑心是轉移情感支配了言語無法表達的重複性強迫行爲（compulsive repetition）。

馬丁

這個印象深刻的移情和反移情案例發生在我早年的治療師生涯中。當時，我在一個專門爲情緒困擾孩子住校治療的威爾特威克男校服務。學生中有一個很聰明的十歲男孩，他的困擾是無法與他有問題的媽媽分開。馬丁老是把媽媽惹毛，然後招來一頓打。施虐與受虐行爲（sado-masochistic）成爲他們母子的相處模式。

馬丁是我的學生中最有天分的小畫家之一。雖然他實在令人難以忍受，但我很欣賞他，也很喜歡上他的課。要了解他很容易，因爲我也曾經是一個被孤立、聰明而且很黏媽媽的孩子。

有一天，馬丁不尋常地在黑板上惡意嘲諷地畫下學校的行政主管和董事會裡的董事。然後生氣地大吵大鬧，並用黑黑的顏料塗掉這些人，好像要報復什麼。我又憤怒又傷心地把他推到牆邊，用力搖他的肩膀。瘋狂詭異的笑容立即浮現在他的臉上，馬丁同時把手放在他生殖器的部位，並說：「你真是搔到我癢處了！」我立刻了解，整個事件就像發生在馬丁和他母親之間的故事一樣。我也知道，只有在我的反移情成了他移情作用的一部分時，這現象才會發生。

仔細一想，我其實是在認同馬丁。馬丁的諷刺畫爲我表達了心中對學校主管的敵意；更深層的意義是，他爲我表達了小時候對我父母威權的反抗。只要他的諷刺畫是好的，就滿足了在我可以接受的範圍內之原始攻擊欲望。如果治療師讓自己放縱於這種替代的滿足感，當馬丁表現出原始的破壞性時，我也就受到加倍的傷害。我一方面受傷於身爲協助他創作的治療師角色，另一方面是由於對馬丁的認同，讓我由他的退化行爲中體驗到自己。昇華作用未在這次創作行爲中出現，直接衝擊了我同時身爲藝術家的身分，大大使我感到焦慮、退化和反向攻擊感。

雖然馬丁知道治療師是理性而不具誘惑力的，他卻對我笨拙地說出他的性興奮感受，可以說是對我這具誘惑力女人的性誘惑和攻擊。之後，他保證此事不再發生。

行文至此，同時也請讀者放心，在這之後沒什麼更不好的事發生了。馬丁和我都學到一課，從那時開始，我們的關係更在掌控之中了。而且，馬丁可以說是我專業生涯中最成功的案例之一。

以上的案例說明了同理心（empathy）和認同（identification）的不同之處[7]。如果可以的話，想想自己的童年經驗會使你更了解個案。然而，認同卻不是意識層次的經驗，也可能妨礙我們對個案的了解，並引向不合情理的行爲。當某種情緒總是以類似的方式重複發生時，首先要想到移情與反移情現象，就像發

7 作者註：見 Christine Olden, “On Adult Empathy with Children.”

生在我和馬丁之間的事情一樣。同時，也一定要想到破解這惡性循環的方法。

要評估傷害可藉助這樣的經驗，切記這些孩子的生活或多或少受到他本身和病態環境的影響。多做一件驚人的事對這些孩子來說沒什麼大不了，然而，這樣的經驗對治療師來說令人難忘。如果關係建立，個案很少會再出問題。但如果治療關係長期被大人的反移情作用包圍，那就另當別論了。果真是這樣的話，會增強孩子過去不好的經驗，使行爲問題惡化。

例如，如果我被馬丁的暴力行爲嚇到了，我必然對這個孩子及他的藝術創作失去興趣。又如果我回應他的行爲，並發展成施虐與受虐關係的話，對雙方來說都是一種傷害。這兩種情形對治療沒有任何好處[8]。

通常，我們對好與壞的情境都有穩定的控制力，只要我們能接受一個犯錯的孩子，他們將比大多數的成人更能原諒我們。

實務上的建議

對藝術治療有些許基本理論認識之後，我們必須知道什麼樣的實務要求在治療環境中才有效用。

執行藝術治療最基本的條件是有個獨立的治療室，這個空

---

8 作者註：類似事件的例子參見 Rudolf Eckstein, Judith Wallerstein and Arthur Mandelbaum, “Counter-Transference in a Residential Treatment Home.”

間必須與一般遊戲室或工藝教室分開來。然而，現實情境中通常無法如此，大家常常以爲藝術創作與手工藝製作是一樣的，因此用同一間教室。

從純粹的治療觀點看來，其實對兩方面都不好。手工藝製作需要的是整齊清潔，有程序性的工作環境，而藝術創作常有許多即興創作的部分，還會把環境弄得髒兮兮的。如果把這兩個放在一起，當然會有衝突。

在那樣的情況下，除了有天分的孩子之外，藝術創作對一般孩子通常居於次要地位。手工藝製作提供有規則、有秩序及可預期的結果，能立即吸引孩子注意，但是手工藝製作無法讓孩子體會創作的快感。

藝術創作和手工藝製作最大的敵人是設計好的材料包，例如現成的塑膠模子、預先剪好的花樣，和其他限制創意和技巧的類似東西。一個教室裡如果盡是陳列由材料包完成的成品，創造力沒有發揮的餘地。

藝術治療室應該有水槽，夠大的畫具儲藏空間，放個案完成和未完成作品的架子。

炭筆、廣告顏料、粉彩、陶土、燒陶的電窯等簡單但很有用的東西，組成治療師工作的基本需求。服務青少年的藝術治療單位需要較多的用具，特別是製作較大雕塑的空間和設備。

創作將個人的內在意義具體化，藝術治療師不用語言，而以直接面對問題的方式統整課程。藝術治療師鼓勵每一個孩子選擇自己的創作主題。指定主題有時也有用，比方在孩子開始創作嘗試時，當他們腸枯思竭時，在有些很需要主題來整合的混亂課程時，或要教導某些特殊技巧時。但是切記，這樣的活動千萬不要比自發性創作活動多。不要讓孩子感覺到治療師是在利用他們的創意，或是誘出任何特別訊息，而要讓孩子了解到治療師可以由任一層面提供協助，以達到他想做的事。這本書所舉的例子，都是未給主題的自發性創作，也在不爲追求創作技巧之下完成的。

藝術治療課程必須按固定時間上課，孩子才能養成習慣，用心投入。對大多數的孩子來說，至少每週兩次一小時到一個半小時的課程算是合適的時間。當有些孩子相當專注於創作，需要多一點時間就給他多一點時間。專心投入創作的孩子可以參加一般的治療課程，同時多花時間在自己的創作上（多半在傍晚時做這件事）。

治療教室的規則是爲了要營造好的工作環境與創作氣氛，好的教室在兒童治療團體中尤其重要，可以讓兒童在其中相互鼓勵。兒童團體人數多寡決定治療效益，並取決於孩子的障礙、年齡和其他臨床因素。一個藝術治療師也許可以同時照顧六到十個行爲偏差的孩子，但一次帶三到四個邊緣型異常的孩子就差不多了。有些很嚴重的孩子則需要治療師百分之百的關注。

到底藝術治療能否適用於所有有困擾的孩子？藝術治療可不可能有害處？或是因爲某些連在一起的因素使得藝術治療沒有效果呢？前一章提過，約三到五歲時，孩子開始發展出遊戲與象徵語言不同的思考路徑。這兩條路徑很難區分，主要因爲那時期的孩子尙在繪圖發展階段，或有較年長可以操控畫具但退化到這一階段的孩子，他們創作時似不需專業人員的協助。

一個托兒所的老師也可輕易使這年齡層的孩子創作。然而，藝術治療師卻可帶領孩子由目前狀況，轉移發展到用創作表達適當的象徵符號。

藝術治療也許對腦傷的孩子是禁忌。有些生理上嚴重受傷的孩子會感受到周遭環境和藝術自由形式的壓迫，因此為自己無法達到要求感到沮喪。對那些孩子來說，使用繪畫用具是訓練知覺的好方法，但教導技巧卻是一個遙不可及的目標。

然而，藝術治療師也不必因為這樣而氣餒。通常，我們可以找到適合孩子用的繪畫用具，以克服腦傷引起的肢體障礙，讓他們也可以享受創作。例如，許多對繪畫有障礙的孩子，卻對黏土或木質物體很有感覺。觸覺可以幫助建立視覺敏感度。有些孩子一次面對太多素材時，會不知如何是好，所以有些孩子必須使用簡單的用具才能專注。

我自己與腦傷孩子的少數經驗告訴我，很難將腦傷和無神經生理損傷的情緒困擾孩子同時放在一個團體中，因為這兩種人的需求太不相同了。

對習慣以強迫行為當防衛的兒童來說，藝術創造活動可能暫時或永久無法發生，主要因為他們在創作時過度被這個防衛機轉控制之故。

小孩子容易不知不覺受到太多材料吸引，以至於無法專注於創作活動。

在某些特定的情況下，強迫行為（obsessiveness）和混亂行為（disorganization）使藝術治療不是那麼成功，甚至有時候還有害處，不過這一點很難有明確的規律可循。幸運的是，小孩子通常可以感受得到自己的需求。藝術治療中，孩子會自然地接納自己或允許自己退縮，治療師就由這些細節了解他們。

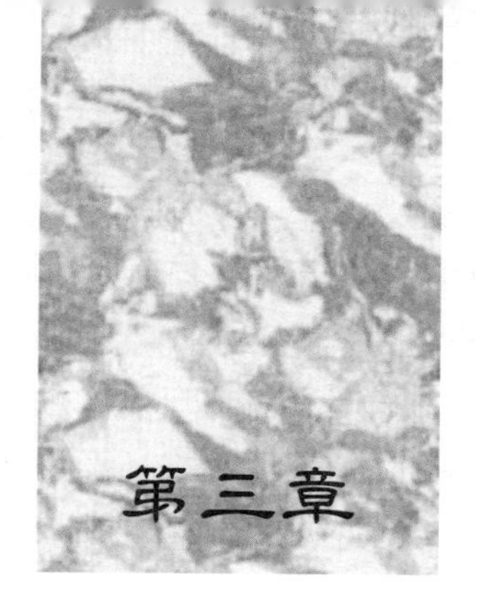

第三章

藝術治療與藝術創作品質的問題[1]

在藝術治療與藝術教育的領域中，我們通常會使用「藝術品」（art）這個字，表示各種不同類型的創作品。或許這些創作品的共通點，是創作者製作這些東西時所欲傳達的象徵意涵，而非在於作品的實用價值。用這個統稱並不表示我們忽略那麼多具有不同性質及特點的「藝術品」，並盲目地以一個稱呼涵蓋所有[2]。

---

1 作者註：簡介本章的這段文字，主要內容來自於拙作 "The Problem of Quality in Art" 的第一段。

2 作者註：問題是，在藝術治療的範疇發明另一個字替代「藝術品」會更好嗎？我們必須從判斷及解釋「藝術品」這個字當中跳脫出來。在藝術治療課程中所創造的物件，具有減緩內在創傷以及引起人格改變之好處爲主要目標的作品，是否也能稱爲藝術品？這個問題由 Elinor Ulman 在 "Art Therapy: Problems of Definition" 和 M. L. J. Vaessen 在 "Art or Expression: A Discussion of the Creative Activities of Mental Patients" 等文章中討論過，同樣可見於 Ainslie Meares 著作的 *Shapes of Sanity* 一書中。

工作與教學中的藝術治療師或教育家們認爲，有必要將類型差異非常大的作品做粗略的分類。這可以大概分爲：完全不具形式、看起來亂亂的作品，傳統表現、且具固定形式的創作，圖像表達只在藝術家自己說明的情況下才能了解的作品，及形式多變但符合美學標準的作品等等。這些作品無論品質好壞，都能讓人與「藝術品」這幾個字聯想在一起。

要區分這些不同類型的藝術作品並不是一件容易的事。例如，以現代藝術的觀點來看，看起來亂亂且不具固定形式隨興恣意的作品，其實比傳統且有固定形式的作品透露更多個人意義。然而，隨興的平淡讓人們很快地與傳統畫法的花卉或水果靜物聯想在一起。另一方面說來，初看一張畫時，由於作品的主題與結構遵循熟悉的形式創作，讓我們覺得這張畫很有傳統風格，而事實上，創作者可能已經添加了新意。雖然無法找到一個簡單的分類法，將不同形式的藝術品分類，強加區分也可能出現錯誤或引來爭議，但無庸置疑地，分類有其必要。雖然不同創作法可能有雷同的創作思考過程，但由觀看的直覺上，不管是作品給人強烈或溫和順暢的感受，都可將所有作品分成：塗鴉類型（scribble）、刻板樣式類型（stereotyped）、圖像表達類型（pictograph）及具藝術表現類型（artistic creation）等四類[3]。

---

3 譯者註：此處的塗鴉類型作品，原文scribble，意指無清晰圖像的隨興、不拘形式之作。而第一章的塗鴉想像畫（the scribble）指的是一種引導創作的方式，但塗鴉想像畫可能發展成不同類型的作品。刻板樣式類型，原文stereotyped，指的是以較傳統創作法畫出，且具一定形式的作品。第三類pictograph，指的是單純圖像表現的作品，較偏向指圖樣設計、簡化造形或以簡單的圖像替代語言的說明型圖像皆屬這一類。第四類artistic creation指的是具創意與藝術性表現的佳作。

由大眾面對作品的反應，可得知人們讚賞作品的不同形式特質。例如：精神分裂症患者的作品赤裸表現了內心秘密的同時，也呈現治療成功的意味。然而，如果要將其他具有美感條件的藝術作品，用同樣的方式解釋其中的象徵意涵，是沒有意義的。另外，當一個隨興而不拘形式的創作者，認爲某一件塗鴉類型作品有重大意義時，可以將這件事視爲一種投射活動，就像人們對羅夏墨漬測驗圖畫上不規則墨漬的反應一樣。我們可能對作者投射了什麼感到興趣，但不要忘記塗鴉類型作品具有單純表現（expressing）的原始意義[4]。

多數的案例中，在我們的行動與意圖之下，我們可以接受創作是一種主動自知的行爲。舉例來說，我們幾乎可以說，內心衝動超越自我控制力時，畫面會充滿混亂色彩與線條。除此之外，沒有更好的解釋了。除非我們知道更多創作時的特殊狀況，否則無法猜測藝術家是否真的把畫面掌控權讓給內在的衝動元素，或是讓過度的情緒掌控創作。假設創作者的內心被衝動力所掌控，我們必須思考的是，個案脆弱的自我可能承受不起一點點壓力，並要切記，再強壯的自我也可能因爲震怒與破壞性經驗而失去平衡。當然，脆弱的自我與強壯的自我要面對的問題是不同的。創作中的人可能很容易進入憤怒的情緒，但當他做其他事情時卻有良好的自我控制，反之亦然。

---

4 譯者註：以藝術治療的角度看作品時，人們爲了了解作品意涵，常常落入「過度解釋」的情境。事實上，有時候作品只是表現了單純的美感，沒有太特別的意義。

刻板樣式的創作類型中，我們可以確定內在平衡可能呈現相反的狀況，使固有繪畫形式可能屬於防衛機轉的呈現。然而，比起表現無助與空虛的作品，刻板樣式的藝術創作似乎還比較少防衛，這正如我在〈藝術與空虛心靈〉（Art and Emptiness）一文中所述一般。甚至在這些案例中，與其說其內在是衝動的，不如說是溫和平緩的。持這種態度的傳統形式畫家，創作態度總是愉悅的，當然也少了流露個人人格的表現了。另一方面，有些創作者在意識層次下模仿他人作品。想必這是因爲潛意識對於得到他人肯定的需求，大過於意識層次下自我表現的期望，或可以說這個人少了足夠的自我認同感[5]。

前段提出的各種可能性，在沒有取得更多創作者的背景資料之前，很難說明刻板樣式的創作法到底是哪種心理意義。除去心理意義，刻板樣式可能單純因爲創作者擔心偏離傳統，或單純爲了取悅喜好刻板模式的觀眾，或其他任何可能的原因。

---

5 譯者註：這裡的 stereotype 畫法，指的應是刻板的、傳統的、概念當中的畫法，作品畫面看起來沒有太多變化，多半是靜物、風景等等眼見之物，沒有太多個人情感。克拉瑪認爲這類繪畫較少自我表達意味，而且可能因爲個人不想爲人了解的防衛機轉運作，使創作者用最普通、最看不出內心世界的方法創作。然而，比起極度防衛的單調、幾何或抽象表現法，刻板樣式畫法的內心防衛感還比不過那些。這裡並不是說畫面單調、幾何或抽象畫法就代表極度防衛的表現，還要視創作過程及個案背景而定，無法從一而論。最後，克拉瑪還告訴讀者，模仿者的內心狀態可能是對自己信心不夠，無法認同自己作品，所以藉由模仿來認同別人，也有可能是需要得到別人認同大過於表現自己。其實問題都出在自我肯定的自信心問題。不過，無論這裡哪一種說明與解釋，都要看個案單獨狀況而定。

要將所有的造形圖像作品做一般性的說明相當困難。圖像傳遞訊息，但每一張圖都有一把開啓意義的鑰匙，找到這把鑰匙才能了解畫的真正意涵。

最後要提的這項作品形式，其表現性比塗鴉表現更複雜，比刻板樣式更具原創性，比造形圖像更花創作腦筋，而且創作過程充滿了藝術感。在此，我們要再次提出類似問題，是否我們能夠輕易分辨這樣的作品，而且能猜出藝術創作者的心理含意？

從一開始，所謂「真」藝術的創作過程，與其他形式或圖像表現的區分方式，便具相當爭議性。「藝術創作」是一種情感宣洩，是激發情感的方式，這些說法總受爭論。出現在畫紙或畫布上的情感，可能同時深深感動藝術家與觀眾。如此一來，到底所謂真正的藝術創作，與純粹情感抒發的隨興創作，兩者之間的區別在哪裡呢？事實上，完全不受傳統包袱所影響的作品幾乎不可能，而我們要如何在藝術創作與具固定形式的創作中，區分出界線呢？終於我們發現，也許創作簡單的圖畫，與創作具藝術性作品的過程是有所不同的吧！因爲每一件藝術品中，總包含著某些屬於作品本身的秘密故事，即使創作者本身清楚知道某些足以影響畫面表現的象徵符號，但依然刻意被畫面隱藏著。

這個說法極具說服力，我們確信藝術是真實存在的，有時雖然不易感受到且極具爭議，但具創造力的藝術表現形式，與其他圖像表達法卻可以輕易區分。藝術創作具有經濟意義、內在一致性與喚出情感力量的特徵。在這些最一般的敘述之外，藝術挑戰其定義（art defies definition）。自古到今的藝術評論常常讚頌藝術垃圾，而貶抑真正好的藝術創作，整個社會環境也因此盲目於此，當然也無視於學校藝術的優點。縱使這類評論來自藝術家本身堅持的價值判斷信念，藝術家們也無法完全相信自己的判斷。雖然如此，我們感覺到藝術具有真實的創作核心目標，也就是創作時活躍的心理過程，值得我們花時間追尋探討。

在兒童藝術表現上，問題比較簡單。如果我們定位藝術可以是任何表現形式，並且不論天分、表現技巧或心智年齡，兒童的藝術除了受限於本身能力之外，能夠表現內在一致性，並確定能喚起情感力量。我們也可以經常不加思索地確定，兒童的圖畫是否達到創作目標。

藝術性的成與敗

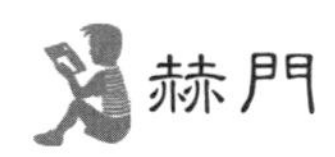

赫門

彩圖一是由一位剛進入威爾特威克男校，名叫赫門（Herman）的十歲小男孩畫的。這張畫展現了相當的技巧，卻給人焦躁不安的感受，兩種相互矛盾的訊息，似乎將畫面張力相互抵消了。畫面上有一隻兔子、兩棵樹、兩隻鳥、三個天使和一個看似仙女的人物，還有一個太陽。這些物體的組合呈現平順詳和的感覺，但這種甜蜜溫馨的主題，很難想像出自一個十歲小男孩，反而比較像週末才藝班小女孩畫的圖。然而，充滿情感的鮮豔橘紅背景卻傳遞了不同的訊息。鮮豔的色彩和強烈躍動的筆觸，幾乎把畫面上每個東西都塗掉了，讓這些可愛的小東西孤立破碎地散置在畫面上。

赫門圖畫裡的各個造形，代表他面對大眾的部分，而畫中背景則充滿他內心所隱藏的憤怒情感。畫面物像裡，還隱約看到一些粉紅及淡藍色的背景，畫面的邊緣，有一個像地獄之火的圖像，這對赫門想畫出女性化的天堂樣式，似是相衝突的。畫面上支離破碎的小物像，漂浮在火紅的橙色背景中，具有相當說服力，但支離破碎感使這幅畫的畫面結構在藝術表達上，不算是成功的作品。深入探究這件作品的意義相當有趣，兒童創作時的藝術創作傾向，由於內在心理歷程不一致，也使作品呈現內外不一致感。這是一個自我控訴（self-betrayal）多過於自我表達（self-expression）的好例子。

彩圖二是赫門的第二件作品，也同樣表達出內外衝突。這一次，負面力量沒有侵擾他的願望，取而代之的是，衝突轉變成公開的創作主題。赫門畫了一位手拿豎琴的仙女，正被一個紅色惡魔追逐著。我們只要順著畫面中藍色迷宮般的路徑，似乎就可以找到他們追逐的足跡。我們光看畫面，不需要深入的臨床訓練，便可獲得畫面傳遞的訊息。藉由圖畫傳遞情感的藝術價值在這件作品中顯而易見，更深刻的內涵也全在赫門如何掌握畫筆時呈現。畫面上仙女的衣服和迷宮，原本都畫成紅色，藍色部分則是後來才疊上去的。由於藍與紅的混合，使衣服和迷宮成了戲劇性的紫色。迷宮的顏色以藍色較爲明顯，但底層的紅色仍在畫面的某些部分可以看得到。所以，我們可以了解兩股力量覆蓋在同一個背景上，視覺美感上也因爲活潑的混色，使線條感覺一直在延續而更具戲劇性。這讓觀眾感受到仙女與惡魔如何宿命地面對無可分離的命運。

很自然地，我們無法假設這些創作活動是一種有意識的計畫。然而，我們見到作品中意識的意圖和無意識的訊息融合在一起，使創作者能很直覺地處理出強而有力且具說服力的畫面。第一幅作品中，意識及無意識層面分道揚鑣，減弱了畫面的美學品質及情感衝擊。

彩圖三完成於赫門十一歲時，仍然顯現出兩股力量的糾纏。這一次畫面中清楚出現男性與女性的形象，但善惡兩角色無法像天使與惡魔那樣明顯看出來。感覺上，赫門的價值觀似乎已經改變。畫面中的母馬是黑色的，公馬和小馬則是金色（好的顏色）的。公馬的性器官被很明顯地畫出來，母馬的乳房未被描繪，而是被小馬吮乳的姿勢所取代。金色的公馬與黑色的母馬中間，畫了兩道垂直的綠色線條，面對面分隔開來，然而畫面卻呈現雙方和解的意圖。小馬扮演著拉攏雙方的角色，一方面牠吸吮著黑色母馬的乳房，另一方面牠又擁有公馬父親的顏色。這些馬兒畫得很美，可是仔細檢視，會發現每一隻馬都缺一條腿。

除了少一條腿之外，不知道我們在滿足視覺美感之餘，是否應讚賞赫門在創作上的才氣，還是爲赫門固執於去勢恐懼及內在分裂而擔憂，雖然赫門相當努力地面對他的內在衝突。

在藝術審美價值上，雖算不上好，但我們可以說這是件成功表達的作品。這幅畫本身具備情感表達，並有好的統整畫面。畫面對稱的結構，使兩邊看起來同等重要，這似乎傳遞了平衡的訊息。畫面色彩再次說明這個重點。在金與黑的對比中，金色的公馬被描上黑色的輪廓，黑色的母馬也被描繪上金色的輪廓，顯示出色彩對立中的融合。

然而，畫面中馬兒失去的腿，洩漏出隱藏得很好的干擾元素，且大大減低畫面所激起的情感。赫門的繪畫風格很成熟，畫面呈現的意象也很寫實，特別是性別意識的問題在畫面中公開呈現的這部分。隱喻式的內在騷動在畫面上以這個方式乖乖地藏了起來（我們必須很仔細觀察，才能發覺馬兒都少了一條腿）。

麥克斯

我們必須找出侵入作品並減低創作內在一致性的問題所在，這些交錯的問題可能會在作品的主題中展現出來。例如圖3，是九歲的麥克斯（Max）畫的圖。他父親是波多黎各人，母親是黑人。他在這件作品中表現自己對膚色和種族的困惑。畫面上有兩個頭像，其中一個頭是白色的，但接在紅色的身體上；另一個頭是咖啡色的，接在粉紅色的身體上；這兩個頭像連接在一個形體自由的造形上。這個主題被重複地畫在令人暈眩的粉紅與白色小點的背景上。麥克斯沒有赫門那麼有天分，但以他有限的資質來看，也可算是一件成功的作品。這是一件具有完整形式、感人的、一致並能簡要表達的作品。

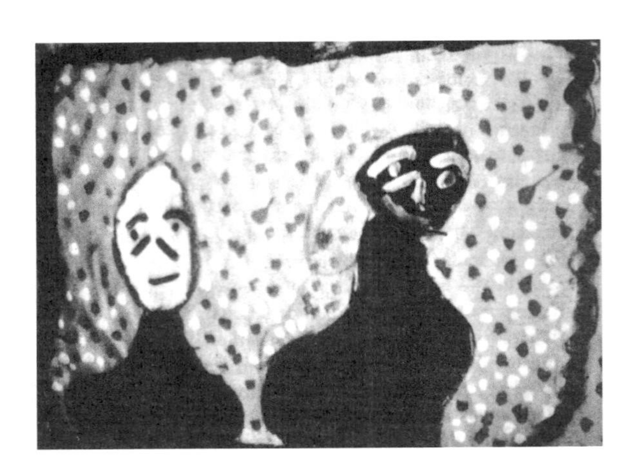

圖3　麥克斯：黑與白（18" × 24"）

在我們給什麼是「藝術」下了定義之後，我們可以轉而對那些成就藝術創作或妨礙藝術創作的力量，做有系統的觀察[6]。

使用創作媒材的不同方法

創造過程成功與失敗的動力，在小孩作品中表現出來的比大人作品所表現的直接。複雜的防衛系統對小孩來說尚未成形，在較長者身上，則形成一種與人格結構密不可分的心理機轉。

6　譯者註：克拉瑪在這一章節以藝術審美的角度出發，看孩子的作品是否在藝術性上達到「美觀」的程度。作者的主旨是要讓讀者知道，縱使許多作品未達「審美」的標準，依然是具有內涵的好作品。

特別是觀察邊緣型人格異常的孩子時，我們看見他們游移於不同的防衛形式中。爲了更簡便地說明我的想法，我用藝術媒材爲主軸，區分爲五種類型來說明。

一、暖身創作（precursory activities）：線條塗鴉、塗抹顏料等。將肢體活動融入媒材運用中，但沒有描繪任何結構或象徵圖像，創作過程體驗了正向的自我建構活動（egosyntonic）。

二、情感宣洩（chaotic discharge）：潑灑、噴、傾倒顏料等。恣意的創作行爲最後常變成無法控制的破壞性活動。

三、防衛性的創作（art in the service of defense）：不斷地重複、仿畫、用描圖紙描模，及任何平凡無奇的題材。

四、圖像表達（pictographs）：圖像溝通取代文字表達（這樣的溝通通常出現在心理分析治療中，或其他親密關係中。局外人通常不會了解其中含意。藉著圖像表達，好像遵循規範，少出現太多藝術創作上的畫面張力，作品也少有很好的整合）。

五、形式表現（formed expression），或充滿創意的表現：作品富含象徵語彙，並成功地包含了自我表達和溝通形式。

以下的故事以創作媒材爲主軸，說明以上幾個類型。這四個兒童個案的年齡在五到八歲間，分別是湯姆（Tom）、麥可（Michael）、羅伯特（Robert）和比利（Billy）。資料蒐集於愛因斯坦醫學院的教學醫院兒童心智科住院部門。

暖身創作

湯姆

六歲的湯姆一住進醫院就參加藝術治療課程。他選擇用黏土創作，把一團土拍打成大圓餅，先用水把表面弄平，再用水把表面弄得糊糊黑黑的。

當他看到另一個孩子用同樣的大餅狀黏土塊做成一個臉，湯姆立刻拿了一隻棒子，畫下一個臉，還想辦法加耳朵上去。接著，他不斷地把畫好的臉塗掉，重畫又重畫，最後很挫折地把這團黏土丟向牆壁。可是他很快能克制自己，仔細洗手後，離開藝術治療室。

在這個案例上，我們看到好玩的遊戲活動引向情感宣洩的自我表達，最後產生防衛的行為，是湯姆在教室中典型的表現。湯姆的心理成熟度像一個三、四歲的孩子，這使他在創作的當下，盡其所能地玩作品，然而他並沒有企圖完成更成熟的作品。可以預期的是，其他孩子的創作方式很快地誘發湯姆進一步發展自己作品的念頭[7]。

---

7 譯者註：克拉瑪將「真正創作」前的遊戲式玩媒材活動，視為創作前的重要暖身活動。

情感宣洩

麥可、羅伯特

同處於七歲之齡的麥可和羅伯特參加同一個藝術治療團體，由同一位心理治療師負責，他們在家同樣被兄弟姊妹欺負。

麥可是兩個孩子中比較強壯的一位。有一次，他把一大堆顏料倒在紙上，把紙折起來再打開，做了好多張像羅夏墨漬測驗圖形的對稱圖。麥可最後幾乎把整張桌子和自己用顏料填滿。

接著，麥可吵著要我稱讚他的作品，同時想用顏料蓋住羅伯特的作品，而且把髒髒的手抹在我的工作服上。之後，羅伯特學到了麥可的行爲，兩個人還說好一起在牆上畫個納粹標誌。當羅伯特刻意在我的工作服上畫星星時，麥可不理我的抗議，把納粹標誌畫在我的工作服上。這兩個孩子還把一個破了一半的黏土狗頭放進一個咖啡罐，倒進很多顏料，稱這個頭是個「可惡的頭」（fuck head）。這時，我很嚴厲地告訴他們必須離開這個房間。之後，他們的行爲合理多了，通常只是善意的嘲弄，但沒有完成任何一件具結構的作品。

這次的藝術治療課程完全是情緒宣洩的表現。課程開始時的倒顏料行爲只是攻擊本能的藉口。對我的生氣可能與這兩個男孩必須分享許多事物的憤怒相關，比方說共同分享一個心理治療師。當他們把箭頭指向我時，他們發現就只能這樣而已。

這兩個男孩的行爲，和他們使用流動性顏料的方式，無疑的是一種情緒宣洩，然而作品則毫無結構且行爲失控。

強迫性防衛行爲

藝術創造有時候無法發生，惡質行爲只能由重複的強迫行爲所控制。

羅伯特

七歲的羅伯特進了藝術治療室還無法安靜下來。他不但坐不住，在家具上爬來爬去，亂丟黏土，擾亂其他孩子，還有其他想像得到的欠揍行爲。我知道再這樣下去，羅伯特根本無法做出任何作品，然而，如果對他嚴加管教，他可以在嚴厲的常規下有較好的行爲表現，於是我建議他做一些與學校主題相關的作品。最後，他終於坐下，相當認真地用黏土做了一些阿拉伯數字，在這個點上，我不斷給他鼓勵。

這次治療課程始於個案的病態行爲，只能在強迫性防衛活動中被控制。在這種緊急情況下，雖然羅伯特的強迫行爲少有教育意義，但藝術治療師必須支持讓個案進入這樣的防衛行爲中8。

8 譯者註：指導性話語或不具個人情感的主題，時常能將行爲失控的孩子穩定下來。這雖然不是藝術治療師期待的結果，讀者卻要了解，唯有設法安定與克制失控行爲的設限（set limit），才能再次出發。

有時候，也許衝突後個案會毀掉先前完成的表現性作品。要重新建構控制行爲，個案必須利用固有的傳統媒材及畫法再次統整內在。

有一次，羅伯特想捏塑一個德國牧羊犬的頭。他爲頭和頸做了一個堅固的基座。然後設法讓脖子更強壯，他加了一團又一團的黏土，結果就變形了。同時他也不斷擠壓頸部的黏土，然後又變得太細了。我一次又一次地幫羅伯特找回原來的樣子，依然無法救回那件作品，最後當然是完全壞掉了。之後，羅伯特在黏土團上挖了一個大洞，說是大嘴巴，加上一條細細的土條，成了舌頭。這個舌頭毀了一遍又一遍。最後，羅伯特乾脆把這塊黏土打爛。

平靜下來後，他拿一張紙，把穿了新球鞋的腳放在紙上描，然後仔細地畫鞋底複雜的橡膠紋路（圖4）。

這個案例上，當羅伯特開始製作這個狗頭時，他設法做出具形式（form）的表達。可預期的是，如果他能完成這個作品，可將性心理病徵，藉此創作使他對身體開口和身體功能的錯亂感覺具體化。心理上有關性的曖昧和焦慮[9]，在創作這個狗頭時大量升起，並在創作過程中產生衝突，這種對立破壞了藝術形式，並使藝術活動結束於混亂的情緒中。在作者情緒宣洩之後，羅伯特回到防衛的形式中——不斷地邊畫邊發出一些無意義的想像聲音（因爲羅伯特認爲這隻鞋子具有神奇力量）。

---

9 譯者註：以心理分析的角度看圖像符號，克拉瑪認爲，此處提到的「性的曖昧」來自於狗頭造形與陰莖樣貌的聯想。

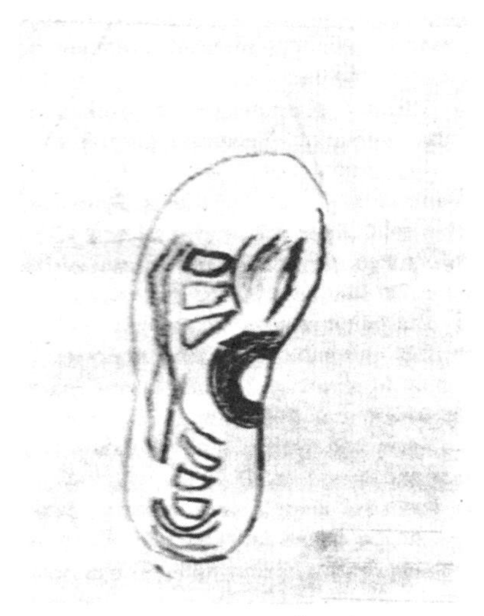

圖 4　羅伯特：運動鞋（9" × 12"）

比利

六歲的比利用粉紅色的蠟筆和亂亂的筆觸，畫了一棵有裝飾品的三角形聖誕樹，旁邊還畫幾個小朋友和玩具。那些人物造形有頭部和簡單的形狀，兩條連接的線表示雙腳和身體，有角度兩邊的短線是手臂，相對於身體的部分是空的，無法看出是男生還是女生。

比利很不滿意這張畫，還撕了這張討厭的畫。然後他要我剪一張像圖畫書中「正常」（regular）的聖誕樹形狀給他。他把我給他的很多張丟掉，堅持要完美的對稱圖形。等拿到這個對稱形狀之後，他仔細地描下圖形，加上乾淨整齊的緞帶紋飾，再用綠色把樹塗滿，圖上沒半個人。

比利初次的創作表現雖然很幼兒式（infantile），但深具表現性。這張圖就像真實世界中，幾個被忽略的孩子擠在一團糟的家庭環境中一般。比利內心深層不被重視，無助和去勢的感受，成爲他對人的行爲模式。

對於第一個作品，他無法忍受這個表現了不完整自我的作品，之後的創作行爲立刻轉向不需面對真實自我，乾淨且非關個人的表現方式。

圖像表達

本書所述的藝術治療方法，並不特別鼓勵圖像表達[10]。這裡所提的圖像表達，與其說是藝術治療的方法，不如說是根據心理分析原則來說明的。縱使如此，圖像表達依然屬於藝術治療裡的一種非語言溝通。

緊急變通法則

幾個孩子一起經驗含迷宮（maze）在內的心理測驗（psy-

---

10 譯者註：原文pictograph指的是以畫面代替語言，說明創作者想法的一種表現方式。爲了以圖溝通，常出現簡單的線條、圖像、造形等，創作者通常必須自己說明圖的意涵，否則無人能清楚了解其中含意。此創作法多用在「藝術心理分析」取向的藝術治療中，而「藝術創作即治療」取向的治療目標，偏向引導個案創作出能表達與昇華的作品，因此，克拉瑪在此提說，本書並不特別鼓勵圖像表達。

chological test）時，團體中的一個小朋友開始畫自己的迷宮，還說畫的是一個陷阱。他在畫面中間畫了一棟房子和幾條讓人混淆的路，卻沒有一條路通到那棟房子。畫陷阱的想法很快地在團體中蔓延，才一下子工夫，所有的孩子都開始畫陷阱，還加上魔鬼、怪獸等可怕的東西。他們畫陷阱相互贈送，也畫來送給我，同時也要我爲他們畫陷阱。這次的課程開始充滿焦慮，作品也愈來愈沒秩序。

我們很能理解，迷宮測驗引發了小孩子內心最恐懼的部分。這些孩子遠離家園，被局限在一棟同時發生很多事情的巨大建築物中。在醫院入口處，孩子們看到的是救護車來來去去，到處可見坐著輪椅、撐著枴杖和沒有手腳的人。孩子們的周遭不斷上演著他們不理解的奇怪事情，他們事實上是迷失在自己內心混淆的迷宮中。

當時，我覺得我應該幫助他們由迷惑的感覺中走出來。我開始爲他們畫簡單的迷宮，讓他們玩這個迷宮時，只需面對簡單的麻煩就可以安全到家。例如，有一條路通到小溪流上的斷橋，但是旁邊有跨過溪流的原木讓人依然可以安全過河（圖5）。

孩子們都玩得很高興。最後，每個孩子都拿到了一份簡單的迷宮，然後他們也畫簡單的迷宮給我玩，這次，迷宮都可以安全地到達目的地（圖6）。最後，課程在平和的氣氛中結束。這次的活動並不能算是創作活動，因爲所畫的圖發展得太快，而且圖像也太基本了。然而，我們利用視覺象徵符號減輕焦慮和重建信心。在心理上，我做到了第一手的協助，並使用視覺語言回應了孩子視覺圖像的溝通。

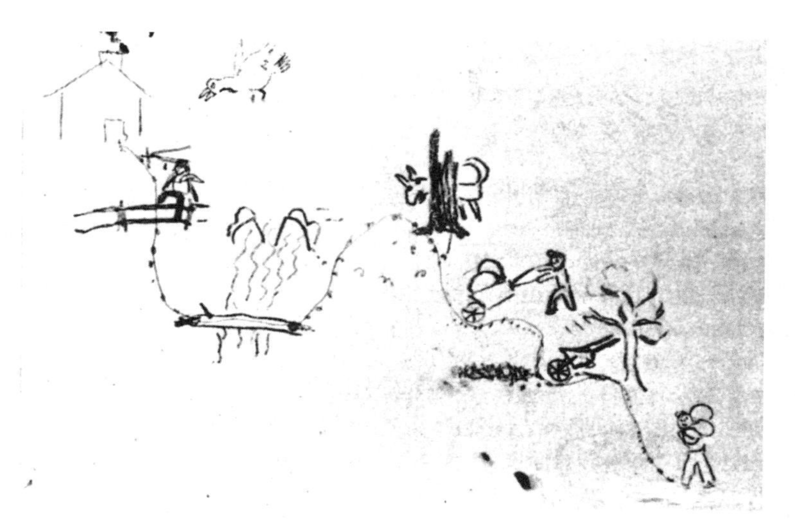

圖5　克拉瑪：溫和的陷阱（12" × 18"）

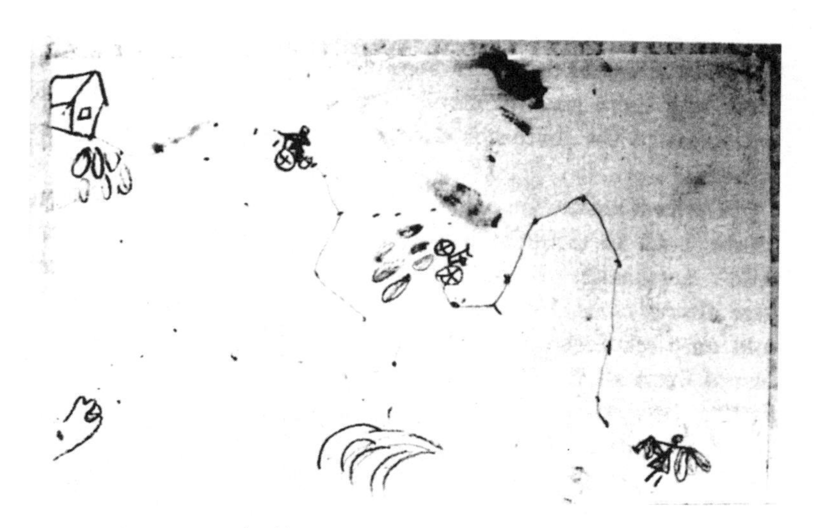

圖6　安祺：溫和的陷阱（12" × 18"）

調停與和解

羅伯特曾經在一次藝術治療課程裡表露他的破壞行爲。我當時非常生氣，也確實把他隔離了一段時間。那個下午剩下的時間，他就在那兒一直哭，完全無法平靜下來。在我上完其他小朋友的課之後，我請他留下來一小段時間上個別課程，羅伯特似乎已經較能控制自己了。

他停止哭泣，在教室裡完全不看我，也不說話。但他畫了一張表現當下現況的圖（圖7）。畫面正中間有朵細長莖的小白菊，像小百合一樣有黑色的花心，正位於畫面中央，將畫面分成兩半。右半邊是暗的，但有白光般的筆觸。畫面較亮的左邊

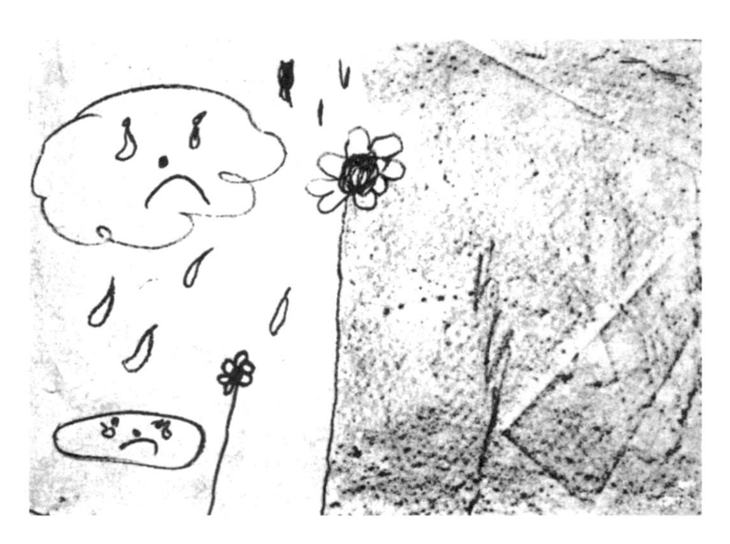

圖7　羅伯特：和解圖（18" × 24"）

有棵較小的黑心小白菊，左上部的大雲朵有著悲傷的嘴形及掉眼淚的雙眼，旁邊較小的雲也有類似的表情，如淚般的雨滴散置在圖畫的左半部。羅伯特無法說明這張圖畫，他安靜地離開藝術治療室，一會兒，他給我一個友善的微笑並說再見。

這張圖畫可以說是在於圖像表達和圖畫創作之間。比起許多的圖像表達作品，這件作品的形式較清楚，也較具表現性。這件作品的內容所傳達的訊息，是直接要說給我聽的話，和表現他當時的情形。

既然羅伯特不想談這張作品，我們無法得知意識下的內涵，也無法從他的聯想中找尋潛意識訊息。我們沒辦法知道較暗這邊的明亮筆觸是代表我的憤怒或是他自己的不滿？也許較像在表達我的憤怒吧！或者說是我和他的憤怒的凝縮（condensation）[11]表現。我們不知道為什麼這裡有兩朵花和兩朵雲，是表示我和他之間的戲劇化表現？或只是要強調我們兩個之間的憤怒？

不管這張畫中藏了多少不為人知的內涵，畫中強烈反映了動人的故事和創作者的個性。羅伯特是可以分享的。生氣和眼淚的內涵很接近，雖然他的病徵總是破壞他的人際發展，他還是拼命地想與人保持良好關係。這張圖畫表現了眼淚和黑色怒火，光亮與黑暗的分野，還有希望。

---

11 譯者註：原文condensation譯為凝縮作用，乃佛洛依德在《夢的解析》中，用來說明夢的運作所用的專有名詞。原用來說明夢的大量隱意在凝縮現象之下，簡縮成簡短的顯意。此處說明治療進行中的憤怒情緒相當多量且複雜，羅伯特作品呈現的凝縮之後的情感表達。讀者若想對凝縮作用有更多了解，請參考《夢的解析》第六章。

當羅伯特畫這張圖像表達式的圖畫時，他不需要將如此複雜的想法轉變為文字，但可以藉由圖式語言溝通。

形式表現

羅伯特

七歲的羅伯特創作時，並不是每一次都在一團糟中結束。有些時候，他也可以從頭到尾有很好的創作表現。

有一天，羅伯特塑了一隻狗（圖 8）。小狗的四隻腳很強壯，頭和脖子也很健全。塑造身體時，他不停地用力捏，以至於黏土斷成兩半，就像他先前做那個狗頭的情形一樣。在我的協助之下，身體重做了好幾遍，最後終於成功。羅伯特把這隻狗放在一塊扁平的黏土上，又放了一小塊土在狗的後方，說那東西叫做「卡卡」（他說那是大便的意思）。再給這隻狗做個大領子，然後把小狗的身體塗成白色，臉和卡卡塗成黑色。前腳下面畫個紅點，說是「血」，再把領子的部分塗成綠色。小狗白白的小臉上有雙大且悲傷的眼睛，額頭上有黑色毛髮，看起來就像羅伯特自己。他最後把這隻狗送給我。

這個造形不僅表現了羅伯特的病徵（他滿腦子暴力血腥和垃圾排泄物），同時整體顯現了他的人格。這個作品透露了羅伯特的控制欲望（投射在領子上），還時投射了懇求別人接受他負向行為的一面。後者可以由羅伯特選擇做家用寵物為主題，

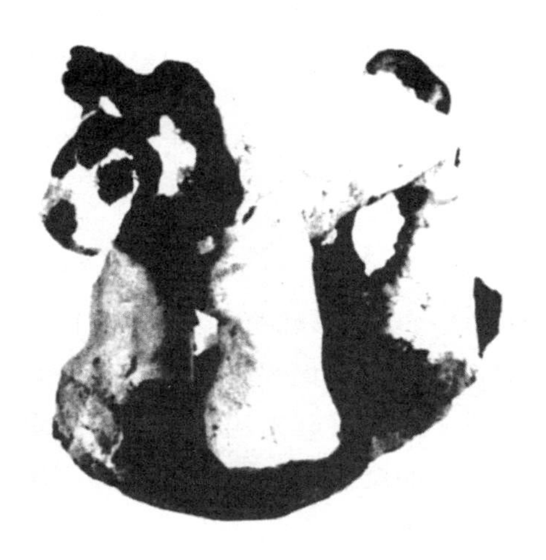

圖8　羅伯特：有血跡與「卡卡」的小狗（高6"）

血跡和卡卡為副主題，並將作品當成禮物送人的行為上看出來。

當羅伯特把身體部分捏成兩半時，作品遭受威脅。這次課程中，羅伯特可以接受藝術治療師的協助，避免作品毀於他的衝動之中。和上次製作狗頭的情況比起來，上一次的性想像阻礙了創作，而這次則是想像與創造力的結合。

有的孩子自藝術創作中得到極大助益，但有些孩子感受到的挫折多於好處。羅伯特在治療課程中的表現介於兩種情形之間。他的控制欲多半依賴於重複的強迫性防衛行為中，而藝術創作常常引向混亂的行為。難得的是，當他有能力創作時，他總能記得每一個創作過程，且對自己的表現感到自豪。因此，給他創作機會是很重要的。但是，我們要有隨時面臨創作時緊急狀況的心理準備。對羅伯特來說，如果創作引發了激昂的情緒，我會設法把他拉回強迫性的重複（compulsive occupations）行為模式中。

麥可

有時候，作品的表現性只能在危急的情緒發作後獲得，但該情緒已被重複的強迫行為化解了。有一次，七歲的麥可在學校發了一場脾氣後，他進入藝術治療室時已經平緩了許多，也不哭了，嚷著要畫一個羅馬競技場般的圓形劇場，還說這張畫要好到能賣錢，那他才有錢資助他的家人。

他小心地準備材料。然後在紙的邊邊畫了高空鞦韆，還花了整個小時的時間有耐心地描繪樓梯橫木。

接下來的幾次課程中，麥可繼續畫這件作品。當時，他快速地畫一個跳向空中的特技演員，正要接住另一個跳向空中的女空中飛人。

麥可夠聰明，他知道如何從自己的強迫行為中保護自己的創作。他通常用有系統的制式化創作技巧，使作品有沉著的表現。

創造活動可以幫助孩子控制焦慮，改變情緒表達方式，但是當焦慮指數太高時，創造行為可能瓦解。

麥可八歲時，即將出院到一個中途之家。他開始計畫製作一個帶氧氣筒的潛水伕，還想把已經轉到另一個機構，在創作上是對手的安祺（Angel）加上去。作品照著他的創作計畫進行，最後成了他自己和安祺穿著潛水衣握手的造形。這件作品花了好幾堂課的時間才完成，而且一開始就表現得很好。當第一個人形（麥可）幾乎完成，只剩下氧氣面罩還沒做時，麥可在技術上遇到了瓶頸，他做的面罩只能蓋住鼻子和嘴巴。

爲了這個，麥可快抓狂了。我建議他乾脆不要做氧氣面罩，要他想像並相信這個潛水伕已經到岸了，但是他不喜歡這個建議，立刻用拳頭打扁這個造形，在動手修改之前就把它毀了。他開始轉過頭去大哭，只好把他送離藝術治療室。

麥可把對出院的極度焦慮，和對新環境中求生存的未知，以潛水伕題材來表達。在作品中，他建構自己和另一名他認同的男孩（因爲他也是個好的藝術家，而且已經適應了新環境）。因此，麥可的行爲符合我們的期待。他的作品象徵了他即將面臨的危險情境，藉由創作，他幾乎成功地控制了內心的恐懼。

不幸的是，憤怒和焦慮讓個案感受到出院的事實。縱使生存的象徵已經在作品中建構成形了，麥可最後還是同時毀了他的希望和他的恐懼（鼻子和氧氣面罩有性象徵的意義[12]，兩者互動觸及個案深層的恐懼與矛盾感，焦慮的發生是很能理解的）。平時，麥可可以在鼓勵中成長，這次卻因無法藉由創作統整自己的感覺，使他失去信心。

麥可也不是完全無法承受創作挫折的打擊，就像羅伯特和比利一樣，這些孩子只有在偶然的機會下才有形式性表達的出現。然而，麥可在這次活動中實在承受太大的壓力，以至於他的創作天分無法表現出來。

---

12 譯者註：人體的鼻子和外加的氧氣面罩，皆屬於「身上突出」的部位，與男性陽具爲人體突出部位有意義上的聯想，所以，此處指稱麥可捏塑的鼻子及氧氣面罩具有性象徵意味。

這些例子幫助我們清楚了解孩子藝術創作的幾種表現類型，但這並不是一套嚴格的分類系統。創作同一件作品時，我們可能看到不同功能的發展：孩子的創作活動可以由愉快的遊戲開始，最後進步到形式表達，中途可能退化到混亂的塗鴉行爲，再以重複的強迫行爲防衛自我，最後走回形式表達。有時候，出現的可能是破碎的圖像表現以滿足立即的心理需求。

雖說藝術治療師幫助孩子時，期望他們能在作品上有形式表達[13]，也同時具有表現性，但並不是每一次都能達到預期的目標。許多時候，豐富的創造活動無法達成時，其他形式的表現法對孩子更有助益。

---

13 譯者註：全段中的「形式」（form）皆指具有美感的形式。正常情形下，人可以自由表達具形式表現的作品，卻可能因爲內在過度混亂，或因強烈的心理防衛，使創作失去作品上所能見到的「形式」。

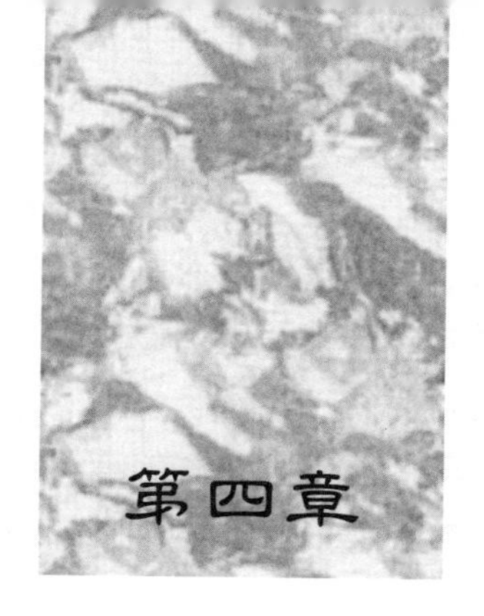

昇華作用

昇華作用的概念

在〈藝術性的成與敗〉這一節裡面，我們由分析作品談到藝術創作品質的問題。我們了解到被引出能量的作品、具內在一致性的作品，和具有經濟價值的優秀藝術創作。我們看到經由內在統整、與內在壓力平衡所產生的和諧藝術作品，也了解到創作不會在簡單地排除不和諧後產生。創作就像鏡子一樣，反映出複雜的內在平衡機轉。由心理分析的專有名詞來說明，這種和諧是透過昇華作用（sublimation）[1]的過程所達到。

1 譯者註：昇華作用，指個體將不為社會認可的動機欲念加以改變，以符合社會標準的行為表現。（張春興，《張氏心理學辭典》）

要了解這個概念，我們必須考慮人的基本困境。人不能無條件的服從本能驅動力和原始情感。隨著心智發展，個體本能原始行爲漸減，進而能由意識安全的控制衝動，這是有些高等動物也做得到的。因此，成長是不斷地認清現實並調整態度。本能的滿足需要的是快樂原則，而內在驅動力依然是人主要的能量來源。然而，驅動力若不再被本能機轉抑制時，如果驅動力可以被滿足而個案卻必須否定這滿足感時，原始形式的驅動力對人有極大的危險[2]。

這個困境不可避免。根據佛洛依德的理論，這困境會在人的精神架構中引起基本的分裂。它會分成佛洛依德稱之爲本我（id）的原始系統，和之後逐步形成的自我（ego）。自我是一個有條理的組織，是個體生存不可或缺的構成。自我功能該歸類爲較高的精神機能，例如對現實的了解及掌控的能力、忍受並將滿足感延後一點、維持人格的一致性等等。最後，自我功能幫助直覺的形成，經由自我功能的努力，衝動獲得釋放，所有的本我功能依然能夠在自我逐步形成的晚期，獲得從未得到的滿足[3]。

隨著個體成熟，超我（superego）的發展，使社會要求和道德禁忌逐漸內化。超我對自我控制的力量和對本能的抑制機轉，無法在其他生物的社會行爲中找到。這些類似的功能，使個體

2 作者註：見 Konrad Lorenz, *On Aggression.*

3 作者註：見 Sigmund Freud, *Complete Psychological Works: Formulations on the Two Principles of Mental Functioning,* pp. 213-26; *The Unconscious,* pp. 159-215.

行為較可預測，同時保護也保持整個社會組織的運作[4]。

自我無法滿足個體，例如衝動控制的矛盾、避免危機、避開焦慮、不壓抑自己而獲取快樂，和面對其他各種複雜的機轉等五花八門的心理需求。昇華作用是所有機轉的最後一項，可以透過有組織地運用個體潛在的破壞力，轉化成最有效掌控危險威脅的驅動力。

昇華作用是個體由不被允許的驅動力，轉趨成就取向活動的一種心理過程。這作用也可以說是自我的高價值表現，由多數的例子看來，昇華作用幾乎屬於社會化產物。固執單一的想法是驅動力原始形式的特徵，經過昇華作用的整合，可以突破嬰兒期衝突（infantile conflict）和原始需求（primitive needs）的狹隘循環，不被允許的能量就在活動中被釋放。由於自我強度（ego strength）和自治力（autonomy）在整個過程中增加，我們可以推測，由本我到自我的能量轉換開始發生，同時使攻擊性能量與原慾（libido）的能量中立[5]。所以，當能量替代轉移成功時，昇華作用使個體得到真正的快樂。

然而，我們並不完全了解自我的整體發展和昇華的過程。如果把昇華作用單單解釋成心理滿足的替代品就太過簡單了。縱使昇華作用是人類特有的，而且只在人類環境中發展，昇華作用的發生還是取決於環境，就像自我的形成需要環境配合一

---

4 作者註：見 Lorenz, *On Aggression,* Ch. 5.

5 作者註：見 Heinz Hartmann, "Notes on the Theory of Sublimation"; Heinz Hartmann, Ernst Kris, and Rudolph Loewenstein, "Comments on the Formulation of Psychic Structure"; Ernst Kris, "Neutralization and Sublimation."

樣[6]。

直接獲得滿足的快樂和昇華作用得到的快樂有所不同。放任自己於一時衝動的快感中是很快樂的，但過度放縱不但危險而且減低快感。興奮過頭就是焦慮，失去自我的控制會危害人身安全並使情緒受困。

昇華作用所獲得的快樂雖不是很強烈，但通常較精緻也維持較久。昇華作用必須依賴於部分的自制（renunciation），因為個體無法透過任何調適的活動，去耗盡原始本能以獲取絕對的滿足。

另一方面來說，沒有任何一種本能可以成功地調適和社會化，除非這個本能在第一次出現時，即獲得直接的滿足，而且這個情況還得在事後能測量出來才算數。然而，當滿足感消失，本能的需求依舊那麼多。如果是外在原因使個體缺乏滿足感，則個體的本能會追求滿足的替代品，可是這是很奇怪的。假如道德的約束力內化了本能的滿足，則努力地壓抑情感將吸乾個體的能量。

現實情況中，很少社會成就單純經由昇華作用引起。個體順從社會道德的要求，有時候是因為個體害怕失去愛，或說是一種去勢恐懼，以上情形較傾向於形成神經質的心理防衛機轉，而不是昇華作用。但是，既然社會化是必然的過程，我們不能完全忽略成就帶來的意義。我們只能合理地期望，在成長的過

---

6 作者註：接下來的四段文字說明，曾在我的著作《兒童社群中的藝術治療》的簡介段落介紹過。

程中，昇華作用比起其他的機轉，在本能需求和社會道德要求的衝突上，有較好的影響。

當過度防衛減弱了自我功能時，昇華作用助其增加能量。昇華作用展現的範疇因人而異，昇華功能的助益也因人而異。有些小孩子只需一點小小的鼓勵就可以進入昇華的表現，有的小孩甚至在最好的環境下也很難有昇華的表現。

替代作用[7]和昇華作用

昇華作用在整個生命過程中，在不改變個體的生活態度下，安全地聯結個體的行爲和情緒。當我們生氣以拳頭捶桌子時，是將怒氣由對他人轉向對桌子。常與攻擊傾向的兒童在一起的心理治療師，都會準備拳擊袋、標槍遊戲或類似的物品在兒童遊戲室中，主要是爲了讓這樣的孩子以不傷害他自己、他人和家具的方式宣洩攻擊本能，但單單是這樣還不能稱爲昇華作用。

在昇華作用中，我們期待個案將目標放在他喜愛的事物上，並期望個案能將能量耗在這上面，最後要能從中獲取成就。以下的案例說明了這一點。

---

7 譯者註：替代作用（displacement），指個體將對某人或某事物的情緒反應（多屬負面情緒如憤怒憎恨等），轉移對象，藉以尋求發洩的歷程。（張春興，《張氏心理學辭典》）然而，藝術治療中講到替代與轉移的機轉，通常是創作者將情緒轉移到作品上，透過作品宣洩情緒來替代行爲上被情緒控制的情形。如果創作中的昇華作用成立，則情緒成功地被轉移到作品上，並因創作的滿足，達到情感昇華的目的。

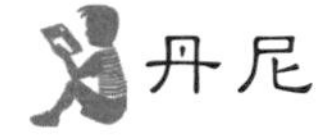

丹尼

一群八歲左右輕度情緒困擾的小男生和小女生正在玩黏土。其中一個小男孩揉出一條又長又大的熱狗，拿在身體前方就像是自己的性器官。很快的，團體中的每一個孩子都跟著做同樣的造形。正如可預期的，團體在一陣狂亂的猥褻氣氛中結束，於是，有人就說這堂課太具有性色彩而責備治療師。爲什麼會出現這種情況呢？

在我們的社會文化中，暴露性器官可被解釋爲罪惡感、敵意和恐懼於被控制的性慾表現。然而，在小心對待裸體的環境中，暴露性器官的表現也會是個問題。

當小男孩做出成人尺寸的陰莖取代自己的，小女孩爲自己沒有的做一個替代品時，他們面對的是內心荒謬的願望。這個活動讓他們了解，再怎麼努力以自己創造出的東西替代現實時，易損壞的軟黏土同時讓他們明白這種替代是沒有用的。與其隨時打斷他們的創作活動，我讓他們繼續，可是，這事件很快地成爲孩子們的笑柄。

那次製作熱狗事件後，也參與其中的丹尼（Danny）在幾次團體治療之後，很害羞地問我可不可能用黏土製造一棟帝國大廈。我告訴他這個想法很好，他也開始認真地做帝國大廈的模型。丹尼做了一個十英吋高的大廈模型，並滿足於自己的成就。他把模型塗上紅色，還在門的上方畫了一面旗子（就像學校或郵局掛的旗子一樣）。

丹尼為自己的作品感到驕傲。接下來的幾天，他不斷地到治療室看他的帝國大廈。之後，他逐漸熱愛黏土塑形，可以很快地在一堂課中捏塑出恐龍、大型戰艦、有跳水台的游泳池、放了很多槍枝的堡壘等等。

毫無疑問的，帝國大廈是一個陽具的象徵，後來的作品也在在象徵男子氣概。

為什麼一個幾乎寫實的黏土陽具，帶來的是一場嬉鬧的浩劫？而象徵的陽具卻引發後來結構性的作品？象徵形式的創作之後，是否能帶來較規矩的行為、值得驕傲的成就感和與藝術治療師的正向關係？這並不是說，象徵的表達使男孩子擁有較大陰莖的願望，或混雜的攻擊本能消失了。事實上，意識表面的願望似乎明顯地被放到一邊，至少當丹尼在製作黏土作品時，暫時壓抑了表面願望。他將內在對陰莖尺寸大小的關心，轉移到對一般作品尺寸大小和壯麗與否的關心。他創作的雄心壯志因此被喚起，並努力朝一名雕塑家和建築師邁進。在這個過程中，丹尼將荒謬的願望轉化為可能實現的方式，也透過創作主題象徵了男子氣概的想法。

在整個陽具象徵的昇華過程中，寫實黏土陽具的製作只是個起頭。假如丹尼沒有轉移他對陽具的偏見，可能永遠停在製作陽具或帝國大廈的階段。丹尼由新偏見產生的新創作可能較能為社會所接受，但也可能只有那樣而已。丹尼心靈成長的能力使他發展出廣泛多重的興趣，並且愉快的滿足於創作才藝中，這說明了簡單的替代作用之下，產生基本的心理結構改變。

丹尼應付性感受壓力的方式在性潛伏期中常見。如果有類似事件在青少年團體中發生，因昇華作用將性符號由寫實的人體轉向非關人的象徵符號幾乎不可能。性潛伏期的孩子可以把性偏見暫時放一邊，而青少年卻必須爲長大成人做準備。對於青少年，我不如要求他們做寫實的人體雕塑，或畫真正的裸體素描。青少年對性器官的偏見，可由表現整個身體的美達到昇華作用。

行為表徵和昇華作用

相同領域的衝突傾向成爲昇華作用和病徵專注的焦點。有時候，行爲表徵和昇華作用合併而且難分彼此。替代作用的發展使昇華作用成爲可能；昇華作用也可能被神經質情感所扭曲。我們如何辨別昇華過程，是將立即滿足的需求轉型成爲社會允許的創造活動，或只是神經質的展現？

對於昇華作用和其他心理機轉，除了相同點和重疊出現的地方，我相信有區分的可能。下一個例子可幫助我們理解替代作用、昇華作用和病態行爲（symptomatic behavior）在情緒變動中的混雜現象[8]。

---

8 作者註：以下的案例來自猶太盲人協會辦的盲人學校。這個學校是盲人協會精神科診所的分支。這裡提出的案例，來自於我在學校中主導的藝術治療課程。這個課程是學校中許多團體或個別治療的一部分，這些課程的目標主要爲了發展個案智能、社會行爲能力與肢體活動技巧。

克里斯多夫

克里斯多夫出生時只有一點點視力，之後連那一點點也沒有了。到他七歲時，除了光影就什麼也看不見了。克里斯多夫是非婚生子女，從出生到現在，他都住同一個寄養之家。他的童年生活與母親有聯繫，但從未見過父親。因爲克里斯多夫的學習障礙和攻擊行爲，他在十一歲時被送到專門收容情緒困擾盲童的猶太盲人協會學校。在那裡，他的攻擊本能行爲很快地好轉。克里斯多夫開始學習，並從心理治療中獲得好處。

克里斯多夫進到學校沒多久就跟著我做治療。第一次治療時，他告訴我他很喜歡鳥，也用黏土做了一對造形清晰的鳥。他對鳥的概念很清楚而且寫實。克里斯多夫可以藉由觸摸，解析物體的結構並能記得很清楚，他也可以用黏土捏造他心裡想的東西。無論克里斯多夫的行爲有多麻煩，他的解析物像、想像和建構的能力依舊。

雖然克里斯多夫對鳥的喜愛從創作開始時就表現出來了，但他第一年的創作中，大部分時間花在表現動物與機械等具有動能的象徵物上，例如：汽車、巴士、飛機、凶猛動物等等。他總選擇表現動物的某種特殊性，比如說，奔跑中的印度豹、兇惡的大野狼、有角的水牛等。

大約一年後，也就是克里斯多夫十二歲時，他發展出以管狀清潔棒、紙和紙膠帶製作鳥的技術。他很快練得一身好技巧，不需別人幫忙也可以在家自己創作。克里斯多夫創作了無數的鳥、昆蟲、蝙蝠，和他自己發明有奇幻翅膀的鳥。這些動物都以一公一母成雙成對表現出來。隨著他的創造力和技巧成長，他對創作的熱情使他在家的空閒時間有了目標。他創作的鳥不但表現出他的才華，也受到很大的讚賞。雖然克里斯多夫的創作行爲裡，有許多重複不斷的強迫性格內涵在裡面，創作許多許多的鳥卻帶給他自己及別人很大的快樂。

克里斯多夫同時發展了對鳥的飛行速度、耐力和強壯程度的強迫性想法與偏見。他不斷地詢問相關問題，例如：老鷹飛得比鵝快嗎？鵝能飛得比鴨子遠嗎？如果老鷹追鴨子，鴨子能不能逃過一劫？蜂鳥能不能躲過老鷹的追擊？

這些重複的相關問題實在太具強迫性、不合理，也太無趣了。有些孩子對出生之謎和性產生疑問時，也會發展出這種重複問雷同問題的強迫性問法。克里斯多夫創作成雙成對的動物，似乎也暗示了他的創作動機。

在這部分，克里斯多夫好像將求取一般知識的需求，轉移到鳥主題的創作上。他在這個時期有個很大的心理障礙，就是當與有視力的人比較時，很難接受別人對他的忽略，他同時發展出許多心靈手巧的方式以掩飾他的視力障礙。因此，要他不去注意自己的視力問題，與明眼人問了才知道的事分開是不可能的。

不停地問鳥類相關問題煩透了老師和同學，對克里斯多夫來說，這好像滿足了他的攻擊本能。鳥類主題的存在看似正向的表達和求知的願望，卻同時也是難以得到的知識並帶來挫折感。

當克里斯多夫爲了取得鳥的訊息陷入狂躁時，他用黏土捏了一隻強壯並帶有兩支角的犀牛。犀牛大到他都可以坐上去了，這使他非常快樂。克里斯多夫喜悅地帶他的犀牛回家，放在後院接受家人和朋友的讚賞。先前，克里斯多夫強迫性問問題的行爲似在表達內在憤怒，需要被保護與成爲強者的期望[9]，但這隻厚皮雙角犀牛似乎來自於創作者不同於往常的情感。藉由創作這件作品，克里斯多夫以較具建設性的方法，而不以神經質的方法處理他內心的困擾。犀牛是克里斯多夫創作的高峰也是結束。從那時開始，他就不再需要創作凶猛的動物了。

從行爲角度來看，當時克里斯多夫問的問題愈來愈煩人，回答他的問題似乎只是加強他的症狀，我們只好想辦法強迫他只問可以找到真實答案的問題。如此一來，他內心藉由不斷問問題來滿足攻擊本能，就不能因此獲得。學校老師、心理治療師和藝術治療師都說好這麼對待他，克里斯多夫也因這挫折而有了行爲上的改變，好奇及疑問也變得比較合理。他的興趣由鳥類的強壯與否和飛行速度，轉向對後院傳來野生鳥類歌聲的好奇與關懷。

有一天，他用黏土捏了一棵有許多常見鳥類棲息的大樹。這件作品被學校老師拿出來展示。作品是以木料爲基座，有大略完成的樹幹和樹枝，大片樹葉則往各個方向伸展開來。樹枝上和樹下有六對以上的小鳥，克里斯多夫知道每一隻鳥的姿勢

---

9 譯者註：強迫行爲是一種過度的自我控制行爲。自我因爲害怕失去控制，而產生外顯行爲的過度控制表現。這裡提到的個案強迫行爲與意欲克制內在憤怒相關，同時與需要別人給與答案，不斷地確認心中的重要議題，或被保護的需求相關。克里斯多夫製作的凶猛動物，則投射了己身期望成爲強者的願望。

和種類，但他做得太快，以至於無法仔細地修飾鳥兒們；有時候，甚至在他放鳥兒到樹上時就不小心弄壞了，但是克里斯多夫實在無法停下來修補細節。克里斯多夫的學校老師只好到美術材料行詢問技巧問題，也來問我要怎麼幫他。

我建議他可以讓這個孩子在做大樹時加些鳥巢或是鳥蛋。克里斯多夫勉爲其難地做了一個鳥巢。但很快的，我發現他爲每一對鳥夫妻都建立了鳥窩，最後還加上小小鳥和鳥蛋。當克里斯多夫建構家庭的想像時，表現得還不是那麼好，但他對這個主題的熱情增加了。作品中有一對鳥夫妻只擁有幾顆蛋，另一對有小小鳥和蛋，一隻公的啄木鳥在爲自己的家啄一個樹洞，有些鳥爸爸則在樹下從土裡捕捉小蟲。克里斯多夫從許多不同的面，爲自己建立了家庭的想像。這件美好的作品給人很深的印象，並不是說克里斯多夫的作品在美學的觀點上達到完美的境界，而是說他能夠生動地表達自己對這個主題的想法。

克里斯多夫給這件作品取名叫「春之樹」（圖9）。創作這件作品的經驗，使他由快速的創作表達中，逐漸開始注意到作品的品質問題。

在克里斯多夫的某些症狀消失後，樹的創作才可能產生。這說明了他之前所熱衷的鳥類耐力、體力問題，只不過是白費工夫。他對真實鳥類的興趣在某種程度上意味了停止幻想。克里斯多夫十三歲時的情緒表現仍像個十歲孩子，還具有許多這個發展階段孩子的誇大想像成分在內。放棄追求攻擊本能的滿足感，才可能使具有攻擊和性偏見的內涵，轉向愛與戀母情結幻想（Oedipal fantasies）的表達。

以負向行爲戲弄他長期頑固抗拒的老師和治療師之後，克里斯多夫表現出的天分和愛一點都不令人驚訝。

幾星期後，克里斯多夫再次創作樹的主題，這次，他更是體驗了象徵性表達。和老師們關係之間的現實感，所經歷的滿意和挫折就屬於戀母情結的問題了。最後，他就像其他所有的孩子一樣，必須學習放棄對所愛物體的占有，然而，一般情況下，沒有衝突是無法獲得改變的。

在改變期，克里斯多夫似乎同時以創作和直接的行爲來表達他的情緒。

克里斯多夫再一次的改變，一樣是在一次創作表達之後。在「春之樹」抒情的家庭主題表現法之後，克里斯多夫創作了實物大小的蒼鷺以表現他的獨立，他自己說這是爲自己做的，而不是爲了給誰當禮物。這隻蒼鷺有對張開的翅膀，站起來和克里斯多夫一樣高（圖 10），完成後，他把蒼鷺帶回家和犀牛放在一起。這一年的治療過程主要的進步，由未完成的怪獸到長頸高貴的鳥，就像由交戰狀態的防衛機轉到更成熟有自信的男性形象。其他的創作發展細節會在下一章仔細說明。

由於克里斯多夫視覺障礙的特殊狀況，以上故事說明了自我功能在傷害及衝突中的作用。這當中我們看到許多不同的機轉、結構和其他潛在的傷害性，也觀察到這些機轉的合作會產生新且不可預期的改變。

當十一歲的克里斯多夫進入猶太盲人協會學校時，他已經對鳥有很大的喜愛了。他極不願意捏塑人像，但設法使他塑人之後，證實他的身體意象是完整的。我們知道，小孩子的藝術創作是一種自我表達，因此，可以說克里斯多夫的認同對象是鳥。

這些巧妙的創作對能看見的人來說，都不見得能做得好，所以可以合理地假設，這些創作對克里斯多夫來說極有個人意義。盲者失去看的能力，在潛意識裡可以看做是去勢的感受，創作則具有潛意識的平衡作用。我們同時也可以假設，「看」是一種兒時未被滿足的願望，克里斯多夫藉創作與其他孩子分享這個願望，只是我們不知道這之間確切的關連。

如果這個原因是正確的，鳥主題的創作象徵著否定自己看不見和證明自己看得見。在這裡要澄清的是，行爲上克里斯多夫並沒有否定他的視覺障礙，而是每當完成一件令他感到驕傲的作品時，就是他在試圖表達想看見的願望。

由於心理上的替代作用，幫助我們避免直接面對問題，這一方面雖有它的危險性，另一方面也許是有用的。克里斯多夫對鳥的迷戀使他能夠活動精神上的能量，建構創造力，同時增強了他對自己的感受，最後期望能幫助他完全接受自己。從克里斯多夫轉往正常啓明學校前的最後作品可以看出這一點。他用雕塑專用蠟塑了一個坐著的人正握著他的狗，一旁有鳥停在樹上（圖 11）。

如果全部的人都隨著我們期待的成長，不尋常的挫折和異常行爲都可能在預期中的創造性成就後結束。至此，替代作用、否定作用（denial）[10]、昇華作用和強迫行爲，全集合在一起互相影響，只是很難能預知最後的結果。

---

10 譯者註：否定作用，是指個體在現實生活中，否認有關其個人痛苦事實的存在。唯否認現實只是一種潛意識作用，未必是當事人故意去掩蓋事實，而是由於潛意識的支配，使當事人不正視事實，甚至不知事實的存在。（張春興，《張氏心理學辭典》）

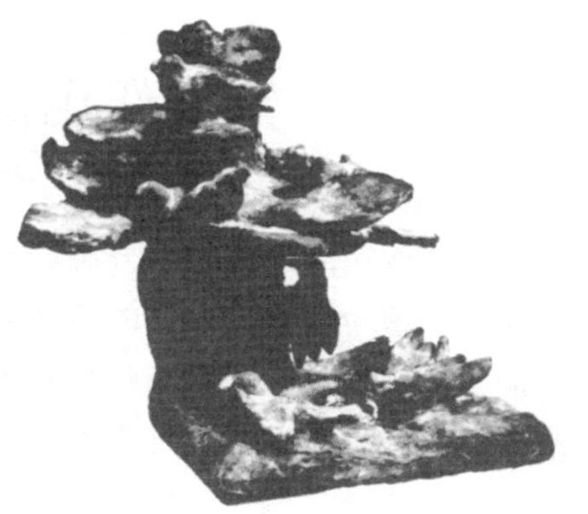

圖 9　克里斯多夫：春之樹
（高 15"）

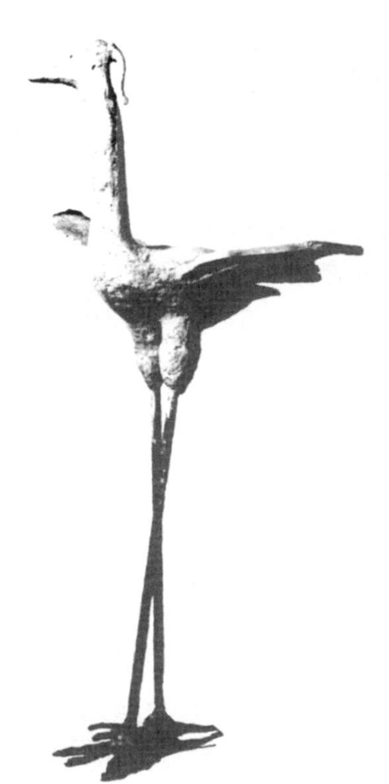

圖 10　克里斯多夫：大蒼鷺
（高 5"）

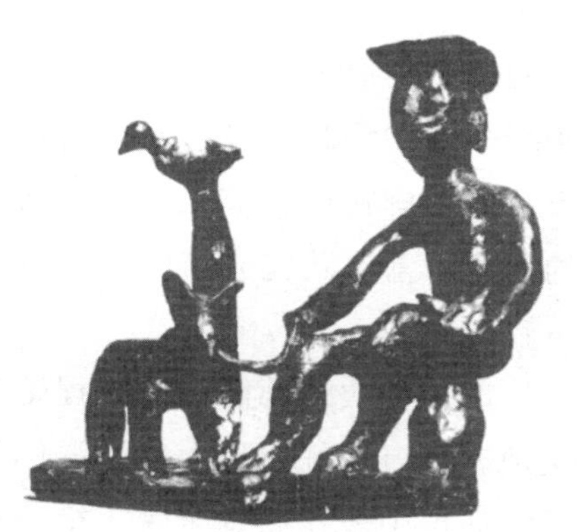

圖 11　克里斯多夫：鳥、狗與男子
（高 10"）

昇華作用的過程[11]

昇華作用的過程大部分屬於潛意識作用。從昇華作用的結果當中，很少能追查最初的情緒來源。克里斯多夫「春之樹」的故事，概括說明了情感轉型到創作形式的最後階段。其他已經討論過的案例雖然無從捉摸，卻可推測可能屬於昇華作用。我現在要說明三個比一般狀況更直接在繪畫中轉型的例子。

瑪莉

八歲的瑪莉（Mary）是一個相當聰明有活力的孩子，但她受困於不同形式的精神異常狀況。她表現出衝動的行爲，包括斷斷續續的哭鬧和發怒。由於個案的才智和對藝術的興趣，繪畫治療安排在瑪莉家裡，主要爲了給她心理支持。彩圖四是她的作品，當瑪莉完成這件作品時，她正努力地學習某種程度的自我控制力。

瑪莉那次的藝術治療課程始於沒有主題的混色練習。第一次她表現得很好，也對自己混色時發現的新顏色感到很高興。但這種自由表達對她來說，很快地變成一種負擔。她在混色時愈來愈混亂，然後把大部分的顏料變成一團髒髒的顏色，情緒

11 作者註：這一章陳述的理念和所引用的案例，曾經在另一個題目的文章“The Problem of Quality in Art”中發表過。

也愈變愈糟。任何一個人都可以預知，再過不久，髒髒的顏料會被她弄得身上、家具等到處都是，如果不處理這個情況，創作活動要結束於憤怒和眼淚。

瑪莉把三分之二的紙張塗滿不同明暗的咖啡色，上面還灑了許多紅色和橘色的點點。我要她停下來，同時要她花一點時間看看自己的畫，告訴她：「我覺得這張畫看起來像是新罕布夏州的秋天。」我過去曾到那裡拜訪瑪莉，也知道她在那裡有一段快樂的時光。紙上亂亂的色點確實讓我想起新英格蘭豔麗的秋色。

瑪莉的表現法立即改變了。她明確地說要畫山，再次拿起畫筆，很清楚地畫下山的邊線，然後她用明亮的黃點和亮灰藍帶出秋天的色彩。最後，瑪莉很仔細地畫下晴朗的藍天和黃色的太陽，並小心地不讓藍天空沾到黃太陽，以免太陽變成綠色。畫完時，瑪莉顯得自信又驕傲。

我們如何解釋這件事呢？沒有任何限制形式的顏色遊戲是很好玩的。混色遊戲和潑灑顏料，尤其是愈來愈多咖啡色的出現，就像是逐漸湧起的肛門期攻擊本能，這個部分也是瑪莉尚未能使之浮現檯面去面對的部分。因此，瑪莉微弱的自我控制力一下子就不見了。

當我要瑪莉停下並想想她喜愛的山色時，她可以與內在的混亂做聯結，並將混亂與過去記憶聯結再轉化於紙上，成爲正向的感受。當亂亂髒髒的畫面化成秋天山林的想像時，動亂的攻擊能量同時化爲結構性活動。完成之前，瑪莉加上天空和太陽，圖像上表現了平靜感，再次強調她所獲得的優越感。

然而，老師要求個案停止破壞性活動的回應方式並不是每次都有效，請個案從一團糟的圖畫中找出具體想像也不是每次都有用。當時，我們預估瑪莉可以因此進步，治療師只要一點點推動立即可行。如此一來，只要激起一點瑪莉對山的記憶與感受，作品便可以很成功地呈現出來。

在這整個治療過程中，我扮演的是瑪莉的自我和超我的功能。禁止繼續破壞行爲的介入法，使我以外力撐住她依然脆弱的超我。當我幫助孩子找到她能滿足的點時，我成爲個案尋找自我的路徑。

是什麼樣的事情決定作品的最後形式？如果我們不知道作品背後的故事，我們能感覺到什麼？這張作品中，分開天空和山的線條與筆觸是圖畫構成中最具動力的內涵，因爲是這條線將隨意的筆觸帶向創造性活動。

天空和太陽之間具有鮮明的色彩對比，上色的筆觸就像一般孩子畫的樣式筆觸，而山似乎是在複雜的形式中首先被注意到的具體形象。然而，天空和太陽的表現法不完全是那種普通的樣子，雖然太陽的形狀像該時期小孩畫的，但由兩山之間上升的太陽，卻不是這個年齡層孩子常有的表現。

從潑灑顏料開始，瑪莉就已經獲得意外的效果，畫山時，炫惑人心的是掌握色彩時明顯複雜的筆觸。之後，她很慎重地畫下某些顏色。除此之外，瑪莉並沒有預先想過結果，但她同樣可以欣賞這種意外帶來的視覺可能。

我們可以說，這是她能夠將創作與個人的成長史聯結的結果。這個案例中，創造性活動成爲治療中最重要的一件事。在破壞與建設驅動力的平衡上，在畫土地、太陽和天空時最明顯。雖然沒有人能猜測，什麼樣的特殊事件可以引導個案至創作行為，但確知繪畫表現了生活經驗。

莉莉安

彩圖五直接表現了作者對一個戲劇化事件的反映。一群參加夏令營的小朋友在酷暑的帳棚中遇到大雷雨來臨。大雨一來，這群小朋友立刻衝到帳棚外在濕濕的草地上打滾，只有九歲的莉莉安被嚇得躲在帳棚裡。我見狀邀請她來把大雷雨畫下來，於是她拿了一張牛皮紙，畫了一棵被雷打到的樹。

這張畫充滿了韻律的線條。這棵深棕色的樹，正被紅的、黃的火焰燃燒著，整棵樹斜斜地伸展向紙的中間部位。左上右下的斜對角還有條被雷劈開的線，作者並將雷電的動態用白色扭曲的線條不斷強調。只有地上的綠草垂直往上長，黑雨垂直往下，平衡了畫面上傾斜的樹、動態的火和閃電。

這張畫不像表達真正的暴風雨，而像是在說明一個破壞性事件。我們可以推測，天空中的閃電就是莉莉安內心對暴力事件的回應，充滿無法控制的力量和恐懼。樹形的象徵、樹枝的平衡度、分叉處的紅色火焰，都有極大可能象徵了血腥暴力的性幻覺。當然，我們無法這樣就對莉莉安的圖畫下判斷。我們關心的不只是顯現出的潛意識內涵，也關心莉莉安的圖畫本質，和她如何能面對並畫下這樣的圖畫。

對於害怕大雷雨，莉莉安可能已經學會一些應付方法了。

舉例來說，她可能選擇當個勇敢的小女孩，跑出帳棚與其他小朋友玩在一起；但這同時，她必須克服自己的恐懼，還得假裝她不害怕，這樣也許壓抑了內心真實的想法。從另一方面來說，莉莉安也許在創作時幫自己把大雷雨關在心門外，不管大雷雨多可怕，只管專心創作。在這個案例中，個案可能由於內心對外在事件的解析（perception），部分地轉向外在的現實，最後臣服於她的焦慮。

當莉莉安把大雷雨畫在紙上，她對內在世界與外在世界的覺察力增加了。潛意識內涵因此浮上表面，而且不需招惹必要的防衛，就可找到象徵性的表現方式。藉由創作，莉莉安讓自己由對外在雷雨恐懼無法控制的情緒中，轉向不必擔心大雨淹過來的創作表達。她對壓力的反應是較合理的一個，尤其在繪畫創作中，莉莉安再次獲得活力、自我覺察力和想像力，將潛在的負向經驗轉化爲創作的探索。

我邀請她來畫大雷雨的態度，算是告訴她說大人是不怕大雷雨的，這也許激發她模仿老師的態度。更重要的是，孩子過去的雷同經驗教她將這種經驗轉化爲藝術創作是有用的。

當然，我們會再次對這方法有多少用處感到疑問。如果無人能看出這張畫是對大雷雨的直接反應，這作品也可以被視爲是具有力度的內在律動的轉型。我們可以感受到，創作者很自然地對情緒有強烈的反映，且觀察細微。另外，大概沒有一個外行人可以看出作品裡內含了原始景象（primal scene）[12] 的意

12 譯者註：原始景象，意指人在極年幼時，對父母性行爲的幻想，逐漸轉化爲不同形式的意象。

義，只看出戲劇性的暴力表現在線條和色彩上。這張圖畫當然也無法看出莉莉安在創作開始時有多麼害怕，或完成作品時有多麼快樂。

這位年輕藝術家能夠整合這個含有這麼大壓力的主題，令人印象深刻。火、閃電、雷雨這些畫面上具有反抗動力的主題，任一個都可能表現出過度的能量，火可能燒掉樹，水可以把火淹滅，閃電也可能燒掉紙張，其中任何一個都可以輕易地消滅另一個，但莉莉安的畫中卻存有一種平衡感。

高登

第三個例子是十二歲情緒困擾的高登所畫的「大白鯨」[13]（彩圖六）。他畫這張畫時，只有他和約翰（John）兩人在藝術治療課程教室裡。這兩個男孩在治療課程中玩著俗稱爲「油腔滑調」（“slipping” or “playing the dozens”）的遊戲。這低俗的遊戲是那些小男孩無論真假，相互嬉鬧、侮辱指控對方母親或祖母是性亂交的隨便女人的一種遊戲。

在貧民窟中，小孩子間互相說這樣的髒話成爲社區中的現象之一，而他們的母親有時候真的是這樣的人。這些髒話在藝術治療中可藉由色彩變爲創意，但是語言上輕蔑的侮辱依然存在：「你根本不知道你媽媽是誰！」這兩個小男生在相互輕蔑

13 作者註：高登這個案例的發展史，我在《兒童社群中的藝術治療》一書的第三部分中有更多的描述。

的指責中，透過這樣的投射，減輕不少壓力。現實中，小孩子無法這樣直接指責母親的不道德，但是他可以輕易地藉由指責他人的母親，聽到對方對自己媽媽做出相同的回應。遊戲開始時，這種猥褻的言語在朋友間可能還算好玩，但通常在拳頭戰中結束。

這一次的藝術治療課程中，最後卻什麼打架行爲都沒發生。當言語侮辱像丟球一樣相互丟來丟去時，高登開始畫一張很大的白鯨圖（圖畫實際大小有 $1\frac{1}{2} \times 4$ 英尺）。這個主題讓高登有機會在「大白鯨」的畫面上，加入更多猥褻的雙重意義。大家可能認爲作品被創造時，語言中的猥褻不構成任何影響。然而，這次的創造活動的確將象徵意義具體化，且融入了美觀具張力的惡魔想像。

畫面上，噴著藍色水柱的大白鯨漂浮在亮麗的藍色海洋上，天空用鬆散的淡藍筆觸描繪。白鯨的身體用各種明度的灰色調畫出複雜的陰影，畫面上明亮的整體感和大白鯨邪惡的表情形成強烈對比。白鯨張嘴斜斜地笑著，鮮紅的口像個充滿銳利牙齒的大洞，小小眼睛帶著狡猾與邪惡，整個身體看起來是裸體的。

這張作品中的性象徵顯而易見。我們看到男性和女性要素的組合。整隻白鯨基本上是一個巨大的陽具，也像一個有牙齒的武器。由另一方面看來，白鯨的嘴可以被視爲正要吞噬男性器官的女性陰部。此外，白鯨的外形使人聯想起女體，叉狀的尾巴像是張開的大腿。

圖畫中的符號象徵了危險和邪惡的性幻想。這想法通常困擾了手淫的男孩，這種經驗和想法雖然有偏差，卻明確地指出作者心中原始而混淆的性理論。除了這些符號，「大白鯨」這張畫其實是一幅整合得很好的作品。

高登在畫白鯨身體時，力度的表現給人很深的印象。他來回不斷地在白鯨身體上塗色，然後加上愈來愈多不同明度的陰影。雖然這種繪圖方式讓人聯想到手淫的經驗，但並沒有成爲一種強迫行爲或只是單純的反覆動作。高登沒有失去控筆和使用顏料的能力，他知道自己在做什麼，也知道什麼時候可以停止。他對完成的作品感到很得意，和他一起玩髒話遊戲的夥伴也爲他喝采。這次的課程在精神的滿足之下結束。

如果我們將說髒話比賽，與創作象徵意義的圖畫做比較，會發現這兩件事聯結於同一件創傷經驗。那就是這些男孩對母親的需求未被滿足，爲母親不忠的行爲感到憤怒和羞愧，同時也對自己墮落的慾望和性幻想感到罪惡和羞恥。

表面上，這些想法的直接表達就是講髒話。「你媽的！」這其實是在說，「你媽是個婊子。你這個兒子呢，就靠強暴來貶低她！」如果我們把這些髒話聽清楚些，會發現他們說這些話時是不帶個人情感的，脫口而出的髒話一點意義都沒有。不停輪流的說髒話，其實觸及了男孩們最深層的心理需求和悲痛，但是，說髒話無法導向自我察覺和情感釋放。對母親的需求不但被否定，還在互相辱罵中被淹沒了。

當高登畫了一個既可怕又難以捉摸的半魚半鯨的巨大圖像時，他是在重新建構心中矛盾的情節，類似的恐懼及壓力使作者和他的同學說出具有攻擊性的低俗話語，畫完後，高登不再出現不自主的強迫行爲。要將他的內在衝突，由狹隘的生活限度中轉化成廣大創造世界的圖像冒險，他在過程中將自己由無意義的反覆中釋放。畫圖這件事並沒有改變他的困擾。他深受情緒傷害，以至於無法畫出善者的圖像。他只能創造出一個善惡同源、雌雄同體的怪物，但至少在創作過程中，他不再成為自己內在衝突的犧牲者。

在此要提到的是，到底有多少我們認為的事實，在圖像語彙中真正可見呢？最鮮明的要算是作品主題所表現的不尋常比例了（長比高多了兩倍以上），這種不合理的長度對畫一條白鯨來說很剛好，而且作者也確實地把畫面填滿了。雖然與鯨的實際大小比起來，比例上縮小很多，但這樣的表現傳達了巨大的圖像感。這隻白鯨的極度張力象徵了一種空間取向的表現。

接下來，我要說明白鯨身體給人的觸感品質。這頭白鯨是一個沒有裝飾表現的象徵，是三度空間的鮮活物體。這種觸覺質感使白鯨比起其他明確的象徵符號，更具有情感和性相關的指示。最後，我要說的是這頭白鯨還帶有邪惡的成分，比方說，半張的嘴因著觸覺質感而使人感到更不舒服。白鯨彷彿需要觸摸，但同時也威脅似的要咬人。創作最初並不反映真實情境，但創作本身的確呈現了作者的強迫行為、矛盾情節、攻擊性和性興奮感。

在以上三個案例中，都有很好的證據證明情緒的直接釋放。

在每一個案例中，情緒釋放都是不被允許的，但沒有一個孩子壓抑了情緒的危險感受。取而代之的是，每個孩子都以雷同的方式將自然的情緒表達、戲劇化的事件、故事中的主角等情感與視覺圖像聯結。除此之外，孩子們也創造了象徵自己情緒的意象。在每個例子中，仔細追蹤情感轉移到圖像語彙都是可能的。我們觀察到形式與內容，例如內在心靈的一致性、藝術意義的價值、被引喚出的力量等元素，如何地整合而引出藝術的基本品質。在過程中，內在動力是那麼的敏感，使孩子的自我能夠掌控全局，至少，孩子們衝動的過度能量暫時得到控制。

從三個案例中的兩件作品：莉莉安燃燒的樹和高登的大白鯨之中，我們看到情緒和衝突，但只能從作品中推論有微小的改變，或一點也沒有改變。圖式語彙就像證據一般，證明了創作活動將攻擊本能和性能量中立化，這使我們聯想到昇華，但這兩件作品中並沒有擴展到情緒內涵。瑪莉的山並沒有表現出她最原始的情感。這張畫始於表現憤怒，最後從一團糟的畫面中，整合成作者喜愛的主題。瑪莉在形式表達中，將自己融入正向情感。

以上三個案例，創作過程作者情緒表達達到高峰，壓抑情緒的狀況減少了，但是降低防衛並未消減藝術性的表現。相反的，高登在他的白鯨中展現出強烈的個人情感，增進了畫面的能量；莉莉安的樹具有衝擊性的象徵符號，使她畫的大雷雨更生動；瑪莉情緒上戲劇化的改變，就像畫面上山的畫法有巨大的改變一樣。

每個例子中，個別的特殊意義和普遍的訊息相互為用。在此過程拓寬了個案視野，也開拓一條使人走出生命困惑的路。

衝突情感的原始來源以替代性的類似主題出現時，會使昇華作用更容易產生，但那只是個開端。在藝術性主題的發現之外，就像它的戲劇化呈現一樣，能讓衝突趨向平緩。這裡要有個說明。當作品可能含有各種情緒時，不管多麼混亂或多麼負向的表現，創作活動都可以帶來相關的平和氣氛。瑪莉只能在停止亂潑灑顏料後，才能好好地畫那座山。莉莉安能夠平靜地畫出閃電、打雷、下雨的景色，也值得人稱讚。高登畫大白鯨時的專注神情給人留下很深印象（之前的文章中，我們曾提到，丹尼的性快感，從做一個黏土熱狗轉移到較複雜的陽具象徵時，因爲做了一個象徵陽具的物體而消去）。

攻擊本能、性能量和昇華特性的中和作用，在藝術創作中發生。無論創作者透過繪畫或媒材表達何種情緒，創作者必須在強迫的性快感和狂暴的攻擊性當中，維持正向的感覺。這情形其實不容易達到。一方面，不變的是，這作用會被未馴服的心理動力威脅著；另一方面，自我有專注於操控令人窒息的防衛機轉的傾向。

因此，我們在這些小藝術家中發現兩個主要的困難：對主題的探索，和連接內在經驗與情感通道的探索，這兩者可同時被吸收和表達。在這裡要提到的是，藝術家在處理內在衝突時，自我會傾向避開任何妨礙心理平衡的事物。

另一方面，形式表達會引發創作者的內在衝突。當創作者找到創作主題，因爲自我無能力完成而使創作過程充滿焦慮與煩躁，適切的創作引導可使創作者在創作過程將能量自然地推向直接的情緒釋放。

然而，治療師都知道失敗比成功常見。我們慣於看見畫面上的火山爆發最後成爲一團混亂的紅黑顏料混合物，這是由於內在爆發的感受無法表現出來，只有付諸破壞性的衝動行事（act out）14。也常看見雕刻活動最後成了片片碎木，只因雕的活動與攻擊本能沒有聯結，所以成不了任何形狀。更常見的是，常常在我們看到孩子畫什麼之前，繪畫活動已轉向擦來擦去的複雜線條，因為這種模稜兩可的境地麻痺了做決定的權力。事實上，我們看到病態行為比昇華行為多得多。

這一段文章提到的瑪莉、莉莉安、高登這三個案例的表現是例外的，他們創作時通常情緒穩定。我們看見畫面的形式和內容合而為一，但在形式上沒有看到衝突。我們並不清楚為什麼這三個人好像很容易出錯，卻都表現得很好。治療師的願望是屢屢體驗這樣的創作神奇力量，事實上卻不常見到。

真實的藝術定義很簡單。混亂的塗鴉樣式、刻板傳統的樣式與圖像表達的造形符號——這些項目都與藝術相關，但沒有一個是唯一的形式。藝術創作自原始心理能量中引出情緒的衝擊，且直接表現在創作者所操作的藝術媒材上。如果藝術家在創作形式中強加未修飾的情緒，作品會與創作者的心理防衛機轉連在一起，這樣的防衛機轉在傳統舊有的創作樣式中隨處可見。然而，當慣於用舊方法創作的創作者忙於技巧、符號和努力避開心理衝突時，創作者會用類似的手法控制及表達心理防

---

14 譯者註：藝術治療提到的 act out，筆者譯為衝動行事，指的是創作行為上過度的行為改變。許多時候指的是引人注意的行為。此處指的是創作時的情緒問題高過於自我能控制的情況，所以創作到最後，演變成破壞行動。這種類型的衝動行事，常起因於創作者想掌控流動性媒材而無法如願時，或是自我期待與創作結果差異太大時。藝術治療師必須在此時適時提供技巧上的指導，以避免過度的情緒失控，有時候，個案不畫、發呆或其他特殊行為表現，也可說是衝動行事的行為模式之一。

衡。最後，我們會看到畫面上簡單的圖式符號大多具有個人意義。當圖式語言主要在表現個人想法時，個人意義重於一切。我們也要知道，透過統整得來的個人意義，使藝術作品中的任何元素，讓我們對了解畫面的普遍現象很有貢獻。

藝術創作的昇華和其他形式的昇華現象上有沒有任何基本的不同？所有昇華現象產生的結果會喚起人的感動，就像藝術給人的感動一樣。當我們讚嘆一座橋、一張美麗的地毯、一把精密的工具、一件英勇的英雄事蹟、數學上的平衡，或任何人類的成就，都不只因為這些物體或事件是有價值的，也因為成就所帶來的美感。我們都體驗過困難，建構自我，並長成一個人。因此，當我們對一定得克服的特殊困難沒有足夠的了解時，我們只能經歷這些困難與衝突，最後體驗昇華的喜悅。

大多數昇華作用的產物在情感上是中立的[15]，但可以喚起愉悅的美感，或甚至激起敬畏之心。舉例來說，一個科學家研究的結果，是客觀領域的擴張，但我們忽略研究者最初對性的好奇，是興起探究科學的最原始動力[16]。科學家的研究報告絕不會洩漏一點點與他的情緒和心智發展過程相關的事。內心原始衝突藉由昇華作用成了研究的動力，我們就從研究成果中得到好處。

由另一方面來說，藝術一再地訴說著轉變（transformation）

15 作者註：這段所提出的想法，曾以類似的說明發表在另一段文章中。這段文章出現於《兒童社群中的藝術治療》的介紹文當中。

16 譯者註：這裡作者採用心理分析學派的主要論點，認為人的一切昇華動力，最初皆來自於性驅力的昇華。

的故事；藝術提供了轉變過程的證據和根本的快樂。藝術對社會的價值在於昇華作用的影響。克爾特・以斯勒在他所寫的《達文西》（*Leonardo da Vinci*）一書中說：「所有偉大藝術成就其中一個客觀的功能，特別在視覺藝術上，不只提供觀者視覺的愉悅感，且讓人格透過觀看，以觀者角度激發自我，有新的成長與改變[17]。」

藝術家和觀眾在藝術創作形式和原始情感中，從不同方向共同旅行。藝術創作是由原始的創作衝動，走向最後的創作形式，然後從對形式的沉思中，再回到面對深層的矛盾衝突和原始情感。在這個冒險中，意識、前意識（preconscious）和潛意識（unconscious）相互爲用。但是，當昇華的形式被原慾和攻擊驅動力打擾時，所含括的可能就不純粹是藝術的基本要素了。

---

17 作者註：Kurt Eissler, *Leonardo da Vinci: Psychoanalytic Notes on the Enigma.*

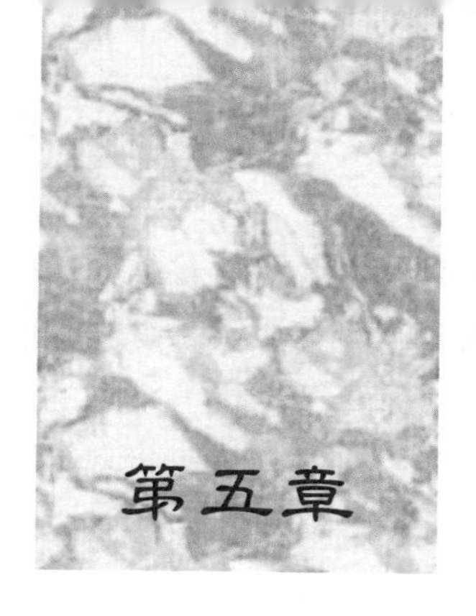

第五章

藝術治療師在昇華作用中的角色

觀察孩子的創作行爲時，常常會有這樣的現象。比方說他們一開始有很好的計畫和多方面的準備，甚至在一開始也有少許的創作嘗試，然而，最後卻落得什麼結果也沒有。例如威爾瀚（Wilhelm）放棄初始的企圖，轉向自己的幻想當中。他開始他的創作實驗，但永遠在準備階段，也沒有完成任何東西。只是在幻想中建築上千個城堡，卻沒有注意到連一個建築的基座也沒有建立起來。

歌德（Goethe），《威爾瀚・梅斯特戲劇化的創作過程》（*Wilhelm Meister's Theatrical Mission*）

創作就像生活中的其他領域，昇華作用不太發生於童年時期。對孩子來說，創造樣式和外形（semblances）的動力很強，但除非大人給與直接的指導和鼓勵，不然藝術創作對孩子來說，只是像發芽的豆苗才將要開始從溫床上生長而已。孩子組織的動力，使孩子在創作上超越遊戲，而幻想也必須來自成人世界。因爲這是一般所見的真實狀況，所以這一章所提到的想法和案例，不一定從有嚴重問題的孩子身上來看。面對有困擾的孩子時，這樣的案例必須使用設計過的方法，和清楚說明治療師協助的限度；同時，治療師對孩子的關注（attention）也必須解釋清楚。

我們先前說過，相較於成功的治療，治療師更習慣於面對失敗。不完全的昇華作用、病徵行爲，或是失敗的昇華作用，都比成功地達到昇華容易見到。這當中對一名藝術治療師來說，所必須忍受的就是面對非藝術創作（non-art）、類藝術創作（almost-art）和反藝術創作（anti-art）這幾種類型的創作行爲了。

另一方面看來，藝術治療師必須敏銳地了解昇華作用的起始，並且永不放棄自己對個案昇華即將發生時的持續支持。然而，這要怎麼做到呢？

讓我們回到前一章討論的三個案例。讀者請想一想我在這三個案例中做了什麼？事實上，我對瑪莉、莉莉安和高登這三個孩子並沒有做什麼特殊的事。我只是在過程中成爲他們溫和的超我，去限制他們創作過程的某些行爲，但不阻止創作表達的衝動。從我對他們創作主題的協助上來看，可以幫助他們包容自己的情感。對瑪莉和莉莉安這兩個孩子的協助，我使自己成爲他們自我功能的一部分。對三個孩子來說，我是引導他們創作的協助者，就算我在整個創作過程中，只是口頭上的引導，屬於被動的協助，但也算是對他們自我的一種支持。

這三個案例對建立圖畫的樣式並沒有太多困難，使這三個案例展現不尋常的天分和良好的兒童藝術表現。

藝術治療師是外在的輔助自我

克里斯多夫

克里斯多夫的故事與上述情形有一點不同。雖然因他先前發展出來對藝術創作的興趣，與特殊昇華作用的能力而來到藝術治療室，然而我因為他的視覺障礙，在創作過程中參與甚多。過程中，我必須特別小心，介入時不要用我的想法影響他。這個過程展現藝術治療師在個案創作過程的角色，好像一個外在的輔助自我（auxiliary ego）。以下，我將詳細地說明我們的互動。

克里斯多夫對野生動物的興趣具有現實感，也與他處於青春期早期該有的心智表現相當。然而，由於他的視覺障礙，他無法像其他孩子一樣，從寫實圖片或動物園中觀察到的視覺意象，得到動物造形的想法。他對造形的創作意象主要來自於觸摸兒童動物園的常見動物和溫馴動物。當他想要捏塑一隻野生動物時，我很快地用黏土塑出動物模型，提供他這個很難得到的動物形象訊息。我必須很小心地做這個模型，讓模型可以藉由觸覺被他理解（指他利用觸覺了解一件立體作品，就像明眼人用「看」的一樣）。同時，我會告訴他我做的是哪一種動物。克里斯多夫接著就可以由許多片面得來的訊息中，捏塑出他想要的造形[1]。

一開始時，克里斯多夫想要把我做的這些模型當成他自己的。當我否決這個欺騙的主意時，他慣於把這些軟軟的黏土模型，用有力的手掌一捏，形狀就不見了。通常，他拿這些我用過的黏土當成新黏土使用，用來做他自己的雕塑作品。

這個過程可以分成三個成功的步驟說明。首先，他取用我的想法，接著把我的作品毀了。這裡面藏著些許來自於對自己障礙的挫折感，並由毀壞我的作品表達對明眼人的憤怒。最後，談到我的貢獻，同時是物質與精神的，讓他體驗幻想和真實，我提供的訊息整個融入克里斯多夫的雕塑作品中。

克里斯多夫需要的協助不只是找出物體的形象，也需要幫助他塑造大型作品。視覺障礙者傾向於製作大型物體，因為細節才能夠大到經由觸覺分辨出來。而且，被建造的物體讓他們逃離現實，卻也迫使他們經由縮小的物體模型，或由掌控真實造形，甚至寫實大小的物體當中，建構許多真實世界的概念。

---

1 譯者註：這裡說的片面訊息，指的是人的視覺理解具有全面性，而觸覺理解是局部的，因此稱為片面。當明眼人藉由視覺看東西時，眼睛觀看由物體的整體感了解物體的形象，然而，若閉上眼睛，由觸覺體會物體時，感受到的則是局部意象。就像「瞎子摸象」的故事，每個人摸到大象的不同部分，所以對大象的了解只是局部的，因此對大象做出不同的判斷。克拉瑪在此處用「片面訊息的總和」（piecing together information）形容視覺障礙孩子創作時的寫實意象來源，即因觸覺是由局部了解開始之故。

大型陶藝雕塑需要更多複雜的技巧練習。做個陶藝雕塑要將土塊先挖個凹洞，也要做個適當的基座，好將完成作品輕易地移到窯裡，或是這個基座是可以在燒製過程整個燒掉的。陶土造形在窯燒之前必須處理成中空的，而且，大型作品也必須切成幾塊才放得進窯裡。這裡要舉例的作品從每個面向看來都有十八英吋，對學校的窯來說太大了，但對克里斯多夫的創作需要來說太小了。

至於技巧，假如我沒有給他技術指導，克里斯多夫無法一下子做出心中所想的「春之樹」（圖9），或是「大蒼鷺」（圖10）。然而，我幫助他完成任何他心中想做的造形，我們在合作中漸漸進步。製作「大蒼鷺」的過程細節，可以說明技巧指導這個過程。

克里斯多夫一開始想像的是體積小一點的鳥。通常我們的工作程序是先製作一個夠強壯、且能撐起適當重量的基座。當他開始塑鳥的身體和脖子時，竟愈加愈多陶土，最後體積幾乎要有原先預期的兩倍大。他其實是透過自己的手，經驗鳥的成長，而且這隻逐漸「長大」的鳥造形愈來愈美麗。整個過程對我來說，已經不只是誇大幻想的表現，而且真真實實的是具有創造表現的過程。也因此，我不想使克里斯多夫失望。假如我沒有幫助他建造一個外在的支撐基座，原先的內部基座可能因為重量過重而崩毀。

克里斯多夫參考事先畫好的紙樣模型來製作鳥翅膀，這讓他可以輕易地由鳥的身體大小掌握翅膀的大小和形狀。最後，他利用紙樣以陶土製成兩片分開的翅膀。

在克里斯多夫製作這隻鳥的一個月期間，他邊做邊修正原先的創作想法。最剛開始時，這隻大蒼鷺的姿勢僵硬，從脖子到身體呈一直線。有一天，他自己發現這個問題，也明確地說出這隻鳥太僵硬的看法，還說鳥脖子從側面看過去應該是彎曲的線條，那樣才像活生生的鳥。才說完，就用兩手用力將陶土一扭，把脖子扭成他要的新姿態，也把鳥的頭稍轉向一邊。這隻鳥修正後的確看起來比較像真正的鳥，但是克里斯多夫過度用力的扭動作品，卻使基座毀壞，也傷害作品。當然，這時候我必須解救他的鳥，使鳥站立在新的姿態上。在這之後，作品維持相同姿勢發展，一直到一年後進窯燒爲止。過程當中，一直用新的基座支撐這件作品，也讓作品最後成功地完成。漫長的製作過程中，我曾經問克里斯多夫，這隻鳥是不是會有完成的一天？他回答說，他自己也不能肯定完成的一天會到來（我們一個星期只上一次藝術治療課，當然這期間，克里斯多夫在「大蒼鷺」之外也做其他的作品）。

這個案例中，我們看到藝術治療師讓孩子的創作野心成爲可能，而且這個創作野心也太大了點。此處並不是說我擔保任何孩子天馬行空的想法都一定能協助成功。我盡可能幫克里斯多夫，乃因我覺得他的創作想法立於一個良好的想像基礎之上，而非處於模糊的幻想境界。當他開始創作，原始想法雖然改變，但沒有大幅轉向誇大妄想的幻想境地。相反的，創作想法轉向更仔細、明確的方向。

當他用力扭轉鳥脖子時，幾乎要把整個作品都毀了。這個動作對作品的殘忍程度，根本失去一名藝術家應有對媒材的尊重，但自從克里斯多夫轉變創作想法，鳥的姿勢的確必須改變，克里斯多夫要不就修改鳥的立姿，要不就整個重新做過。修改作品但危及作品，在心理上需要極大的勇氣。暴力的修改動作和鳥脖子的陽具象徵引起退化作用，但最後這隻藍色的大蒼鷺看起來很溫和，看起來較像一隻真實的鳥，而不像原來僵硬姿勢時那麼具有陽具象徵。

在過程中爲了防止作品毀壞的災難，我盡量地協助他，但這些動作是帶有要求的。只要我能幫助他，他會感到不得不使自己在這個工作上更堅強，並使自己更有力量調適與增加容忍度。

讀者可以由克里斯多夫的案例上，從許多角度看藝術治療師在協助過程的功能。我必須強調的是，治療師在另一個人的創作想像中，需幫助的是在創作這想法中猜測重點，但不強加治療師的意見，活躍地穩拿住創作者的想法，幫助他澄清自己的意圖而非改變它。我需要鼓勵創作者允許自己表達情感，並在需要的時候讓作者經驗缺失和退化的危機。我同時也必須深刻感受孩子作品的本性，並適切地對待它。克里斯多夫在創作過程有沒有退縮到幻想中？還是他繼續追求創意想法？

讓我們比較克里斯多夫的「大蒼鷺」和肯尼的「大巨人」（見〈投射現象與面質現象〉一篇），就可以了解幻想和創意想法這兩種創作上的心理功能了。六歲肯尼畫的大巨人是一個誇大妄想，反映了他在病房中像幽靈一樣飄忽的存在。這純屬於逃脫的想法，然而，肯尼無法表達這種感覺，因此，肯尼無法清楚畫出這個大巨人，只能把大巨人從地板畫到天花板高，卻無法加上多彩的顏色。對我來說，由於他無法想像在先，所以幫助他畫上更多裝飾的色彩一點幫助也沒有。要成爲真正的創作，心靈幻想（fantasy）必須轉型成爲視覺意象（imagination）。要活化這個能力，肯尼必須撇開他逃避一切的幻夢，體驗真實生活。在此談到這點，是因爲肯尼下一步創作的正是寫實的陶塑小狗和狗屋。

有一段時間，克里斯多夫的野生動物幻想停留在鳥類的飛行能力上，這嚴重地干擾了他的創作，也無法把想像的東西塑出來。在他製作「大蒼鷺」期間，那些過度的幻想都離他而去。應該說那些幻想依然存在，只是不再干擾他的創作。下一個要談的案例依然是個視覺障礙孩子的創作過程，這個案例清楚地說明了由心靈幻想轉移到視覺意象的過程[2]。

東尼

東尼是個輕微智能障礙，並患有天生視覺障礙的孩子。我第一次見到他時，他十一歲，退縮被動，少話而沉迷於自己的興趣中。雖然他已經可以將身體意象造形出來，也習慣動手做，卻無法誘發他動手捏一捏陶土，因爲他不喜歡陶土的觸感。

這是很常見的現象。對一個視覺障礙的孩子來說，他們習於用手指感受物體，邊做邊乾掉的陶土的確令人不舒服。東尼

---

2 譯者註：自我功能中重要的一項是現實感。克拉瑪在此處強調孩子不能永遠停留在幻想層次，尤其在創作上，面對曾有過度幻想的孩子時，克拉瑪偏向引導鼓勵他們朝寫實或與生活相關的主題發展。

的表現顯示他對觸感的高度敏感性，也呈現他討厭面對遙遠的模糊治療目標，以招致負面感受的人格特質。

東尼對電線和小機械有固執的喜好，這些興趣和他身爲電氣工人的父親有關。當這樣的興趣妨礙其他學習時，東尼已經具有動手操作電器用品的技巧了。

東尼第一件想像作品是用他喜愛的電線繞成的。他用清潔水管的刷子做了一個樹枝狀的人。這個造形簡單且有固定樣式，但是這個人不能站立，因爲東尼無法用膠帶把腳和身體黏好。他給這個人加上一個同樣用長形刷子做的枴杖，但沒有向我解釋他爲什麼加上這個東西。東尼沒有說明這個人物造形是因爲看不到而需要枴杖保護自己，還是因爲肢體障礙需要枴杖。

最後，改變發生了。東尼想爲這個人加上牙齒。我給他幾片馬賽克小磁磚，建議他可以貼上這些小磁磚當牙齒，他也覺得小磁磚當牙齒很像。然後，我們討論到製作一個真實、也要夠大的頭來貼牙齒。我給他一捲毛線，讓他能將原來的電線鐵絲架構纏繞起來，等繞得夠大了，牙齒就能貼上去了。這個建議給東尼新的創作主意，他想用清潔刷的掛鉤爲這個人加上耳朵和鼻孔。他省略了眼睛，因爲這個部位對視覺障礙者來說是極度敏感的部位，我也就不多加提示。之後，東尼自己決定這個人必須有自己的手臂。他用清潔刷來製作手臂，把清潔刷綁在原先的電線鐵絲手臂架構上，最後兩隻手臂的底端還接著八支清潔刷當手指。東尼自己對這麼多的手指感到很迷惑，然而對努力於這個造形的結果感到振奮。他接下來想用清潔刷爲這個人製作兩個陽具。然而，他把這個人物造形的腿切得太短了，使得腿的長度很難超過陰莖的長度。東尼突然振奮異常，還說他一定要爲這個人再造一個擁有兩個陰道的女人。從這個想法之後，他陷入製作擁有千百個陽具和手指的人物造形之誇大幻想當中。

在這個案例上，我無條件接受東尼對人體扭曲的幻想。這個人物造形沒有眼睛，卻有大耳朵和許多牙齒的頭，有誇張長度的手臂和手指、巨大的陽具，和又小又短的腿，這些都顯示了一個視覺障礙孩子的身體自覺。由於他的視覺障礙，他否定去感受自己的身體，例如感受牙齒在嘴巴裡，或是感受自己的生殖器部位。但是他用手臂和手指感受世界，而且必須將跑步的衝動當成禁忌。

對於這兩個巨大的陽具和八隻手指頭，我接受這個幻想有別於現實，也尊重創作者有自己的造形創作方式。對於東尼口語上表達要製作擁有成百上千的陽具和手指頭的人，我只把它當成是幻想，東尼也只能口頭上說說，卻無法在創作上清楚表現出來。

這個創作事件之後，東尼不再用水管清潔刷製作枴杖了。他表示要做一個和他自己一樣大的人。但是，他不要用陶土做，只想用電線或其他乾的媒材製作。

我很驚奇於他從製作手臂的上半部開始建構這個人體。他扭轉許多綁在一起的水管清潔刷，做了一個「骨頭」，然後用報紙把這個結構包起來，一直包到和他自己的手臂厚度一樣。接著，他用同樣的方法製作手臂的下半段，最後用八枝清潔刷做手指。這個過程花了許多堂課，有時候，東尼無法離開他做的手臂，甚至把做到一半的東西帶回家[3]。

爲什麼手臂的上半部重要到要最先開始做？當東尼有意和他人說話或有其他溝通方式時，他習慣輕拍他人的手臂上半部。開始做手臂上半部之後，他也確實向他的班導師表示，手臂摸起來的感覺，和他自己玩弄陰莖的感覺相仿。這部分，我們幾乎可以說，東尼將自我滿足和與他人聯繫的感受混在一起了。完成一隻手臂後，他做了第二隻，然後軀幹、腿、一個陰莖兩個睪丸，最後做頭。

這個人物造形在一週上一次課的學期時段中，花了一整年的時間。創作的過程，東尼也接觸了其他媒材，例如細鐵絲網、波浪紋紙板、橡膠泡綿、紙膠帶等等。他測試每一種新媒材，通常先小心翼翼地觸摸，如果他不喜歡新媒材的觸感，我必須立刻將東西撤離到他摸不到的範圍。當他漸漸地習慣於新媒材時，也同時較能覺察製作上的問題。然而，使用各類鐵絲還是他最喜愛的。我們用的素材包括：水管清潔刷、電線鐵絲、細鐵絲網、整束的鐵絲和各種不同尺寸的鐵絲。每一次上課時，許多時間花在重複彎曲鐵絲的強迫行爲，每次課後還要老師給他一小段鐵絲帶回教室。

---

3 譯者註：國內的小學美術教育常常是讓孩子自己負責自己的作品。孩子必須自己準備用具，自己做到一半的東西在學校與家裡之間帶來帶去。美國的教育環境或是治療環境中，所有的用具與設備都由學校提供，未完成作品也留在學校的特定空間，受到很好的保護，等下一次上課再完成。所以這個地方，克拉瑪認爲，孩子因爲製作的作品開始和自己的身體感受聯結，所以無法與未完成作品分開，必須帶回家去，等下次上課再帶來。這個行爲本身具有很強的心理意義。

最有趣的部分是當他製作頭部時，開始出現使用鐵絲所顯示的強迫行爲。這個頭用緊緊捲在一起的波浪紙板製作，嘴裡有馬賽克小磁片黏上的牙齒。嘴唇用海綿製作，兩頰用橡膠泡棉製作，鼻翼也用海綿做，鼻孔則用粗的鐵絲做。同樣的，眼睛被他省略了。當他開始思索頭髮怎麼做時，東尼突然不知道要用什麼媒材來做。我拿給他保險絲、毛線、繩索等等，但他覺得都不是他要的東西。最後，他決定用較細的鐵絲做頭髮。他剪了六小段等長的鐵絲，然後插入波浪紙板做的頭當中。這樣，對鐵絲的極度想法就從頭腦裡面跑出來了（圖 12）！

整個作品的外表最後都包上泡棉，用來表現肌肉（圖 13）。東尼對這個觸感滿意極了。其他視覺障礙的孩子也很喜歡這個造形，同時都能了解身體各部分的意義，因爲他們都是從視障者角度來體會這件作品。

我在東尼這個案例中的角色，與我幫助克里斯多夫時類似。對這兩個孩子來說，我就像他們兩位的外在自我（an extension of the ego），在他們無法獨自完成的事情上協助他們。我讓他們的想像有付諸實現的可能，我在他們需要的時候，幫他們發展和修正原先的創作想法。過程中，我也必須接受拒絕，就像我提供東尼各種不同媒材做頭髮時，他通通不要，最後選了他自己想出來的鐵絲做頭髮。

東尼的案例顯示出替代作用如何發生，使得病態的行爲表徵轉向昇華作用。他對電線和機械的極度愛好，最初來自於與父親衝突關係的昇華，繼而回到這個關係中，並且成爲對這個

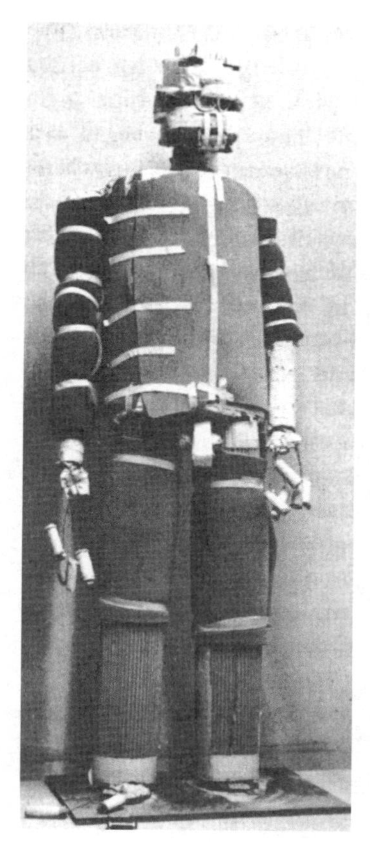

圖 13　東尼：男子像（高 5'6"）

圖 12　東尼：男子像（局部細節）

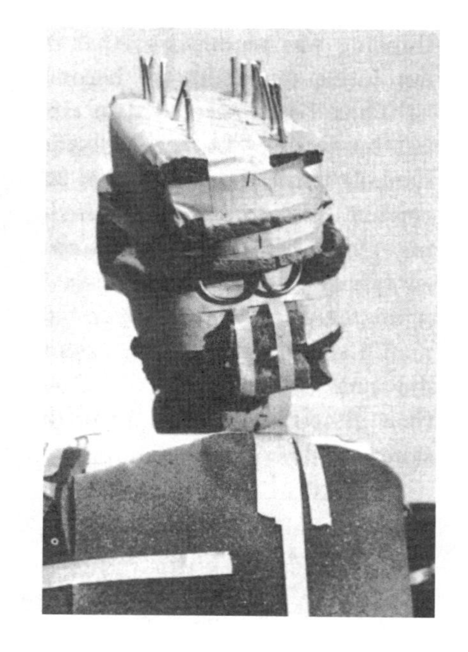

世界的新認識[4]。使用水管清潔刷的創作冒險，過程始於強迫心理，心態上只付出一點點去適應這個冒險。轉捩點出現於東尼個人對創作的想法上，縱使不強調他看不見，而且充滿性的相關幻想（比方說做了兩個陽具），這個過程卻使他將單純幻想轉移到口述幻想（spoken fantasies），進而使他脫離原始思維（primary-process thinking）（這部分是有關於他說到上百上千個陽具的部分）。口語表達他的幻想與我的部分接納，使這些幻想並沒有導向幻想式的創作結果。更應該說，減少壓抑思考的過程使他的自我強度增加。兩個重要原因是，極度壓抑的沉重感減低了；另一方面，口語說出不被允許的幻想使他釋放壓抑的能量，於是這些能量轉爲自我能掌控的部分，使自我功能增強。由本我到自我的轉變過程，千變萬化的原始思維被調適過後，可以在不失去能量活力的情況下使感受更真實，或是成爲僵化的固置（rigidly fixed）[5]。

基於以上原因，東尼可以成功地創作一件立體作品，並且超越先前對電線過度喜好的固置現象。他所做的人物上手臂，一方面是手淫意義的轉型，一方面也呈現他與人接觸的原始方式。頭頂的細鐵絲做的頭髮，好像東尼對鐵絲這種媒材的極度讚譽。但是，這些都涵蓋於東尼所獲得的創作成就感中。我們因此可以斷定，這個立體人物造形是東尼昇華能力的開始。昇華作用並不會解除東尼的強迫行爲，而是使他能在昇華中發展

4 作者註：如要看更多對病徵行爲引向昇華作用的詳細描述，較早的論述有安娜·佛洛依德（Anna Freud）的 *The Ego and the Mechanisms of Defense*。

5 譯者註：在這個案例上，是指東尼對電線類物品的過度喜好。

出新的行爲模式。

當然，東尼的進步不純然因爲藝術治療課程，部分改變的動力來自於進入青春期初期自然形成的心智發展力量。這個力量使他在學校有好的表現。東尼的班導師也有技巧地使他脫離內向的個性。青春期的性教育當然使孩子對性的不確定與偏差性幻想得到好的答案，這當然更是使東尼能在創作課釐清這個問題的契機。

另外，東尼的班導師對他的了解與創作上的讚賞，使東尼持續保持對創作這個人物造形的興趣。更值得一提的是，有一位老師因爲他對電線的興趣，協助他完成一個會動的電梯模型。我提這些，是因爲這麼多因素同時相互作用，使這個案例成功。

我在這一章舉用兩個視障兒童的案例，乃因特殊情況下，讓我們能更清楚地在聚光燈束下看見一般現象。視覺正常的孩子在同樣的心理支持下，可能就無法顯示出那麼戲劇化的改變了，但是，其心理發展的主要原理相同。

治療團體和有天賦的孩子

每一個帶過兒童治療團體的治療師都知道，任何示範作品都比不過團體中做得好的孩子影響大。縱使只有一個孩子有突出的表現，也可以擁有比老師更大的影響力。然而，突然出現的好創作表現，卻可能給團體帶來混亂。從另一角度看，治療師面對這種情形時，必須在創作過程給與心理支持，否則通常無法產生影響力。

下面的兩個事件說明了一名天賦異稟的孩子對其他兩位同伴的影響，也說明了藝術治療師如何在過程中協助這三名孩童。

克利德、亞倫、史丹利

我在先前的篇章已經介紹過克利德的大黑猩猩，在兒童心智科病房中，他是這三個八歲的男孩中最健康、也最聰穎的一個。另外兩個孩子在許多方面依賴克利德，而且羨慕他的藝術天分。

有一天，亞倫嚷著要塑一個克利德的頭像，但是他卻害怕無法完成。他要我全程幫助他，我卻知道，一旦亞倫在創作過程遭遇挫折，他通常都會把作品毀了。這個作品對亞倫來說很重要，我是不是要特別留心他的創作行爲呢？我坦白地告訴亞倫，因爲其他的小朋友也需要老師的幫忙，要全程陪著他是不可能的。我要他在遇到瓶頸時告訴我，還要把手放好[6]，乖乖坐在座位上，直到我來幫他想辦法爲止。

亞倫同意了這個約定。最後克利德塑像成功地完成，也上了顏色。作品風格與亞倫以往的作品大不相同。亞倫過去做的人像大多數看起來都像木偶，他本人也常像木偶一樣晃啊晃的，作品大多數最後都塗成黑色。這次卻大大的不同，「克利德塑

---

6 譯者註：此時克拉瑪要個案把手放好是一種設限的規範，是爲了防止個案在老師未到之前就把作品毀了。

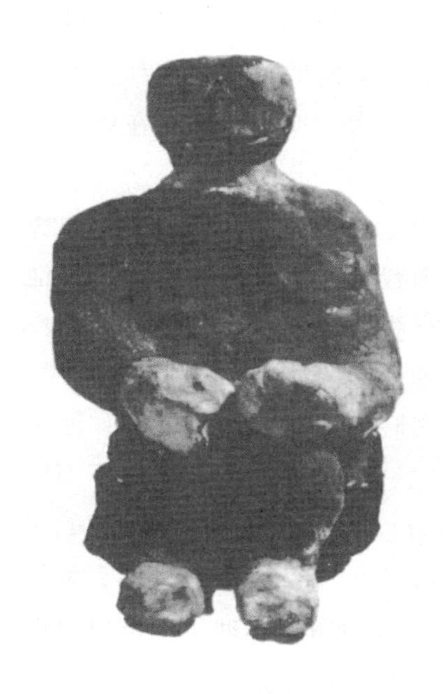

圖 14　亞倫：克利德塑像（高 8"）

像」是寫實的，看起來就像克利德本人，沉穩厚重，還有紅衣和藍褲（圖 14）。

亞倫對克利德的喜愛與認同促使他去嘗試這件作品，並嘗試在創作中控制自己的行爲。在這之前，他曾想要真正地了解他的朋友，但對一個處於正常與精神分裂症交界的孩子來說是很難的事。

通常，亞倫毫無招架並快速地受到克利德的影響。當其他的孩子沮喪時，亞倫會感到悲觀，或當其他的孩子較能控制自己的行爲時，亞倫也變得較安定。當亞倫塑造克利德的頭像時，是以一種原始思維象徵性地轉移了克利德的長處，使他自己更能了解別人，更能表達，也更自制。在此，可以說是昇華作用的開始。

爲了幫助亞倫完成作品，我必須要求他負起控制情緒的責任。如果讓他知道我是在無條件地幫他，那他一定不會想要自我控制，也一定會失敗。同時，我也必須成爲一個能夠欣然接受不同失敗形式的全能治療師。

對亞倫來說，我所建議的機械式操作法，似乎是他在當時的防衛心態下，唯一能接受的方式。這不僅能避免亞倫在等待我的協助時失去耐心，也避開他對克利德的矛盾衝突情結。平時，亞倫聽從克利德，卻又無情地打擊克利德，這矛盾情結幾乎是一種施虐與受虐的病態心理，不但影響亞倫的創作，也在在影響了亞倫一切的人際互動。

與亞倫相較之下，史丹利（Stanley）更混亂、更依賴，而且有同性戀傾向。製作一個克利德頭像絕對超過他的能力範圍，而心理上，他無法充分地與其他的孩子分離並視自己爲獨立的個體。他藉由模仿或與克利德一起創作來認同這個朋友。

克利德畫馬畫得好，在一個偶然的機會，史丹利要求克利德和他一起畫一匹馬。克利德同意了，並開始用黃色線條畫馬的外輪廓；接著，史丹利小心地避開黃色線條，以黑色把馬塗滿。然後，史丹利畫了一條波浪狀的曲線當地面，所以這匹馬無法接觸到地面。

兩位小男孩對馬踩不到地這點很苦惱，但都接受了我說這馬可能在跳躍的說法，然後他們繼續畫這張圖。克利德之後畫了個黃色的太陽，史丹利馬上衝動地把它塗成黑色。克利德對同伴突如其來的舉動感到驚慌失措，但史丹利強調這是日蝕，是因爲月亮遮住太陽的光線（史丹利擁有豐富的科學知識，所以他習於用來解釋各種事情）。這兩個男孩對這個解釋很滿意，也然後繼續畫下去。

史丹利接著把天空畫成暗紫色，但很小心地不去塗到馬，而克利德則小心地在史丹利畫的藍色波浪線內塗上黃色。

這兩個孩子爲他們的合作結果大感驕傲。我也幫他們寫了一個牌子：「日蝕景象下的馬。克利德和史丹利共同創作。」之後，他們將這張作品（圖 15）送給了護理長。

創作這幅圖畫時，控制力和組織力來自於克利德。他同時提供了這幅圖畫輕快明朗的要素，但他似乎也處於防衛的狀態：因爲黃色是高明度色彩，但不是強烈的顏色。史丹利對畫面的付出是色彩憂鬱灰暗且具攻擊性的，徹底在破壞的層次上打轉。對這兩個孩子的行爲來說，這次的活動是極度控制的：克利德忍受了史丹利突如其來的攻擊和接受了他的合理化說法，而史丹利藉由控制平日幾乎鎮壓不住的破壞欲使作品得以完成。

這件作品本身具有豐富的表現性。黑色的馬依舊散發著原來的黃色光芒，但亮麗的黑色身體似乎被周圍的暗紫色環境威脅著。腳下的大地雖然是個愉悅的色彩，卻是不穩而無法站立的平面。畫面的事實反映了兩個孩子不穩定的情緒狀況和不確定的未來。然而，這件作品比任何史丹利單獨創作的作品要有條理多了。比起其他的孩子，克利德雖然可以在無人協助之下

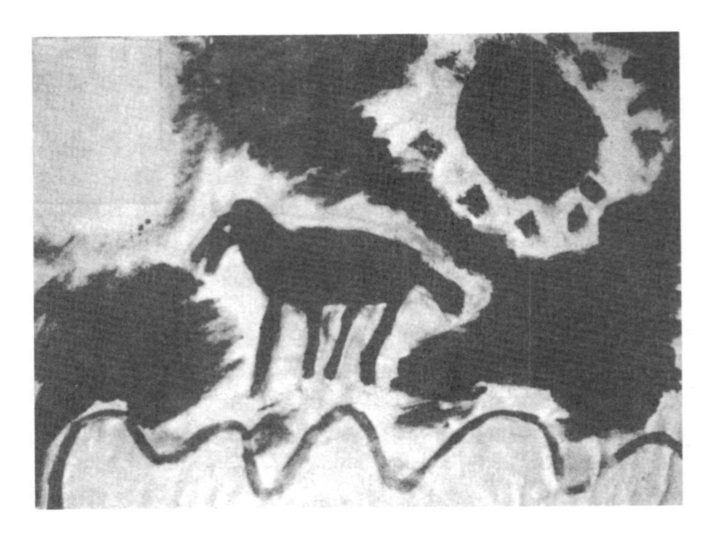

圖 15　克利德和史丹利：日蝕景象下的馬（18" × 24"）

獨力創作，卻也比他多數的近作更具表現性。因此，在這次的活動，史丹利的收穫要比克利德多多了。

創作過程中，我除了提供馬在跳躍這個合理化的解釋之外，其他方面我並沒有參與作品的製作。我只是稍加注意他們的行爲，對孩子們在作品上的表現和乖巧的行爲加以讚美，並讓他們知道，如果需要，我會隨時幫助他們。

我認爲「克利德塑像」和「日蝕景象下的馬」這兩件作品的創作過程對這三個孩子都有幫助。其中兩個心理狀況較弱的孩子向另一個孩子借優點（strength），使他們能達到原先無法達成的昇華和某種程度的整合。「借優點」的經驗很難帶來立即的內化作用（internalization）[7]，或得到任何直接的改善，但是給孩子一個體驗優秀表現的機會，這樣也許會刺激成長。

假如克利德遇到情況更糟的同伴時，他通常變得更糟。在他情緒很壞，並有許多心理退化現象時，他同時也體驗了自己像惡魔的一面。創造活動讓他感受自己正向的一面，無論如何，創作是快樂的活動。

這兩個例子說明了團體創作可以避免個別創作時會發生的缺點。做一個克利德的頭像使亞倫感知這個同儕領袖，而不是將自己與他混爲一談。史丹利體驗到他不需要跟著同儕領袖的想法走，而是需要足以幫助他整合自己想法的他人力量。克利德則經驗了人格的正向擴展，但他也學到不能利用一起工作的同伴，使他們成爲自我的擴張。在這一點上，他必須知道與史丹利合作，或當亞倫做他的塑像時，他必須先接受自己的想法，也接受這些想法被其他的孩子修改。

雖然這裡舉的這兩個例子反應都很好，而這初期的團體現象卻潛藏著危機：比方說，克利德的跟隨者會變得非常依賴他，如此一來，團體作品就一點意思也沒有了。

克利德不知不覺地背負了太多的責任，也有可能從中獲取太多權力，所以更需要保護他。舉例來說，雖然合作「日蝕景象下的馬」的過程，對這兩個小男孩來說是有益的，但這樣的

---

7 譯者註：內化作用，指在人格發展過程中，綜合別人的意見、外在的標準和價值觀念，最後形成自己價值體系的內在心理歷程。（張春興，《張氏心理學辭典》）藝術治療的過程中，模仿並將他人的創作習慣、內容、形式等成爲自己的一部分，具有內化意義，但此情況卻不是那麼容易發生。

特殊案例不應被鼓勵，或縱容成一種習慣[8]。團體中另外兩位小男孩，當他們出現任何結構式創作的想法時，應受到大大的支持與鼓勵，這樣才能完全脫離克利德的影響。

比亞倫和史丹利有更健全自我強度的孩子，需要的是非常直接的支持。這樣的孩子單獨創作，與自己內心世界溝通時，需要很技巧性的指導。如果有機會與雷同情形的孩子一起創作，通常也能有最好的表現。孩子以作品散發出的沉靜訊息溝通，這使他們從中獲得自信，當中傳出的訊息比孩子們自己說出來的、藝術治療師告訴孩子的，或是其他方式的口語溝通都要多。我們一般的目標是讓孩子做出好作品，但這卻是團體工作中無法獲得的，只有在個別創作時發生。

有時候，藝術治療師必須在團體中適當的施壓，為的是使大家服從團體規範。即使如此，大多數的孩子在團體中的表現還是比單獨表現要好，他們常相互激勵，少出現相互妨礙。

克里斯多夫和東尼的故事說明了團體活動中的最大困難：當一個孩子想要發展某種表現個人孤獨特質的形式時，會為了大人的回饋而完全依賴大人。這些障礙將因同理與一試再試而消逝。克里斯多夫和東尼做出像他們自己的獨特作品，卻從來沒有人告訴他們，他可以用自己的方法得到內心的共鳴，在創作中發現自己的感受和想法，或由其他處於相同心智發展階段的盲生得到迴響。因為學校太小了，這樣的事很少發生。

---

8 譯者註：克拉瑪認為，團體中的小孩都依賴其中一人時，治療者應設法轉變此互動模式。因為團體成員長期依賴當中的一員，會造成該成員的掌控習性，使團體動力太受該成員影響。

我們發現，心理有異狀的兒童之間快速的心靈相互理解，是很多受過訓練和聲稱最了解孩子的大人無法明白的。

一般說來，有創作天分的孩子擁有較多管道與自我接觸，也較有勇氣和創造力鼓舞同伴，因爲自己的例子可以證明，獲得這麼多是可能的。這群孩子因爲有類似的心靈機轉和生活背景，使他們之間的創作者和聽眾能在較深層次的昇華過程中，較爲容易感受到心靈共鳴[9]。

時而可見的現象是，有創作天分的孩子通常比其他孩子更需要藝術治療師迫切的注意和支持。聰穎有時候是引導他走向潛在危險境域的重要因素。當這樣的孩子達到更深的藝術創作層次，會帶來更多的愉悅，卻也可能帶來更多失望。所以，創作常常成了情緒發作的導火線。

有時候，這樣的行爲測試著團體的容忍度，情緒起伏產生的極度衝突，最終卻可以成爲釋放情緒（cathartic）的成功經驗。那種時候，團體一定是由帶頭者引起一段戲劇性的混亂，或偏袒主角，或與他狂歡，或他一起絕望。有時候，也許是整個團體成員在協助藝術治療師控制主角的行爲。

華特

華特（Walter）是一個從小被折磨的小藝術家，甚少有完成

9 作者註：在《兒童社群中的藝術治療》一書中，我曾經討論創作現象的持續發生，團體成員的人格與相處的人際關係，和團體過程，而有創作天分孩子成爲團體中的創作催化劑。

作品的時候，通常在作品還沒走入僵局前就輕言放棄。每當他感到絕望，就要撕圖畫，甚至也要把以前的作品全毀了。創作團體通常在那時候幫我很大的忙，還能預防大破壞的發生。為了保護作品，華特的作品集也因此被鎖在另一棟樓，讓作品能具體地被保護起來。另一位優秀的小畫家傑利（Jerry），也是華特的好朋友，在這種時候，通常會幫華特找出作品上的問題，比我這個藝術治療師更能使他安定下來。

最後，華特的情緒問題成為一種習慣性的自我刺激。一旦他開始嚷著要撕毀自己所有作品時，我必須立即把他的作品集中鎖在置物櫃裡，他當下幾乎會想把置物櫃的門踢壞，瘋狂地叫著要鑰匙。在這個節骨眼上，傑利在整個團體的慫恿下，會用很和緩的態度幫華特向我要鑰匙。我想，也許他們比我更知道如何解決這個麻煩，所以我把鑰匙拿出來。華特拿到作品集之後，只象徵性地撕了幾張不大重要的素描，然後他就回到座位上繼續畫圖。這可以證明，團體成員體會到華特發自內心的絕望，同時也幫我保護了華特的內心世界。他們也知道，有時候必須給他選擇，才能讓他與正向感受聯結。

如果藝術治療師能證明，團體中的任何一人處於困境時，她都在其他成員能接受的情形下，給與處於情緒困境者額外的關注；其他成員通常也能明白，以後如果自己發生同樣的困擾，也會受到同等的對待。

支持與依賴

前述在創作過程的支持會不會引來依賴心？的確有這樣的危機存在，但是拒絕給與支持卻無法解決任何問題。依賴現象是每一個情緒困擾孩子的困難點。被忽略的孩子與受大人過度保護的孩子，所需要的依賴在行為上有所不同。有些小孩的依賴是象徵性的，因為在真實的情境中不被允許出現那樣的依賴行為，有時候反而會將自己的依賴感隱藏，轉以退縮的自負形式出現。

被忽略的孩子必須自己照顧自己，表現出十分獨立的樣子。「我只相信我、我自己和我這三個人！」對他們來說，每一個大人都是愚弄者和欺騙者。那樣的小孩通常在自己不確定的情況下，不會想獨自嘗試任何事。他們寧可一再做同一件已經會了的事情，卻不想冒失敗的危險或尋求任何協助。說服他們說大人可以幫助他們是沒有用的。大人與他們互動的過程，必須在孩子求助之前，先表現出可以主動協助的樣子。比方說，在亂七八糟潑灑的顏料中，讓孩子的創作還是成為一幅「畫」，或是把被撕掉的作品黏起來等等，因為不管怎樣，孩子還是在乎自己的作品。如果這樣的孩子讓藝術治療師參與他的創作過程，這裡舉的小例子對他們很有效。

然而，治療師這些小動作卻可能引來孩子極度的依賴，在他依賴的大人面前，變得不願意動手做他先前可以做的一切事情。要給與多少協助，或何時停止協助則要看當時情況。大人切記不要爲自己所做的協助邀功，也不要讓孩子感覺被利用或被欺騙，否則孩子只會再次跌入不信任的深淵。

被忽略的孩子也有可能在大人的協助中，因依賴大人而將成長過程被忽略而學來的引起注意行爲，轉向給與協助的大人，進而以各種方式設法掌控大人，引起協助者的注意。

馬丁

我曾經在探討移情和反移情現象時，舉馬丁的案例做說明，現在再次引用。馬丁曾經想用付錢給我的方式，要我幫他畫，我拒絕時，他還嚴厲地對我說：「你真不想賺錢！」有時候，他還會主動向我的主任投訴，說我都沒認真工作，應該把我革職，因爲我都沒有幫他。這是因爲這個孩子很明確地依賴藝術治療師，所以有這樣的行爲。他後來成爲我的好助手，也可以包容其他小孩的不同狀況，不但鼓勵他們，還恰到剛好地協助他的朋友們。馬丁終究不再要我幫他做各類工作，放棄偷學我的心態，轉而學習我的想法。他如願地參加許多他能參加的課程，學習較好的創作技巧，並分享我的能力與職位。

被過度保護的孩子，正常的依賴需求依然沒有被滿足，但其中有著和被忽略的孩子不同的理由。他們從未被允許獨自冒險，也未曾感受自我確定感，當大人主動協助時，只是證實了事情超出他們的能力範圍。因此，通常需要舉辦能讓他們感受獨立的活動，給與他們肯定自己的機會。我在東尼的需要下 10，拿一大堆新媒材給他時，我給他機會選擇他要或不要的東西，讓他有機會主動地表示什麼東西他不要。提供他不同媒材的同時，我鼓勵他觸摸未知的東西，這可以讓他自己證明他不喜歡這個東西；我也確實讓他知道，如果他不喜歡，我會立刻拿走，讓他在這個層次上感到必要的安全感，也讓他確定沒有再次觸摸這些東西的危險。

當治療師的介入，被無緣由的服從和壓抑帶來的抗拒所麻痺時 11，創作上的支持可能產生另一種形式。

抗拒獨立其實是獨立的開始。依賴這個行爲包含了難以控制自己的想法，隱藏起來的退縮行爲，和想與心智較強者融合在一起的思想。正常孩子基於自信心的建立和對大人的信任，能由依賴帶向獨立自主的道路（小孩從未完全獨立，但個別差異要因小孩的年齡和能力而定）。

面對孩子習慣的惰性，和重複的強迫傾向，協助者必須利用發展上的能量，努力使其發生改變。當孩子看見自己的成長軌跡，通常會帶來學習獨立的一線曙光。他會了解到自己有多麼依賴，開始學習接納自己，發現自己的問題解決模式，給自己的成就做評價，或想像展開於面前的未來。

---

10 譯者註：克拉瑪在這裡指出需要與同理。上一篇曾經提到視覺障礙者東尼不喜歡濕濕黏黏的陶土素材，所以克拉瑪同理他的這項需求，事先幫他篩選過媒材，再提供他能接受的媒材供他選擇。

11 譯者註：個案若對治療師的想法無條件服從時，可能來自於內心壓抑真實情感，或是抗拒表達自己情感的結果。久而久之，當個案對這些抗拒行爲麻痺時，創作可能發展出不同的樣貌。

所以說，保留孩子的成長紀錄是基本的也是必須的，例如製作孩子的作品集，將每一個生活階段的生活照或幻燈片整理起來等等。當馬丁開始不那麼掌控別人時，他打開作品集，把他人動過筆的作品全丟了。同時，他還不斷回憶他如何引起我的注意，要我幫他畫等等事情。

當克里斯多夫參觀一個包括了自己十一到十四歲作品的視障兒童創作展時，他總說他剛開始創作時的作品不夠好，還不斷問我：「你爲什麼把我這些作品拿來展覽？」我問他，如果我不喜歡他較早的技巧嘗試和這些作品，他感覺如何？他承認那時候他會立刻停止陶土創作，因爲他當時還無法鑑定作品的好壞。在指出這個他十二歲時想過的矛盾說詞之後，他走去看同學約翰的作品。約翰的作品通常具有很多角、牙齒和爪子。克里斯多夫一直說在他較小的時候，約翰有好多次都學他。像約翰那樣的孩子，他曾經只喜歡畫正在打架保護自己的兇殘動物，但現在那些強壯的東西不再引起約翰的注意。

有時候，當一個孩子達到能夠獨立自主創作的情況，也成爲多產作者時，他會想念自己還是個麻煩製造者時所獲得的關注。他必須不斷確認，自己表現得好時也受到大人關注。我在威爾特威克男校時畫得最好的那些學生，理應不會再要求我幫他們畫，但他們有時候要我在他們的午餐時間爲他們畫藍天的一角，或分派一個像奴僕般的工作給我，這主要是確定我會對他們繼續付出，並願意爲他們服務。那種時候，回應他們是很重要的，最少也要給與代幣（token）鼓勵。

固執和變通——給藝術治療師

有時候，藝術治療師必須在個案的特殊創作困境中繞道而行。如果孩子的日常生活都被心理病徵阻擾時，藝術治療師必須能避開這些妨礙，給孩子新的嘗試，在可能發生昇華作用的時刻創造出孩子的心理避難所。

在此，我用一個正常功能範疇內的例子做說明：有些能畫得非常好的孩子在接觸到流動性顏料時產生退化現象。這通常發生在理智且壓抑情感的個案感到被威脅的時候。從另一角度看，當我們要傳授繪畫的形式與結構，給那些色彩掌握得非常好的孩子時，是無計可施的。一般說來，這些孩子有方法與他們的情緒溝通，但要掌握日常生活卻有困難。情緒的溝通和掌握生活就像掌握色彩和形式的能力，如果能夠均衡發展是最好的，假如能達到這個層次，個案就可以體驗到兩者而走向和諧。

正常情況下，治療師會先設法讓孩子體驗較好的色彩形式，或者幫助一個色彩使用得很好的孩子建立較好的畫面結構。有時候，這可以刺激孩子面對困難，了解困難，並設法克服困境。但若是孩子與相同困境扭鬥而疲累得無法解決時，最好趕快設法讓他們靜下來。

舉例來說，如果孩子常在他才開始使用流動性顏料時，很快地弄得亂七八糟，卻又不情願地堅持藝術家必須使用色彩，只因爲他曾經被告知如此。這時候，最好暫時鼓勵他做一個平面設計類的作品，給他黑墨水、筆、炭筆、鉛筆或其他豐富好控制的平面媒材，讓他感覺到方便得就像在家裡一樣。如果善用色彩的孩子不知道畫什麼時，可以鼓勵他完全以色彩建構一幅圖畫，暫時別去想畫些什麼具體的東西[12]。

安祺

安祺是個優秀的繪圖者[13]，有一次他努力地模仿其他孩子，多次嘗試使用廣告顏料，但是無法使顏色之間有好的相關性。他看起來很不快樂，像是被自己設定的工作陷阱所迷惑。同時，他畫的簡單線畫也變得刻板而成為妨礙畫面進步的因素。我給他炭筆和素描紙，告訴他怎麼把線條畫得有變化，使物體看起來有深度、有體積、有明暗對比。他可以理解我的說明，繪圖表現不再刻板，畫面形式也盡他所能的具有豐富的色彩。

---

12 譯者註：因為流動性顏料具潑、灑、滴、甩、流動及暈染的特性，使得這種媒材容易導向宣洩情感的效果，也因此，情緒較無法自制的孩子使用時，容易因媒材的難掌控而情緒失控，產生創作過程的行為問題。克拉瑪在此提到善用色彩的孩子，指的是善用流動性顏料（paint）的孩子，她認為那樣的孩子常常因專注於流動性顏料的色彩，使畫面看起來少了具體結構與形式。她也指出，如果這類孩子的確在創作過程因為使用流動性顏料產生情緒問題的話，使他們靜下來的最好方式是改變媒材，也就是這裡提到的，改成較能掌控的媒材。至於他建議使用黑墨水、黑筆、炭筆等等，乃是要拿掉色彩引發情緒的特定因素，改採用單純的黑色及好控制的媒材，期能收斂創作者當下的情緒。

13 譯者註：這裡的「繪圖」，指的比較像是專長在於寫實形象的描繪、素描或平面設計繪圖者。

莫文

莫文（Mervin）是個十一歲的男孩，因為無法好好地控制流動的顏料，大塊厚重的顏色常吃掉他先前畫下的人或物體，因此常常在使用流動性顏料後撕毀作品。對他這樣手部機敏的小朋友來說，這和繪畫技巧一點關係都沒有，倒像是有某種不確定的事威脅著他，使他毀去一切努力。莫文喜愛各種顏色，但心態上還沒準備好要用廣告顏料或是蠟筆。我教他如何使用流動性顏料的乾筆畫法，這一次，他就可以接受了。他努力地練習畫陰影，也發現了控制顏料的方法，冒險地突破先前不敢嘗試的題材。最後，當他想畫具有飽和色彩的線條時，他學會拿飽滿水分的筆沾飽和色彩的顏料。

安得魯

十歲的安得魯（Andrew）剛來到威爾特威克男校時，他只畫所謂的「設計圖」。他的作品並不像我在〈藝術創作方式與無知的誤用〉一節中所提到的那種難以捉摸、常見的概念性形式，而是充滿無法預期的奇異形狀與有趣色彩的抽象圖形。安得魯非常專注於這樣的創作形式，也從不求取任何協助。我讓他一個人創作，也少對他的方式有所介入。後來，他說自己專注於設計圖是因為他自認畫不出任何具體圖像。我建議他從畫下的「設計圖」中，找尋可能發展成具體圖形的幾何造形。他接受了這個建議。彩圖七當中，可清晰見到印地安頭像和頭飾的圖形，是安得魯由自己的設計圖之一當中發展出的圖像。他看出這個造形之後，在畫面上加了些色塊，使這個想法具體地呈現。在這之後，他很快地有了畫人的信心。

這件作品呈現了裝飾性與多彩的內涵，具有安得魯早先「設計圖」的特色，由顏色主導整件作品。十二歲時，也是他離校前不久，安得魯畫了一個朋友的肖像（彩圖八）。這個清晰的個別圖像，形式第一次主導了色彩。這件作品中，人物的衣領被畫在灰色長袖外衣之上，也只有衣領上留存了之前的色塊創作特色。現實生活中，這個朋友常穿格子花紋的絨布襯衫，而安得魯把朋友的襯衫衣領畫成了具有他個人色塊風格的花紋[14]。

讀者也許認爲，安得魯若用原先的色彩樣式表現一幅肖像畫也會很精彩，爲什麼我們一定要求形式呢？然而，我要強調的是，在心理發展的層次上，這個孩子必須從這個過程中，盡最大的努力學習如何統整自己。安得魯當時正面對離開威爾特威克男校，對他，這是困難的一步。同樣的，多彩的襯衫衣領代表了在學校的收穫都不會失去，這活力也許很快再現。

如果個案對身體意象感到困難重重時，最好的媒材是黏土或油蠟土，所以肢體形象可以一個部分一個部分地接合在一起。在平面上投射立體形象的困難，會在立體創作之後改善。當然，天生的創作潛能占有一定的影響力。比起使用平面繪畫的方式創作，有些人天生對立體造形就比較有天分，這潛能有時會是

14 作者註：談到色彩與形式的元素，與持續發展之性格關係的相關文章，請閱讀 R. H. Alschuler and L. W. Hattwick 所寫的 *Painting and Personality*。

統整的動力，而成了解決困惑的能量。我們當然想知道更多有關天生才能的事，但一方面和本書宗旨不同，在此探討也受限於筆者對這個範疇的知識。

大多數時候，孩子會爲他們自己解釋，藝術治療師最好順著孩子的想法。然而，有時候，某些能量卻驅使孩子與某些困難重複不斷地抗爭，藝術治療師就必須想辦法讓他們由這些困難中鬆綁。

山姆

十三歲的山姆（Sam）有一天偶然畫了一個充滿紅色、橘色和粉紅色的夕陽。之後，他試了好多次要畫同樣的畫面，但都陷入相同的僵局。開始時，他會把紅的、黃的、白的顏料混和著塗抹在紙上，製造一個他滿意的混色表現。然後，他加上藍色，再混合黃色，把得到的綠色畫成草地，卻和他畫下的天空一點都不調和。當他想要把這不協調的綠色用其他顏色蓋掉時，總是變成髒髒的咖啡色。最後，山姆通常生氣地把作品撕掉。

我設法給他一個合理的解釋，努力向他說明藍色和黃色混色之後，爲什麼不會變成與他畫下的天空協調的顏色。雖然我認爲他有能力理解混色邏輯，但不管我說什麼，混出來的綠色依然困擾著他。最後，我只好嚴格規定他不准再使用藍色。這一招竟然奏效了！山姆再次成功地畫出夕陽，並開始發展其他的東西了。

當孩子的年齡接近青春期時，新的創作困擾產生。在這個年齡層，會出現僞裝出來的原創性和完全的模仿。「社會化」通常也意味了把真實自我隱藏起來，是一種心理防衛的模仿與學習。幫助一個青少年，通常也需要幫助他意識到自己作品當中呈現的矛盾。

有個很有創作天分的青少女，在極度的叛逆和天生的母性及保護他人的矛盾行爲中掙扎。在她的人物畫中，手臂和手掌總是扭曲變形，讓整隻手看起來缺乏生命，而且根本就像動物的爪子。這個個案十分明白她在逃避問題，也會想辦法把手的部分用插畫的形式遮掉，這樣做可以騙得了她的同學們，卻無法滿足她的創作天分。

當她開始用黑色墨水畫人物輪廓外的空間時，這個人物就像隱形在白色空間中一樣，作品也產生了新的活力。因爲形象的外輪廓太明顯，並成爲我們清楚「看見」形象的線索。外在的黑與內在的空白產生了視覺的緊張度，也因這個外輪廓沒有絕對的矛盾存在，使觀者感到特殊的新鮮感。

這張像黑白底片一樣的作品，將個案未損壞的解析力和保護他人的能量統整起來，是一件整合負面情感的創作。作品中由創造力和統整力延伸出的力量，回過頭來給這位年輕女孩良好的示範作用。然而，光是這樣並無法解決她內心的衝突，因此，捨近求遠是必須的。創作活動不會伴隨壓抑現象，提供她了解自我的機會，成爲人格成長的基礎。

青春期少年的創作寫實傾向，使藝術創作中對「現實感」有不當的認知。當治療團隊認爲青少年個案應該更有現實感時，通常建議藝術治療師提供較寫實的題材讓他們創作。

一般認定青少年對寫實物體較容易產生感動，因此，寫實的創作訓練通常在這樣的情形下被設計出來。有時候這個方法相當有用。透過畫一個陶瓶，可以清楚地認知到陶瓶的重量、凹凸和質感等等。藉由寫實的描繪，的確可以幫助個案避免沉溺於幻想，或甚至能將個案拉回現實中。但我們必須記住，只有深具感情的藝術表達才有真實性。

舉例來說，一位精神分裂症青少年在畫下混亂圖像後，深為其擾。他真的想畫一些寫實的東西，然而，他卻無法將眼前的真實物體解析（perceive）之後，轉化為畫面的寫實形象。如果把一堆金屬工具放在一起當靜物，他會畫成一件相當乾淨但具表現性的炭筆畫[15]。他的父親擁有一家電器行，這個孩子在店裡和後院畫了許多圖，最後終於在作品中出現了一些諸如樹之類的真實物體。藝術課程使他體驗真實物體的重量、質感和具有邏輯的繪畫形式。

年輕女子可能在一張紙上，用流動性顏料將對天空的各種可能感受畫下。她有能力把其他題材的作品做好，卻都是敷衍之作，不具任何趣味和內涵。只有在追求天空這個題材和其他相關主題時，她才真正享受創作表達的樂趣。

縱使只有真實的經驗能夠導向昇華作用，但也不能強迫個體去體驗真實。當大多數無所意涵的寫實圖像和最普通的風景圖給人滿意的結果時，我們必須知道，藝術創作必須具備保護

---

15 譯者註：這裡指這位青少年眼見靜物，卻無法寫實描繪眼前所見，反將所見畫成一件表現自己內心世界的作品。

個案心理防衛的功能，而不單單只在於自我表達 16。我在下一章會深入討論這個議題。

這一章所提到的大部分內容可廣泛地應用到兒童行為、教育、心理治療和藝術治療上，但是我所提到的方式，是以藝術即治療取向來說明的。

我在書中舉出的絕大多數案例，詳細地描述孩子創作單一作品的過程，或談到過程中如何幫助他們解決特殊困難。由觀察特殊現象到了解現象發生緣由的科學思考與創作思考不同，藝術創作之路具有不定性和獨特性。創作從一開始時就有許多可能。在藝術逐漸成形時，由初始的自由形式逐漸限制到該有的方向，之後就像種瓜得瓜、種豆得豆一樣自然。讀者如果想明白轉變的關卡是什麼，就必須同時了解小孩子和藝術治療師的互動。觀察藝術治療師如何透過藝術媒材和孩子對話，尊重創作過程中所發生的問題，強調每個兒童個案的特殊風格，並忍受創作過程發生的一切，直到作品完成為止。

要告訴遭遇困難的孩子，到底是什麼原因困擾他們，並不是件容易的事。比方說，當孩子只對水彩筆有興趣，或因無法

---

16 譯者註：寫實會帶給創作者現實感，然而，寫實有時候是深具心理防衛的表現。克拉瑪認為，要孩子畫寫實畫雖可達到部分效果，效果卻因人而異。從另一角度看，深具表現性的作品可能只出現在單一題材上，就像這裡指出的那位用天空表達各種情感的女子，然而，她的其他作品卻無太多說明性。因此，克拉瑪強調創作時的個別心理差異，應以個案的心理需求為主，而非強迫個案接受某種設計下的教案式治療方式。

用顏料調出他要的顏色，或他只想把作品撕掉重來時，到底這些行為只是一般困擾或是病態行為的表現？或者說，這是他在找尋完成作品的唯一方法？

藝術治療師必須了解何時是急需協助的緊要關頭，或了解何種協助是孩子真正需要的，這些問題的最好答案來自於孩子的回應。引用藝術創作成為一種心理助力時，許多的困難的確在創作領域提升。表面上看來，我在書上提到的是許多一般性的問題，例如如何混色、如何使雕塑站立起來，或給與創作技巧上的指導等等，純屬創作技巧相關的問題，但心理上會讓孩子感覺完全被了解。

隨著年齡增長，孩子必須面對創造性活動愈來愈複雜的技巧，這情況時常發生在六到八歲的孩子身上。這時候，藝術治療師必須發揮創意，引導孩子想像並給與創造性經驗，去支持孩子所面對的問題，帶孩子脫離技巧問題的混亂情緒，並引孩子走出鑽牛角尖的死胡同。

基於以上理由，一名藝術治療師必須同時是一名藝術創作者，或者，至少是能把藝術創作當成一種興趣並能從中得到樂趣的人。這樣，他才有能力解決技巧問題，並有創作上的同理心，和以藝術創作協助他人的承諾。縱使藝術治療師自己創作時，還無法全然享受創作技巧，但由於藝術治療師對創作媒材和藝術形式的熟識和理解，使他依然能在藝術治療這個領域有獨特的貢獻。

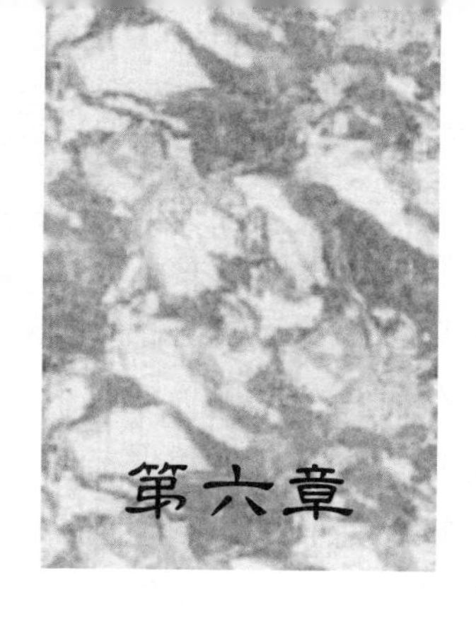

藝術創作在防衛機轉中的功能[1]

前一章，我們探討了何時需要幫助孩子得到創作的昇華。昇華的過程持續進行，如果沒有任何協助，昇華可能只是緩慢進行，或遭遇創作過程的失敗。這一章，我將探討創作在心理防衛機轉上的作用，也同時探討藝術創作因心理防衛而使創作失去豐富表現性的問題。

心理防衛機轉不見得對藝術創作有害，這取決於創作媒材的不同表現方式。我們看到孩子創作單一作品時，通常能透過防衛的強迫行爲進而建立自制行爲，再從自制這個點上出發，朝自由創作前進。

昇華作用和防衛機轉可能同時存在，兩者也可能聯結在一

1　作者註：這一章的論點和案例，曾經在另一篇文章〈平凡無奇的作品〉（“Stereotypes”）中表述。

起，或是相互干擾。大多數的藝術家，不管年少或年老，在期間傾向於建立不合理的創作慣例，有些甚至發展出強迫性的創作過程，但這只是表面上見到的，事實上，這過程卻使昇華作用更容易發生。心理防衛機轉只有在使創作全然無法發生，或使創作無法表達情感經驗時，被視為對藝術創作有害。

然而，創作中的心理防衛很難看出來。何時因心理防衛而使畫面出現制式形式，不但取代藝術的表達性，甚至還使畫面失去活力？何時因偽裝而失去真實性，畫面變得再平凡不過，但我們卻無法分辨？

假如我們看出作品是在心理防衛之下完成的，畫面多呈現以下三種情形：單調乏味的制式化創作方式、重複的圖像，或是慣見的主題。第一類作品常常造形僵化，並以制式化方式創作，最後卻呈現獨特怪異的畫面結構；第二類作品充滿不真實的情感，例如過度甜美的情境、虛偽的英雄氣概，或不真實的事情。第三類作品則常來自於青春期或青春期早期個案。通常，較小的孩子不會畫出不真實的情境。當心理防衛機轉在創作上取得優勢時，我們在個案作品上看到的結果，常常是耗盡心思地表達不斷重複的圖像。

小孩子當然和大人一樣，心理上具有足夠的謊言和藉口的能力，並傾向於稱羨那樣的事，也喜歡一再模仿大人。但是，他們似乎無法在創作上表現這類防衛事件的原始面貌。這也許是因為心理防衛對孩子來說只是偶發事件。縱使某種特定的防衛機轉發展得很早，但也只是為了應付一些緊急狀況而已。只有在接近青春期時，心理防衛機轉才會與整個人格結構整合在一起，也只有從這時候開始，在創作表達的形式上僞裝自己成爲可能。創作上，「藝術假象」以講求技巧與複雜的樣式出現，與個人心理防衛系統合而爲一。

藝術創作自有它的道理。在其他的行爲上，人們偏向譴責明顯的謊言和原諒不自覺的僞裝，但是在創作上，原諒僞裝的假象對創作傷害較大[2]。藝術家透過創作對他人表達虛僞現象時，有時候就算透過詭辯諷刺的藝術手段，依然能保有他的藝術純真。舉例來說，委拉斯貴茲（Velasquez，十九世紀西班牙畫家）在他的宮廷畫像中，透過精緻的畫技表現宮廷樂曲、宮廷裝飾和華麗的宮廷服裝，來展現宮廷主題的權威。同時，他也諷刺地表現了宮廷人物的貪婪、殘酷和乖張的特質。然而，他對這些肖像的諂媚式描繪，不但取悅了出錢的貴族，而且使他聲名大噪。

在創作中隱藏內心的真實並表現出心理防衛，這個過程是不自覺的潛意識現象。不管創作者在意識下多麼努力，並展現創作的真誠，潛意識的心理防衛卻會大大地傷害創作表現。例如，喜用許多精細筆觸作畫的安得魯・魏斯（Andrew Wyeth），畫的造形雖然誠懇地表達了他的愛和對這個主題的尊重，但是當他用他的精細方法畫人物時，完全無法看出人物的骨骼結構、重量和立體感。作品中孤立的內涵，使畫面不可能呈現活生生的人物。

---

2 作者註：如要更明白「真實」與「虛僞」的真相，可以閱讀 Hannah Arendt 在《紐約客》（*The New Yorker*）雜誌上的文章 "Truth and Politics", February 25, 1967。譯者註：如果鼓勵創作上的僞裝，則作者無法在創作中面對自己。

如果潛意識對抗著創作者的創作想法時，縱使有最好的品味和最佳的意圖，都可能無力創造出好作品。相對的，沒有受過技巧訓練的素人藝術，就算只有粗糙的創作想法，也可使創作情感開花結果。因此，小孩子或未受教育的大人可能創造出最美好誠懇的作品，也很能享受創作經驗與樂趣，然而，他們卻讚賞純由技巧畫出來的拙劣作品。通常持這種想法的素人畫家，創作對他們來說只是一個很遲發生的新體驗。雖然他們的防衛機轉可能含括了否定作用和反向作用（reaction formations）[3]，但藝術創作並不和這個系統結合。的確，對這些純真的創作者來說，他們的藝術創作不受虛僞情感干擾，也通常無法察覺世故作品中的虛僞。這樣的天真心態會使他們認爲，模仿過度裝飾的卡片、甜美花朵的照片或具有豐富情感的宗教圖片等，就可以做出好「作品」。他們把自己的真實情感投射到所模仿的三流拙作之中，類似的事情也常發生在孩子身上。這裡，我要澄清的是，雖然我有這樣的看法，但並不是說，我鼓勵散布這個訊息到小孩子和業餘愛好者身上[4]。

---

3 譯者註：反向作用，指個人有些隱藏在潛意識中的欲念不願顯露，除了壓抑之外，在行爲上採取與欲念相反的方向來表示。

4 譯者註：克拉瑪在此處說明，小孩子或未受技巧訓練的素人畫家有最豐富的創作情感與表現形式，卻因一般認定技巧至上的創作價值觀，使他們去模仿高技巧的作品，失去表現真實情感的創作可能。然而，克拉瑪也不願意將這個想法廣爲宣傳。筆者認爲，藉創作表達真實情感雖是最好也是創作的最終目標，但不可否認的，許多人由學習技巧及仿畫中獲得樂趣與自信。再者，仿畫也可能是創作者的個人需求，因爲缺乏足夠的創作自信，會促使作者由模仿他人開始，由模仿的認同、內化，再發展自己的創作語言。另外，文化

藝術教育和心理防衛

照顧孩子的過程中，大人對孩子的一時疏忽與缺乏啓發，通常導致孩子創作的阻礙，或創作靈感的耗竭。老師通常都會鼓勵孩子創作，然而，卻因爲對即興之作或隨興主題的心理意義不夠了解，使一般教師偏向誘導兒童畫出具有精緻技巧或傳統固有畫法的圖畫，使孩子們通常製造出取悅老師的作品[5]。我們只有在想辦法引導他們在創作方式上改變時，才能看到孩子的人格成長。例如，技巧教得好的老師引導孩子做更好的作品時，我們知道孩子的創作力並未被影響，只是隱藏起來而已[6]。

因素亦可能是強調技巧與促成模仿流行的原因。例如，傳統東方繪畫的學習，無論書法、山水、花鳥、人物等等水墨創作，皆由臨摹開始學習。以上論點，都使克拉瑪提出的觀點更形複雜。

5 譯者註：許多教師或家長認定「乾淨漂亮」的圖才是好作品，所以引導孩子在形象上勾黑邊，或是鼓勵孩子以「畫得像」爲標準。無論勾黑輪廓或強調技巧，主要是爲了使作品看起來清爽美觀。許多孩子接受這樣的指導語之後，無論是服從權威、認同權威或是取悅大人等等原因，通常可以順從大人的意思，畫出「漂亮」的作品。然而，以藝術治療的角度來看，這並不是指導孩子最好的方法。筆者曾聽過家長反應，幼小的孩子上了才藝班之後，回家再也不自己畫畫，只畫出和老師教的一樣的東西。或是說，孩子在才藝班畫一種樣子，回家全然不受所「學」影響，又畫回自己的樣子。其實，要孩子畫出「漂亮的作品」通常是大人心理的需求，並不是孩子真正的創作需求。

6 譯者註：許多老師偏向引導孩子創作出「美麗的」作品，孩子也爲了取悅老師而努力學習，然而，這樣是看不出孩子人格取向與成長的。克拉瑪認爲，還好孩子的非語言表達只是因爲一時的注重技巧而隱藏起來，這個能力並沒有消失，唯有改變教學或引導的方式，才能使孩子有創作的自我表達機會。

教室裡靈活的教學可以帶來令人振奮的結果，銀髮族、成人教育，或復健中心的藝術創作課程，找回了人們的創造力，也證明了藝術創作的特殊力量與效果。這些族群也同時證明了好的創作指導老師可以是好作品的催化劑，相反的，若由缺乏熱誠的人指導，則藝術創作不會有好的果實出現。

然而，有時候我們也會發現，好老師不見得能啟發所有的學生。不當的教導不是無法引發好創作的唯一原因，我們必須從別的地方去找失敗的原因。

海倫

當一個孩子傾向於保持虛僞的面貌來避開事實時，教導她固有的創作模式，可能助長她保持虛僞的面貌，並因誤用創作方式而造成傷害。

海倫（Helen）是個十七歲女孩，喜愛藝術創作但被養育成依賴性很強的個性。不幸的是，她的美術家教老師只教她使用一般的制式手工材料包，並沒有給與任何想像力與創意的引導。在公立學校裡，海倫製作海報和裝飾物的能力受到大家的肯定，不但受到老師的讚許，同學們也依賴她的幫忙。

我第一次遇到海倫時，她正用不可思議的速度畫聖誕節、復活節、生日卡等等的節慶主題圖畫，然而，那些圖畫以藝術性來評斷是俗麗不堪的（圖 16）。她既不畫眼前的真實景物，作品也不需要接受批評，更不需要任何協助就可以完成，而海倫對無條件讚美的渴望是無法滿足的。

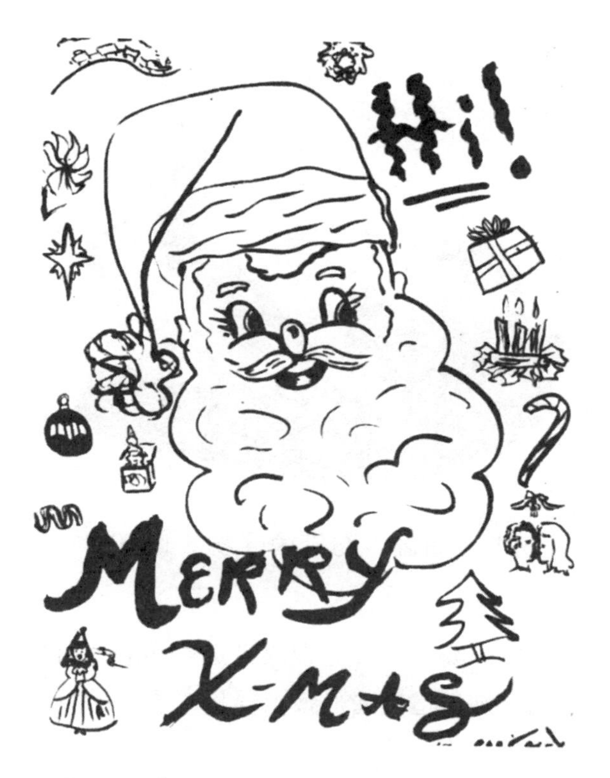

圖 16　海倫：聖誕老人（18" × 24"）

在立體創作上，海倫的作品樣式較不成熟，而她也比較願意去嘗試。然而，她所做的雕塑作品會很快地扭曲變形。比方說，她想做一隻可愛的黏土小貓，最後卻把小貓改塑成青蛙。幾分鐘後，她生氣地把這隻青蛙捏掉，再從這個變形的青蛙造形中捏出一個像人的怪物。這個怪物有著模糊的性別，腹部著地，腳卻朝上，背部向上彎成拱型，就像個小嬰孩用腹部在地

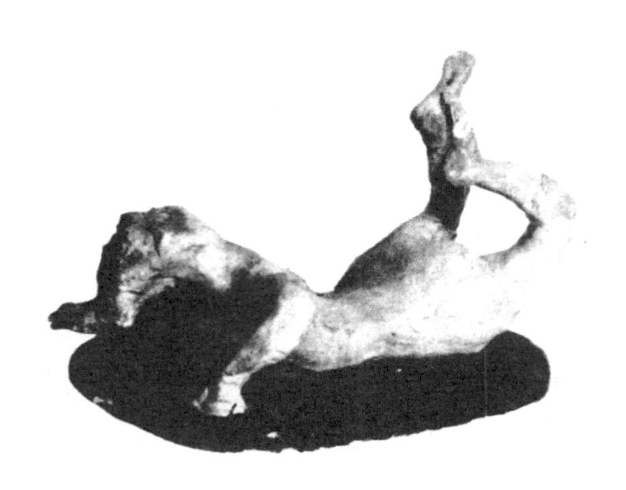

圖 17　海倫：粉紅色怪物（長 10"）

上前後搖動一般（圖 17）。她很喜歡這件作品，而且花了許多時間修飾作品。她爲這個造形接上怪異的手，所有的特徵像極了小嬰孩，看起來軟弱且怪異。

海倫怪異的立體作品幫助我們理解爲什麼她的「美麗」作品總是如此老套醜陋。她的作品給人感覺軟弱而怪異，對她來說，幾乎不可能自己做出真正美好的作品。如果她真想做得好，只好模仿了。「仿作」與創作「美麗」作品的喜好，其表面意義與隨手創作的怪物想像背道而馳，使海倫的內心世界深藏於作品的俗麗趣味之下。

在做了那怪物之後的一段時間，海倫做了一個斜躺的裸像。這很明顯的是一個自畫像，具有理想化的意義，但無論如何，這是一個真心創作的人像，不是一個機械化的人體模型。同一時期，她也在認真的觀察下畫了一幅稍具理想色彩的自畫像。

一年課程下來，證明了海倫的天分並沒有被商業化的材料包抹煞。回過頭來看她的創作發展，她的創作似乎是協助她面對真實情感的動力[7]。在這之前，海倫在師長及父母的引導下戴上順從的面具，把自己藏在面具裡，真正的創作提供海倫一個找尋創作中失落自我的機會。由於這個過程不需求取老師與家長的認同，使她能真實地面對自己。然而，世故的創造方式雖在美學上是反藝術的，道德上來說是僞善的，卻因海倫快速精明的模仿學習，由外在的鼓勵增強了自我肯定，且可能引導她朝向商業藝術的方向發展。

雖然我們知道，海倫的「創作」可能使她失去原先固有方式作畫的好處[8]，但我們無法衡量「失去」帶來的好處。我只能預估較好的創作模式可以「拯救」海倫，好的藝術教育也可以使海倫成長得更好。

海倫的那些老師都是怎麼樣的人呢？他們對舊式創作方法的喜好，是否是逃避幻想的代表記號？他們是否和海倫創作古怪雕塑一樣想隱藏自己？老師也只是人，臣服於慣例中可以使他們公正平和地邀請有問題的孩子，並在老師的照顧下，和孩子們共同分享溫和的情緒氣候。鼓勵這種具假象的創作形式也

---

7 譯者註：這裡指的是海倫的雕塑創作，因爲沒有材料包的限制，使她能面對「不夠美麗」的作品，轉而真實地面對自己。

8 譯者註：這裡指的是海倫具真實情感的立體作品。「失去」指的是，在制式仿作中獲得的讚美等等。

許是出自兒童照護中心工作者的潛意識，因爲他們的心理防衛機轉操控指導著孩子的發展方向。一旦孩子真誠地用創作表達自己，指導的大人也許會爲了孩子在創作中表現出來的扭曲不完整的人格所困擾。對大人來說，這太難讓人忍受，會使得大人要愛這些孩子，並和他們生活在一起成爲一件困難的事[9]。

海倫扭曲的內在、創作上平淡無趣的情感，和影響她創作的背景三者之間，似乎有著一道大鴻溝。尤其是引導創作的方式，使她慣用固有模式創作，也使她展現出與原始情感背道而馳的表現。

重複的圖像和慣有的創作模式

觀看重複圖像的作品時，我們必須小心區分看起來純是不斷重複的圖像，或是圖像重複但依然保有創作活力的作品。例

---

9 譯者註：人的心理防衛機轉影響許多行爲。這裡提到老師或孩童照顧者對孩子的影響，認爲成人的心理防衛機轉若是操控照顧行爲時，當成人不願面對孩童的棘手問題，潛意識可能使照顧行爲偏向隱藏孩童問題的方式。在引導創作上的影響，正如克拉瑪在此提到的，可能偏向引導孩童仿畫或畫美麗的事物，卻不讓他們在創作中面對情感有困擾的真實自我。這種方法雖可以減輕照顧者的麻煩，卻沒有解決孩子的問題，這些其實來自於成人的需求，而非以孩童需求爲主。對大人來說，期望看到「漂亮」的作品，或期望孩子在自己照顧期間讓自己好過一些，於是心理防衛使大人偏向隱藏問題不去面對。孩子在這種期望下，可能還要加上環境的鼓勵，按照著大人的期望前進，最後，問題並沒有解決。

如，五、六歲的孩子正處於圖式發展的前樣式化期，他們正在摸索如何以圖像表達男生、女生、小孩、動物等等造形，這探索可大大增長他們的圖像表現能力。藉由重複描繪這些形象，小孩子可以成功地由各種複雜的視覺影像中，用他自己的方式整理出可以簡單重複和控制的圖形，這也意味著小孩對他所處的複雜世界有更多的了解。每個孩子發展出的圖畫樣式都充滿生命力。縱使許多基本樣式重複出現，畫面卻具有豐富的組織、色彩和主題。

羅夫

我們切勿低估重複樣式帶給孩子的穩定與不斷再次確認的學習功能，也不應過早要孩子有超齡的表現。七歲的羅夫（Ralph）畫下的「肖像系列」作品，構圖上的重複正是一次又一次對同學認同的好例子（圖 18）。羅夫當時正努力地克服對同學的恐懼感，他逐漸克制自己設下的戰局，進而建立積極正面的人際關係。當他進一步發展團體的共處模式時，重複畫同學的肖像對他有極大幫助，羅夫是藉由一次次畫雷同的主題，讓他更自在地與團體相處。

從創作的角度看，如果他對友誼的期待、恐懼、憎恨的情緒之間沒有那麼多衝突的話，創作風格可能較少出現僵化、困頓無生命力的作品，也較不需要重複繪製。

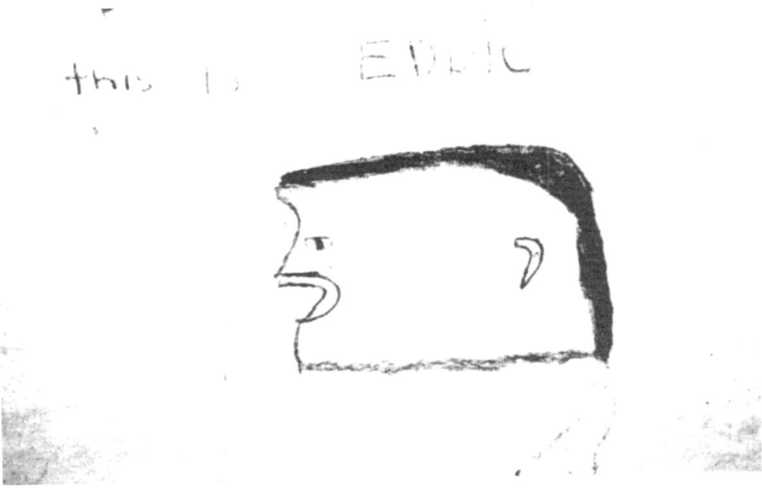

圖 18　羅夫：艾迪肖像（16" × 24"）

主題上，我們也必須同樣地去分辨僵化慣有的創作樣式與和主題多變的不同。有些藝術家的創作範圍很窄，然而我們從不感覺到他們在仿造自己。維梅爾（Vermeer van Delft, 1632-1675，荷蘭畫家）的世界總是在升斗小室中，所有的事物和人物都在裡面，連光線都落在其中，但他的每一幅作品都是鮮活生動的。彼得・布魯格（Pieter Bruegel）的主題比較廣，卻受限於他的文化背景和人格。這兩位藝術家都不屬於重複主題的類型。

一個長期飽受內在困擾的孩子，傾向於畫許多雷同的圖畫來表達他內心困頓的世界。在艾瑞克（Eric）這個小朋友的媽媽過世後，他在一年期間不斷地畫小小怪獸的臉。每一個怪獸臉龐都充滿了驚恐，這現象一直到他從自己的過度罪惡感走出來之後才結束。

創作許多鳥類造形的克里斯多夫，也就是我們曾經在探討昇華作用章節提過的那位小朋友，創作主題總是圍繞著他的視障問題，而這正是他永遠的悲痛和挫折的來源。然而，他的作品並不屬於重複圖像的一類。每一件新產生的作品都在在表現活潑的生命力。

以上這兩個小朋友所面對的，是長期下來無法承擔的痛苦，但每一次的創造活動，都是內心衝突尋求解決之道的新嘗試。內在衝突沒有一定的解決之道，卻不通向死胡同。

縱使孩子面對的是持續的衝突，隨著年歲漸長，他們的創作與心智成長必定隨年齡改變。新產生的樣式可能是調整舊樣式得來的，或者新樣式來自於全新的變革，無論這些改變如何，都需要尊重小藝術家特有的創見。正常發展中，孩子發現樣式的過程就是修飾原有樣式，或打破舊樣式，然後發現新樣式，這樣的過程在兒童成長中不曾中斷。當舊樣式失去該有的意義，新樣式也不是舊樣式的重複時，孩子就進入新的成長階段。當一切循正常發展，焦慮和混淆在階段轉移時期有時發生，卻也同時成爲尋求新表達方式的動力。相反的，如果沒發展好，創作表達能力可能被抑制、萎縮，或有不正常的發展。

是什麼原因攪亂階段發展的韻律？是什麼原因使個體或某個文化像個壞掉的唱盤一樣，不斷重複唱著相同的壞調子？我們可以做什麼去改變這情況？或者說，我們該在什麼時候介入去壓制妨礙成長的力量，並接納內在貧乏？

刻板樣式的實例

按慣例來說，刻板樣式化的表現不見得就沒有創造性。對一個內心混亂的人來說，這可能是邁向組織化的第一步，也可能是對抗內心混亂威脅時的心理防衛。

安（自我保護的模仿樣式）

九歲的安（Ann）是個被領養的孩子，飽受輕微腦傷和嚴重的情緒困擾。住在心智科病房的幾個月期間，她努力地畫聖誕樹、復活節籃子、花朵和小女孩，並努力地學畫新的東西。在藝術治療師的協助下，她發展了一些新的樣式，像是小鳥、星星、房子和圖 19 那樣的畫面。

安把這些東西當成任意符號學習，就如學習單字需要反覆背誦練習一樣，事實上，這也是她要學會畫這些東西的唯一方法。她之所以無法更聰明地學習，可能因為輕微的知覺損傷及壓抑的憤怒，正威脅著她的學習活動架構。

安為她的障礙所苦。她知道養父母只在她能夠控制自己的憤怒和表現出好孩子的樣子時接納她。她在創作上的表現，正是努力模仿九歲正常孩子的結果。安的作品拘謹乏味且缺乏創造性。但是由於創作的多種可能，使安的創作不導致任何衝突。

不久之後，安被安置在能與父母保持有限聯繫的住宿治療

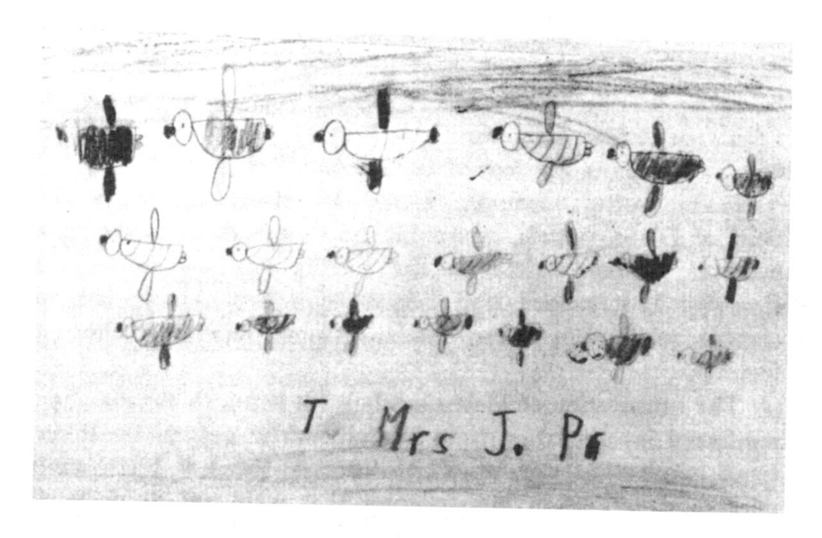

圖 19　安：群鳥（18" × 24"）

之家。在那裡，她可以重新統整她的憤怒和恐懼，並體驗人格的重整。同時，安的創作也愈來愈具有自發性表達。

亨利（將有生命的物體以無生命的符號表示）

亨利四歲半時，精神異常的媽媽企圖殺了他，之後他就住在兒童精神科病房，到現在已經兩年了。他比一般孩子聰明，人際關係也沒有問題。他無法克制地重複於破壞、然後和解的行為。例如，他會像猴子般地破壞玩具或其他東西，然後很有技巧地修復，也不斷和大人或小孩抗爭之後和解。

創作時，亨利常常潑灑顏料，然後把顏料清乾淨；也時常破壞其他孩子的作品，卻又接著修復作品。他從來只畫棒棒人，而沒有完整的人物形象；如果任何有生命的造形被畫下來，他一定在完成後毀了這張作品。奇怪的是，具有自我表達意義的抽象符號作品，他卻可以忍住不去撕它。他畫下自己的姓名縮寫和大衛之星（Star of David）[10]，這同時代表自己和他的猶太人血統。有時候，姓名縮寫畫成具有生命力的動感圖形，比方說在某一幅作品中，姓名縮寫變成了從帝國大廈飛起的躍動風箏。

亨利情況較好的時候，他會畫許多許多大衛之星、姓名縮寫，或兩者的綜合設計，然後送給別人。雖然這是刻板的樣式，也是強迫性的重複行爲，但幫助亨利減少混亂的人際交往模式，一點一點建立微弱的自我意識。

無生命符號代替有生命的物體是亨利在強迫自己遠離自己，大體來說，屬於亨利自己的刻板符號還算有益處。更確切的說，創作中破碎人形的表現，並不算表達當下的內在破壞性，這種刻板樣式是爲了抵制內心衝突帶來的破壞。圖 20 是在亨利畫了一大堆大星星送給所有的護士小姐之後畫的，這件作品中下方有一個基本的人形，在巨大的星星塔下獲救。

---

10 譯者註：代表猶太人符號的六角星形。

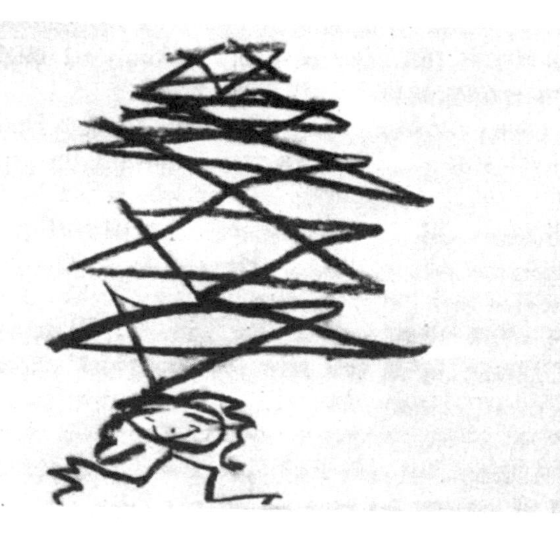

圖20　亨利：大衛之星（18" × 24"）

眼鏡蛇（對攻擊者的認同）

有時候，當現實情境逼迫內在困擾時，刻板樣式就會出現。「眼鏡蛇」故事是一個好例子。

有個新的諮商老師來到威爾特威克住宿治療學校，負責照顧八、九歲男孩的治療團體。他是位高高帥帥，有著閃亮眼神，很受歡迎的男老師。不幸的是，他既自戀又權威，還有無法預期的情緒。團體中的小男孩對他又愛又怕，與其說他是團體治療者，不如說他是個黑幫老大。孩子們都叫他「眼鏡蛇」。

在他的管理下，這些小男孩在藝術治療課程都只畫眼鏡蛇。

第一個畫眼鏡蛇的是一個特別膽小且依賴的小男孩，他先求我畫一隻眼鏡蛇給他，之後，他花了許多時間在這隻蛇身上畫下黃黑相間的之字花紋。這件作品很成功。很快的，其他的小男孩開始模仿這隻黃黑相間的眼鏡蛇。他們都希望把這些作品掛在餐廳裡，吃飯的時候，就像眼鏡蛇圍繞在周圍一樣。

雖然這些小孩那麼喜歡眼鏡蛇，但這些圖畫的品質卻相當單調。沒有任何人修改第一件作品的眼鏡蛇樣式，也沒有人畫上背景或其他的東西。眼鏡蛇的主題一直到眼鏡蛇治療師離職之後才慢慢消失。

這個例子中，孩子們的刻板樣式出自於對一個又敬畏又喜愛的人的感受。顯而易見的是，「眼鏡蛇」成了面對這位治療師的焦慮所生的符號。小孩子畫眼鏡蛇得到的快樂告訴我們，他們從這裡減輕焦慮。

如果我們認定小孩子的創作通常具有自我表達的成分，我們可以說，這些孩子把自己轉化爲眼鏡蛇。希臘故事中，柏修斯（Perseus）用打得光亮的盾折射回女妖梅杜莎（Medusa）發出的可怕光芒而打敗她，這些小男孩用他們畫的眼鏡蛇對抗他們心中的眼鏡蛇，就像他們在對外宣布：「我不怕眼鏡蛇！我自己就是一隻眼鏡蛇！」

愛和讚賞帶來孩子的認同，但若恨意和恐懼壓過前者，認同作用就只限於由危險的角度來看待愛的對象。假如這位治療師讓孩子感受到的不是他帥氣英勇的形象，而是看起來像孩子們討厭的父親，或看起來像生活環境中未盡責的重要角色，這些孩子一定還是很討厭他。果真如此，孩子們在這位治療師面前可能不是那麼完完全全受他的吸引，他們當然可能用不大一樣的方式表現情感。

然而，爲什麼孩子們的作品仍舊這麼沒有變化？驚恐和厭惡的感受並不一定使創作失去藝術性。一個孩子如果想讓自己成爲人人厭惡的蛇，他還是有可能畫出具有藝術表現的眼鏡蛇。

我認爲，情緒和生理上的障礙如果走不出來，會將孩子的創作風格帶向缺乏變化的境地。情感上，這些男孩子糾結於愛與恨的情感之中，分不清嫉妒和害怕。表面上，他們臣服於這位年輕男治療師的權威；創作上，重複描繪眼鏡蛇的刻板創作方式，其實是一種原始防衛機轉的表現。

很自然的，促成諮商師與孩子之間相處平衡的驅動力，一方面是因爲諮商師的優勢，另一方面也因爲這些孩子的弱點。假如這群孩子之中有一位創作資優者，這個孩子可能較能在創作上表達真實情感，進而影響其他孩子的創作風格。又假如這個團體較強勢且團結一致的話，他們可能共同抵制這位諮商師。事實上，雷同的情形曾發生在另一個較年長的團體中，那些年紀較大的男孩子集體逃跑，也是這位男性諮商師最後離去的原因。

安祺（刻板樣式與表現性）

前一章提到的海倫，讓我們了解到，聰穎並不保證在創作上有好的表現性。對海倫來說，她經年累月做出來的東西都是刻板的樣式化作品。另一位資質不錯的孩子安祺，則在刻板樣

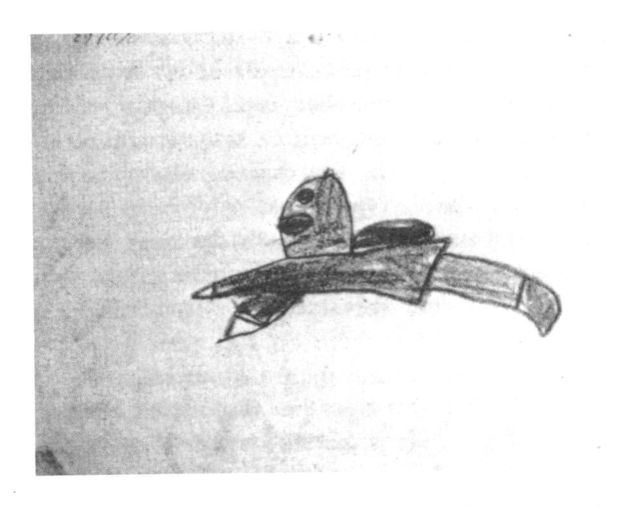

圖 21　安祺：超人（12" × 18"）

式與表現性這兩種創作模式中搖擺[11]。

安祺在五歲住到醫院時開始畫畫。他對「成爲超人」有著過度的幻想，常常在家穿戴上自己做的超人斗篷。安祺較早期的作品中，畫的都是電視或漫畫上的超人或類似主題的全能英雄。他作品中的超人英勇早熟（圖 21），卻只是不斷地反覆這相同的題材。

縱使如此，創作多少還是提供一些好處。當作品成爲心中幻想的具體化之後，他很快地停畫超人主題，並且接受在病房

11 作者註：我曾經在 “Art Therapy and the Severely Disturbed Gifted Child” 中討論過這個案例。

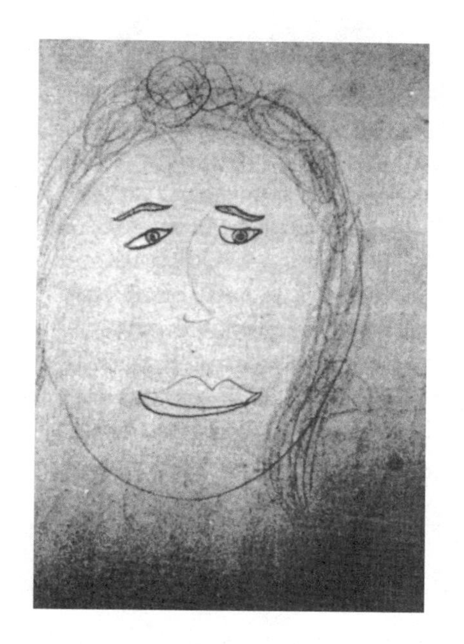

圖22　安祺：職能治療師畫像（18" × 24"）

中自己只是個小小孩的事實。

安祺的藝術天分很快獲得相當程度的行爲上拓展。有時候，他把在創作上的智慧引用到學習和人際關係上。圖22是他六歲時畫他喜愛的職能治療師。

在小兒精神科病房的三年，和之後兩年的家居生活，安祺的藝術創作行爲依舊保持相同的雙重性格。他一方面不斷地畫下超人或類似的英雄形象，一方面也表現了他對人的觀察、了解和自我表達。圖 23 完成於安祺七歲半時，他畫下藝術治療

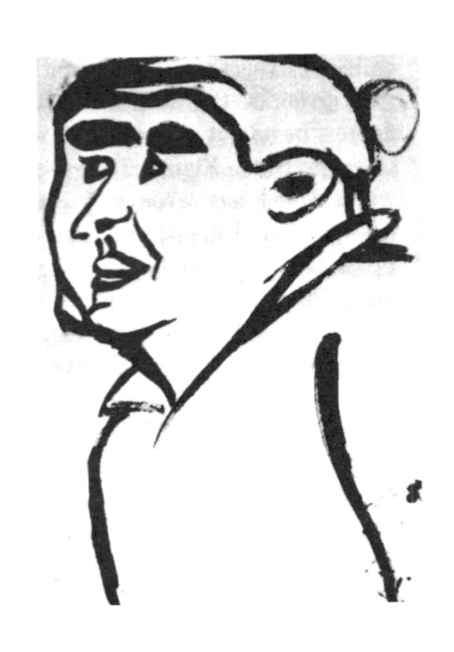

圖 23　安祺：藝術治療師肖像（12" × 18"）

師。這個生活中重要人物的面容，表現出進步神速的觀察與描繪能力[12]。圖 24 是安祺九歲時畫的，畫戰鬥中的赫克力斯（Hercules）和人馬怪物。這是由閱讀希臘英雄人物的神話傳說，和拜訪美術館得到的靈感，這幅畫得較過去精細的作品表現了安祺對英雄人物的過度幻想。圖 25 是在十歲去動物園之後畫的，充分地表現了他對真實世界的觀察和描繪。

12 譯者註：如果讀者見過克拉瑪本人，一定會和譯者一樣驚奇於這件簡筆速寫作品與其描繪對象的神似性。真的正如克拉瑪所描述，安祺的觀察和描繪能力令人驚奇（astounding）。

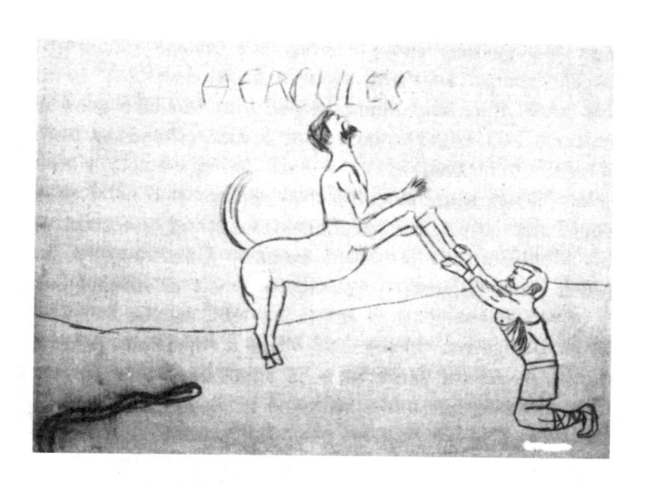

圖24　安祺：與人馬搏鬥的赫克力斯大力士（18"×24"）

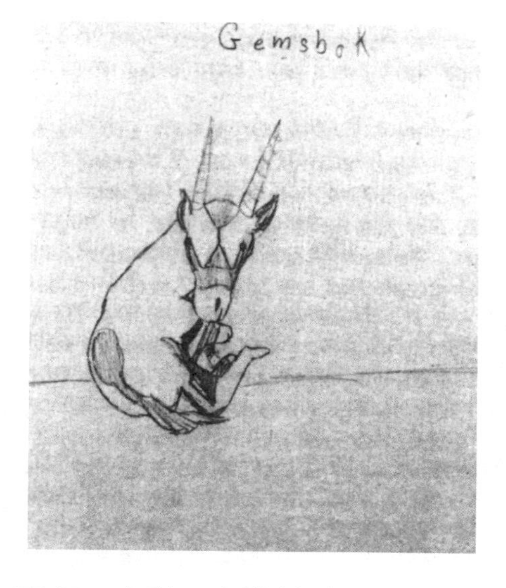

圖25　安祺：大羚羊（14"×16"）

安祺習慣於在悲苦中將自己放逐到幻想中，這是一種對於被遺棄的嚴重病態反應。他在四歲以前就發展出逃避現實的方式，將幻想中的電視英雄代替活生生的人。安祺的身心發展有許多受到傷害的部分，使得他和那些不真實的英雄之間，多屬幻想成分的關係。在他入院之後，一部分的傷害因著心理治療和良善的環境得到改善。在許多層次上，安祺的發展是正常的，他的智能也讓他能在這個教育環境中更進步，然而，以無生命物體替代活生生的人完全在他的堅持與掌控之下。在這個節骨眼上，他無法投入新的人際關係，也就是說，他的自我認同依舊薄弱。因此可以說，安祺的理想自我依舊受限於童年早期的幻想。

甚至到了十歲，這位聰明又具創造力的小男生還是無法擺脫超人和怪物打鬥的幻想。同一時期，他的另外一個娛樂就是幻想自己成爲一個有名的藝術家，但是一遇到壓力，他又會退回到早年的超人幻想中。我們在此看到了藝術創作在他的生命中扮演著複雜且矛盾的角色。

剛開始畫畫時，創作像是裝他白日夢的盒子，成功地讓這些幻想不再侵入他的生活。縱使創作樣式是刻板且重複的，也可以幫他避免被捲入自己的幻覺中。

另一方面，刻板樣式的創作也幫助安祺控制他的病徵行爲，因爲繪畫活動讓他與幻想中的英雄同在。不管這樣好不好，卻天天有用的。當安祺長大一點，創作成了他內心滿足的可靠資源，也是心靈的避風港，同時幫助他在學校和在家裡成爲一個行爲無虞的好孩子。他在繪畫中學習擊退發怒的情緒和與絕望的心情抗爭。

假如刻板樣式的創作是安祺的自我保護方式，具有創造力的創作就是他的主要資產，也是同化（assimilate）[13]新經驗、新知識的手段。無論何時何地，安祺可以很快地欣賞自己的圖畫，創作幫助他實現合理行爲的名聲和願望。藝術創作也幫助他建立自我認同，成爲有名藝術家的想法，則成爲幼兒時期理想自我（infantile ego ideals）的替代方式。

安祺的刻板樣式算是一種自我防衛，保護他免於受到心理病徵的侵擾，也讓他能維持當下病徵的穩定狀況。

安祺的創作促使他改變。創作活動給他更多成熟的滿足，但同樣也將他暴露於新形式的危機中。安祺的作品呈現於刻板樣式和極具創造力之間，正如同他處在心理退化和積極的進步中。

法蘭克（停滯和改變）

我在此舉出法蘭克（Frank）的例子是因爲，雖然他的創作從來沒有完全變成刻板的樣式，但他是一個對抗重複行爲和停滯不前的好例子[14]。法蘭克十歲時，他的媽媽拋棄兩個兒子和丈夫，之後他被送到威爾特威克男校。

---

13 譯者註：同化，指個體（或團體）受社會規範的影響，在行爲上向其認同，最後終於和該社會規範趨於一致的歷程。又，按赫爾巴特（J. F. Herbart）的教學理論，同化係指新經驗融於舊經驗的歷程。（張春興，《張氏心理學辭典》）

14 作者註：法蘭克這個案例的發展史，我在《兒童社群中的藝術治療》的第三部分有更仔細的說明。

法蘭克很喜歡畫畫。剛來到這個學校時，他畫了許多英勇的人物造形，例如騎馬的警察、國王等等，彩圖九的印地安酋長就是這樣的例子。

法蘭克的圖畫看起來有一點僵硬。他畫的人物造形依然存在著兒童發展時期中的樣式概念。顏色的使用很鮮活生動，也有強烈對比，特別是純紅色和純綠色主導了整個畫面。

當法蘭克十歲半時，他開始不滿意自己的作品。他覺得他畫的人物不夠靈活，臉看起來不像真人，顏色太平板，總是抱怨自己的作品像小孩子畫的。他希望自己能畫得更像大人畫的樣子，他想使用有變化的線條，用顏色畫陰影，也設法讓臉畫得更像真的。

法蘭克的自我批判是正常的。這時候，他開始重複他的樣式，然後落入冷酷無變化的刻板樣式危機中。繪畫心智正常發展中，十歲的孩子正處於水平基底線提升的時期[15]，這使潛伏期後半期孩子的創作有了動能，也同時可以看出這年紀孩子的心智能力。基底線提升可看出孩子對視覺世界有了更理智客觀的觀點，也可得知孩子的視覺理解力提升了。這個空間發現的意義在於，隨著個別差異，自己創造的空間和深度可幫助小朋友學習客觀的表達物體，而不只是樣式化的表達。

---

15 譯者註：十歲孩子在一般正常的繪畫心智成長中，處於水平基底線提升，畫面物體重疊的空間認知改變時期，克拉瑪認為，因水平基底線的變化，產生孩子對創作的動力，而畫面空間結構的改變也可看出孩子的心智成長。如果讀者想對此發展有更多認識，請參閱陸雅青著《藝術治療——繪畫詮釋：從美術進入孩子的心靈世界》。台北：心理。

這樣的新力量同時帶來新困擾。發展時期的轉變對每一個人來說都是不容易的，但對法蘭克來說，這轉變就像要把他分解了一樣。

法蘭克無法放棄卻也不能接受舊樣式。他想要使畫面更有變化，但是他又不能忍受不完美。他通常在開始畫圖時保持舊有樣式的僵化風格，然後逐漸設法改變。當他成功地畫出更具表現性的畫面，或更具情感的色彩時，他常常說那樣的顏色看起來太亂了，又說這些人的臉不應該這樣，應該讓他們看起來更正常一些。在那段不算短的時間內，大多數時候，法蘭克畫到最後會把他的作品堆在一起或撕爛。

那段期間，法蘭克一次又一次地到藝術治療室與他自己、與創作媒材、和與藝術治療師抗爭。

法蘭克想要在藝術創作上有所突破的想法很強烈，也因此感到焦慮，無論何時總伴隨著情緒反應發生。當他初來到威爾特威克男校時，他必須把自己和所有親密的人際關係隔開。他只信任父親，無法原諒母親的遺棄。然而，這個父親很快就消失無蹤，當時也失去音信超過一年了，反倒是母親常常來看他，雖然如此，法蘭克卻忽略他的母親。

慢慢的，法蘭克走出他的孤立。他開始知道爸爸不全然是好的，媽媽也不完全是壞人，他們只是好壞兼具的親人。這種認知對他來說很痛苦。所以我們看到法蘭克的創作模式應該要改變，卻面臨改變的困難。

法蘭克早期的作品極具保護色彩，也充滿孤立感。雖然在大多數的人物造形中看到些許女性特質（例如彩圖九的印地安酋長，竟擁有一頭長髮和明顯突出的胸部），但他的作品多半還是表現了英勇的男性形象。對一個幾乎對任何人都具有敵意的小男孩來說，這樣的圖像表現滿足了情緒需求：特別是投射了對父母的理想自我形象和保護者形象在作品上。

對於一個必須重新評估自己面對世界時，充滿失望與混雜情感的小男孩來說，這些作品並沒有真正表達他的感受，或對他的心理需求有益。然而，這些感覺過度縈繞於個案的心，以至於只要畫面不夠對稱平衡，或是色彩混淆不明，都會引起個案心中的真實與曖昧的感受而使人害怕。因爲個案在創作上極度的完美要求，讓他厭惡畫面上所有的不對稱。這情形常見於內在不平衡的大人和小孩身上。

「生氣的印地安人」（圖 26）描繪上述的內在感受。法蘭克是在一次抱怨自己什麼都做不好，情緒極混亂地在藝術治療課程的最後畫下的。課程最後，他拿起筆說：「告訴你，我就是不會畫！」激動的線條像在描繪狂烈的戰爭之舞，狂亂線條的韻律感可由印地安人的頭飾中見到。位於中央的小臉龐像是生動的自畫像，但是法蘭克看不到這一點。對他來說，這張作品什麼都不是，只是一團混亂的東西。正如前述，如果法蘭克要多一點「成熟」的風格，他必須先拋棄帶來僵化樣式的防衛。

法蘭克在一次稍稍打破他的刻板樣式之後成功的轉型，這一次的打破樣式得到正向的結果。首先，他用舊有的樣式行爲，以平塗法畫下一艘灰色太空船，背景是更暗沉一點的灰色太空。然後，他將紅色與橘色加到太空船與太空的背景上，還潑灑上愈來愈多的顏料。法蘭克解釋說，這艘太空船正因太陽的熱度

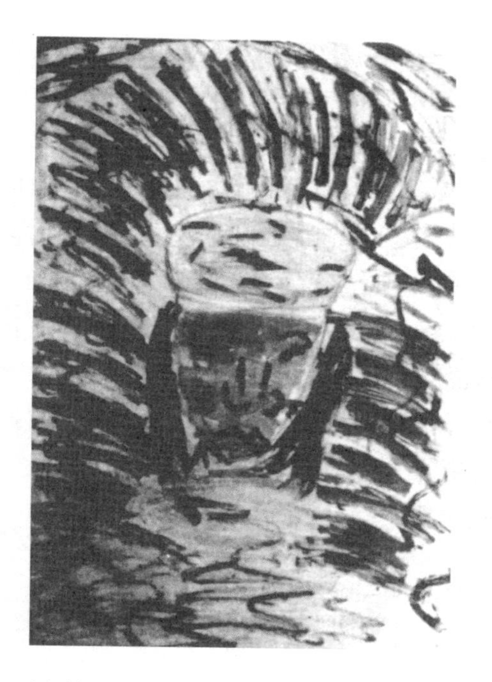

圖26　法蘭克：生氣的印地安人（24" × 36"）

融化了，事實上，這張畫也逐漸成為一團糟的畫面。然後，法蘭克決定要救救這艘太空船。他重畫太空船的外輪廓，用灰色和藍色統整畫面，再用橘色和紅色強調太空船較亮的部分，成功地改變了顏料一團亂的情形。先撇除創作這件作品時的混亂過程，作品的結果一點都不亂，沒有兒童特有的刻板樣式。法蘭克終於感覺自己用的是「成熟」的畫法。

從那時候開始，法蘭克的創作愈驅自由成熟。彩圖十的「墨西哥人」可以看出這樣的改變。

然而，當然也有一些東西是沒有變的。如果我們把彩圖九的「印地安人」和彩圖十的「墨西哥人」做比較，我們都看到畫面強而有力的風格。這兩張畫的主題都是英雄人物，也都具備女性形象特質（長頭髮和胸部）。但是，「印地安人」面容上所展現出具有攻擊本能的權威力量，只重複出現在身體與亮麗的髮飾上，而「墨西哥人」這件作品則加上「人」的真實感。

法蘭克的故事告訴我們，當樣式無法表現真正內涵時，原始生動的風格會屈服於刻板樣式並停滯不前。我們也同時看到，舊樣式與新樣式的轉變之間，通常需歷經苦痛與混亂。不當存在的舊樣式破滅後，新樣式尚未形成時，混亂感受威脅著個體，直到創作形式能夠成功抵抗衝突和表達感受爲止。

心理防衛與僵局

我在前段已經描述過刻板樣式藝術的不同案例。藝術創作在每一個案例中，內心衝突將個案帶往無法走出來的死胡同，但藝術創作扮演著抵抗內心衝突的心理防衛機轉的角色，也因爲這樣，才能使個案真正的心理防衛靜止不動。讓我在此重述不同案例中的重點。

這裡舉個最簡單的例子，溫和的刻板樣式由老師引發，來自個案與老師的兩種動力聚合，可能產生幾乎不能克服的阻礙：一個原因來自老師的不信任態度和老師本身對藝術創作的害怕；另一個原因則來自於個案內心對創造性表達的抗拒。這種現象存在於每一個孩子（或大人）身上。

只有兩種小孩對這類教師的引導不會以刻板樣式的圖像做爲創作回應：一類是資優且創造力超越老師僵化引導的孩子；另一類是內心太過混亂，以至於無法受到老師標準影響，也無法附和老師的孩子。

在海倫的例子中，情況比這裡所說的要複雜一點。當海倫年紀還小時，她可能有足夠的創作才能去超越提供她樣式做法的三流老師，可惜她的內在困頓使她對不好的教法有所回應。

海倫拼命地取悅老師，也有強烈的成就需求。這使她成爲「所有重大節日的藝術家」（artist for all occasions），而且整個環境也鼓勵她成爲這樣的角色。對特殊機構裡的孩子來說，假日讓失去家與愛的孩子更感受到自己的失落，可以說是這些孩子最難過的時間。在機構裡成爲一名假期裝飾的藝術家，讓海倫脫離假期失落感的痛苦。這也可以說，創造虛情假意的作品，是內心否定失落感的一種方式。

海倫同時也在避免從扭曲的角度看自己。存在於海倫自我理想形象（甜美而有教養的小女孩）和真實自我之間的矛盾，帶著聰明的她走向不斷創造「藝術假象」的死胡同。雖然在她的作品中，海倫達到了理想自我的境界，但這努力耗盡了她的能量，卻對她內心的成長沒有幫助。

之後，帶有壓抑效果的媒材被接納，也因爲這一條路無法帶來更大的創作動力。當我接納海倫怪異的立體作品時，她的成就需求被滿足。當然，當時十七歲的她，已經不像兒時那樣脆弱了。海倫的作品依然保留了許多原本的商業性質在裡面，雖然進步不多，但有收穫。

安利用藝術創作讓自己像個正常小女孩，以抵抗被遺棄的感受。然而這不是她現實生活中的真實樣子，所以她的創作多刻板樣式且沒有藝術張力。但是安別無選擇。父母的不當要求和安的僞裝讓她陷入僵局。縱使我不鼓勵這樣的創作，在那樣的情境下，我也只好盡量讓她在刻板樣式上求變化。

亨利與內在衝突奮鬥。從某方面看來，他擁有想要創作的健康需求，並且有主動愛他人的健康想法。另一方面看來，他確有同時把「生物主題」作品畫完就毀掉的衝動。創作抽象符號是亨利與內在衝突妥協的方式，因這些符號式的圖案不會引起他的矛盾情緒。這樣，他可以滿足內心給與的需求，同時避免毀掉自己所喜愛的作品。

亨利破壞作品的衝動具壓倒性力量，是由於亨利無時無刻會被捲入這種情緒中，他當然也深爲此所苦，我在這種情形下必須支持任何他能控制自己的方式，包括接納他重複的刻板繪畫樣式。

「眼鏡蛇」和那群小男孩的故事告訴我們，外在壓力會迫使內在衝突表現在創作上。對於兇惡的治療師，這些孩子無法承受。所以，孩子們受到「向攻擊者認同」這個原始防衛機轉的影響，成爲他們對抗心中焦慮的主要防衛機轉。我無法要求這位治療師不要以兇惡的態度對待孩子，我所能做的只是幫助這些孩子畫出好看的眼鏡蛇，以忍受眼鏡蛇治療師的統治。

安祺案例中的僵局和海倫的案例可以說是完全相反的表現。海倫設法達到正常的理想自我形象，而她的失敗乃因其幼年時期的創傷人格。安祺的理想自我形象被四歲以前就定型的幻想樣式綁住，當安祺長大一點，這個理想自我形象沒有改變，依然是超人或具有野性的造形。他無法達到這些理想，只好在畫畫和做白日夢時，把理想與真實自我融為一體。由於這些原因，我們看到安祺表現出刻板的創作樣式。

我已經在其他章節花了不少篇幅說明過治療安祺的方法[16]。整個治療過程經歷了許多段落。剛開始時，我無條件接納安祺所有的作品。之後，我在原創作品和刻板樣式之間做出區隔，只要安祺一脫離樣式表現，就給與支持和鼓勵。最後，安祺發展出「名畫家」這種短暫的自我理想形象，恰與先前發生的超人形象意義結合。從那時候開始，我努力地幫助他消去超人幻想的重要性，強化所有能脫離原來幻想意象的其他替代形象。

至於法蘭克，他的作品從來沒有出現刻板樣式。治療過程中，當舊有想法和已經建構起來的心理防衛無法防守新的情緒改變和矛盾時，法蘭克的心理很受威脅。創作者企圖保有舊防衛機轉會減低表現性的創作樣式，一旦這情形延展到整個生命中，讓人想躲在舊防衛的保護傘下時，個體就不再有能力以創作表達真情。為了幫助法蘭克，我必須了解他在對抗什麼，也必須忍受他內心的衝突，並在其中尋找改變契機，再將破碎的心靈接續起來。

這些例子中，我們發現前後矛盾的防衛機轉不斷妨礙創作過程，甚至將個案帶入走不出來的死巷裡。然而，刻板樣式確

---

16 作者註：見 “Art Therapy and the Severely Disturbed Gifted Child” 一文。

實保護受創的孩子，使他們保有身心平衡；但同時，刻板樣式也會不計成本地削弱心理防衛。

我們知道，由另一方面來看，心理防衛因爲避開了衝突，使矛盾仍然存在。經過一段時間之後，心理防衛本身也會引起病徵，最後甚至因壓抑而引起心理傷害。當這情形發生時，心理防衛漸漸開始成爲壓抑機制的特質。舉例來說，海倫畫的那些可愛東西，在她一再壓抑幻想之前，可愛的表象會很快發展成粗陋扭曲的樣子，使刻意甜美的圖像看起來更怪異。還有一個危機是，「次要收穫」（secondary gain）[17]太過令人滿足現狀，使心理防衛無法停止運作。安祺畫超人所得到的讚賞也是這樣的例子。心理防衛避開衝突，卻引發另一種負向情感。舉個例子來說，安可能在父母的過度期待下累積了巨大的攻擊本能。在以上這些明確的要點之外，還有一項共同的危機，那就是在這些機轉的妨礙之下，所有可能的心理成長都被封鎖了。

書上提出的案例顯示了行爲本身並沒有定則。在每一個例子，我們都必須問道：「刻板樣式提供了哪一種心理功能？」如果阻止刻板樣式的表現，有沒有更好的方法提供給創作者？個案有沒有辦法忍受表現性作品上呈現的內在衝突？個案有沒有辦法藉由表現性創作重整人格？我們能不能在個案處於高度情緒混亂時給他心理支持？在情緒發作的個案中，我們有沒有辦法幫他統整破碎的心理狀況？我們有多少時間處理這些問題

---

17 譯者註：這裡所說的「次要收穫」指的是海倫因爲畫那些可愛的東西，或是安祺畫超人所得到不了解創作真義的周遭人士之讚美。

呢？假如將個案的心理防衛除去，他會不會受到傷害？個案的家庭是不是能忍受除去自我保護機轉的個案？

幸運的是，人們不會輕易放棄心理防衛，特殊情況下的孩子也不會那麼容易被推向不當的方向。孩子們會藉行爲讓我們知道方法錯了，我們最好能夠從孩子身上取得我們要的線索，因爲頑固的抗拒行爲通常都有堅定的理由。沒有比觀察孩子的情緒更重要的事了。任何可以帶來沉穩情緒的方法都有些許好處，無論這方法如何無趣，也都對治療者有一些意義。

我們心中必須保有以下兩項基本道理：一是佛洛依德的銘言：「患者永遠是對的」；第二是，在我們接納退化行爲時，也必須同時提供成長的刺激。如此一來，我們就不會走偏方向。

使用創作媒材的多種刻板創作方式

並不是所有的刻板樣式都來自於上述案例複雜的情況。發展遲緩或腦傷患者常常以刻板樣式創作，他們以刻板的樣式面對環境的混淆和無助感，但是這和內在衝突不一定有關係。

內心空虛也可能出現刻板樣式化的塗鴉，這個情況我在〈藝術創作方式與無知的誤用〉一節中討論過。

有時候孩子的作品出現刻板樣式，或是有樣式化的行爲，乃因他們想獲得先前得到的創作成就，這個現象與其說與孩子的內在衝突相關，不如說與安全感相關。在以下的案例中，刻板樣式則單純是對教育方式的回應。

在某些患有精神病症的孩子身上，可以看到用刻板樣式使用創作媒材的案例，這些刻板樣式行爲正如前述帶有心理防衛功能。如果我們提供這樣的孩子不同顏色的顏料時，他們通常只用一種顏色把整張紙塗滿。如果同時使用多種顏色，他們似乎會被這許多顏色所困擾。他們常常在調色盤上擠了許多顏色，但是通常隨意混色，最後調色盤的每個格子看起來都一樣。我們沒有足夠的資訊去解釋這種行爲的象徵意涵，只能確定這行爲不只呈現對於內心衝突的一般性防衛，更是防衛著差異與區別的焦慮。

有些刻板樣式呈現的是願望實現（wish-fulfillment），而非心理防衛的表現。患有精神病症的孩子常常在作品中創造一個幻想的新世界。有一位八歲患有精神病的小女孩，花了一整堂課做了好多好多相同的人物造形，代表自己、親戚和所有她認識的人。課堂上，她一直擔心時間不夠讓她把所有認識的人都做出來。要做到和認識的人一樣多的數量當然不可能，另一方面，材料也不夠。奇怪的是，她卻沒有做自己的爸爸媽媽。如果我引導她把爸爸媽媽列入這群人當中，可能遭受拒絕，因爲強迫讓自己重複做這麼多小人像的主要目的，似乎就是要把她的爸爸媽媽擠出場外。

另一位七歲患有精神病症的小男孩，曾經被迫看著自己母親賣淫。他常常做陽具似的巨大熱狗，有時候小男孩還在上面畫上臉，有時候也加上小小的手臂和腿。完成這個擬人的陽具後，小男孩會重複撫摸著這個作品，虐待使它變形，有時候要我吸吮這個熱狗，最後總是把作品毀掉。

像這樣的案例，早已失去創作的本質，這樣的孩子做出來的東西只是將幻想中的物體具象化，創作並不帶有任何象徵意涵。這樣的作品並非現實世界的產物，只是藉由重複的製作，強化自己的幻想而已。

那樣的孩子樣式改變得相當緩慢。當他們生活上的其他狀況好轉時，較有可能引導他們由幻想世界轉出來，再由對現實世界的理解中朝著象徵意義的創作前進。

更簡單的說，具有願望實現功能、較看不出病態的樣式，是一種過度甜美的畫面表現，有時候出現由青少年或成人畫出可憎的色情藝術，他們的成長通常還沒能超越象徵表達的層次。

當年輕女孩不斷地畫有長長睫毛和美麗髮型的美女側面像，是因她受到異性吸引而陷入不可自拔的自戀幻想。相同的情形也出現在男孩子身上，但男孩的作品會有更多情色意涵在裡面。膨脹自戀的男性形象同樣會出現，有時還會將女性貶抑成非關個人的性滿足對象。

如果歸納這些圖像上的觀察，我們可以說刻板樣式是爲了心理防衛而出現，但有時候，刻板樣式的出現是爲了願望實現。然而，無論刻板樣式出現原因爲何，當一再出現時，都意味創作心理走向僵局。

聰明才智在心理防衛上的功能

創造好作品需要具備智慧與成熟的想法，但沒有特殊才華與成熟想法也可以有簡單形式的真誠作品。除去刻板樣式及空洞內容之外的任何創作，也有可能具有心理防衛的意涵在裡面。從另一個角度看，表現心理防衛也需要成熟的想法與才智。

下一個故事裡，我們會看到，當一個有才華的孩子要在畫面表達認同感以建立理想自我時，他的作品轉向模仿，並透露不真實的情感。

賴瑞

賴瑞十歲時，他挑釁其他孩子的行爲使他成爲威爾特威克男校中最讓人頭痛的孩子之一。他常常要大人保護他，卻同時用偷竊和破壞團體氣氛挑釁大人，因此常遭處罰。

他找到的最好避難所是藝術治療教室，那裡可以找到較平靜的氣氛，雖然如此，賴瑞還是常常克制不住自己去招惹別人。賴瑞常把他的紙弄得一團糟，又很怕被別人攻擊，常常轉頭往後看以確定自己是安全的。

在那段常有挑釁行爲的時期，賴瑞曾畫下兩張頭戴號角的非洲巫師。這兩張圖都沒有完成，圖像本身無論是外輪廓或是整體感覺都像賴瑞本人。第一個巫師的臉上有著咧嘴的邪惡笑容，這好像賴瑞正要整其他孩子的樣子（圖 27）。圖 28 的那個巫師看得出來是賴瑞正在向大人告狀抱怨的樣子。此時，我們看到賴瑞將他的自我形象投射到這個不吉祥卻有神秘力量的巫師身上。

當時，有一位諮商師很努力地教賴瑞如何在受到攻擊時反

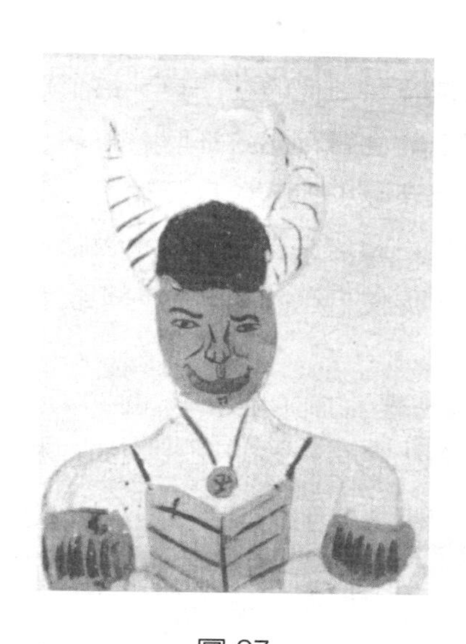

圖 27
賴瑞：頭戴號角咧嘴笑
的非洲巫師（18" × 24"）

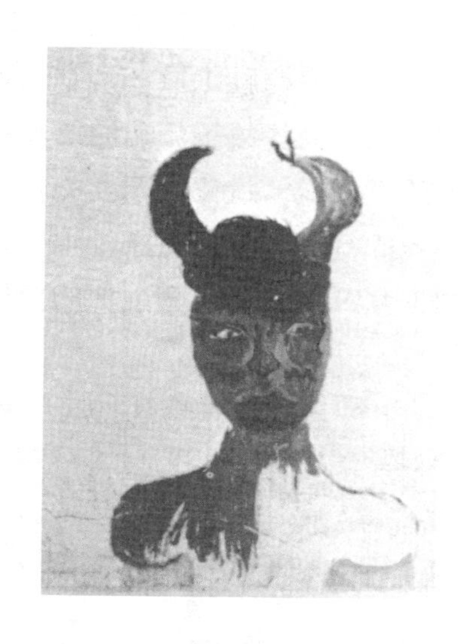

圖 28
賴瑞：頭戴號角沉思的
非洲巫師（18" × 24"）

擊，這個努力有一點成果。賴瑞到學校的第一年結束之前，他終於在團體中受到其他孩子較多的尊重，成為不總是被欺負的角色。

然而，賴瑞被欺負的形象轉而成為欺負他人的行為。他開始將他過去所受的回饋出去，開始欺負比他弱小的同學。大多數這時期的作品充滿傲慢與克制下來的殘酷個性。賴瑞以良好的技巧畫下「印地安酋長」（圖 29），不管在主題選擇，或是表達當下感受，他都充分地表現了當下的自我。

當賴瑞待在學校超過一年時，他開始喜歡一位長得又高又有男性氣概的社工員，常常黏著這位照顧他的社工員。爲了這個社工員的緣故，賴瑞開始克制他的偷竊行爲。那時，賴瑞也很欣賞校長，這位白頭髮的紳士深深吸引他，所以賴瑞盡力改善他的行爲，努力在學校中求進步。賴瑞來自一個有宗教信仰的家庭，他同時也藉由他的信仰，促使自己達到新的理想自我形象。

一張大紙畫有身著西服手握《聖經》的白人男子（圖30），看似賴瑞喜愛的社工員，爲賴瑞努力在自己身上植入新的理想

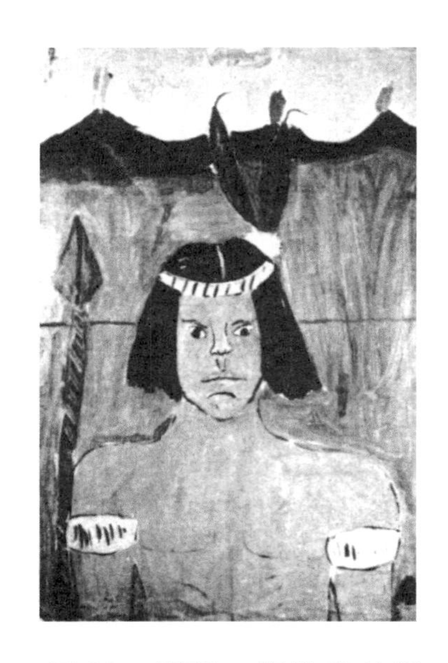

圖29　賴瑞：印地安酋長（24" × 36"）

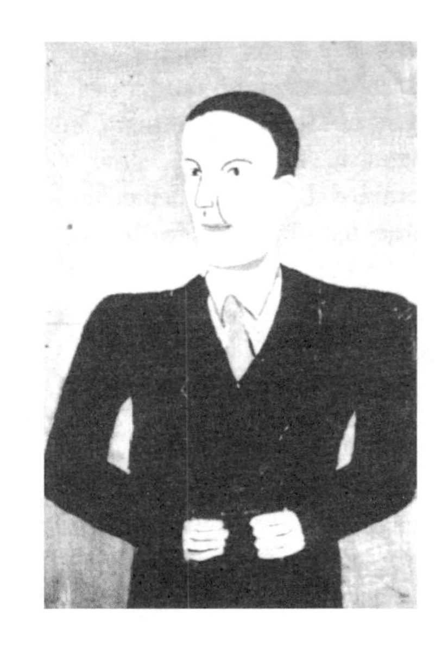

圖30　賴瑞：手持《聖經》的男子（24" × 36"）

自我做見證。然而，與其他作品比起來，這件作品較平板無變化，也缺乏活潑的生命力，好像這個文明人看起來不像賴瑞的真實自我。

接下來的幾年，賴瑞的確努力於克制他的犯罪行爲，他作品中的正向內容幾乎就像爲自己的行爲做絕對的保證一樣。這些作品畫著教堂、老人、看似校長的白髮紳士和許多風景畫等等。圖 31 畫著冬日黑夜的景象，兩幢小屋覆蓋於皚皚白雪之下，兩棵光禿禿的樹立於房子之間，亮黃色的滿月及星星掛在黑夜的天空中，作品傳遞了冬日獨居的寒冷氣息，畫面氣氛感人。賴瑞這時期最大的作品是一件在和風中飄揚的美國國旗，上面還可以看到四十八顆小星星被仔細描繪下來呢。

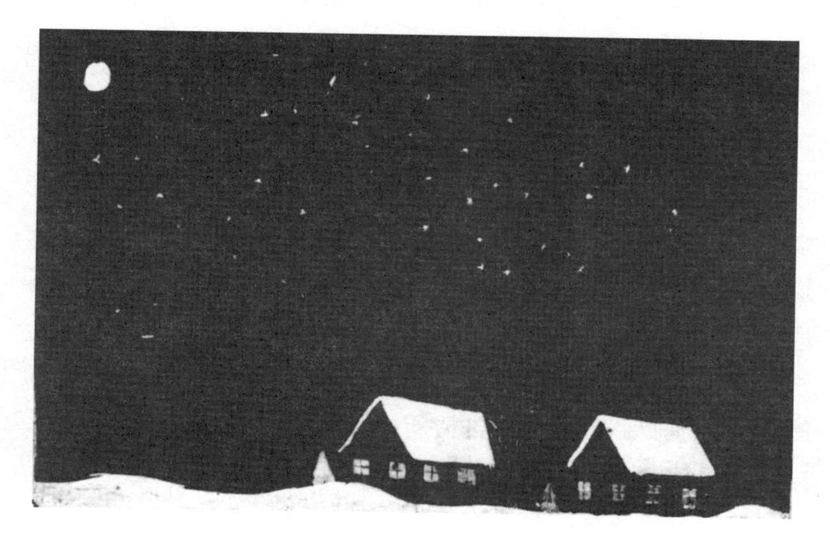

圖 31　賴瑞：冬日夜晚（24" × 36"）

然而，他卻很少能自己創作，多數作品的內容仿自學校的其他小畫家，特別是仿自那些像他一樣對生活懷有大志的同學們。有趣的是，這時期唯一具有攻擊本能的是一條龍，仿自達文西（Leonardo da Vinci, 1452-1519，義大利畫家，文藝復興三傑之一）的作品。此處，攻擊本能由藝術名家作品中取得。創作這件作品其間，賴瑞的犯罪行爲只是部分控制住。他依然繼續欺負弱小，只是行爲上沒有過去那樣惡劣。他的臉看起來依然有著徘徊不去的憂鬱。

當他快要可以離開學校時，賴瑞畫了許多宗教主題的作品。大多數是刻板樣式的耶穌像或是天使像。心淌血的「耶穌像」（圖 32）是賴瑞的最後一件作品，也是這段期間較具表現性的作品。耶穌的皮膚顏色看起來像是皮膚較白的黑人，就像賴瑞自己一樣。看起來，離校的壓力給賴瑞帶來較多感受。正在淌血的心依然具有施虐－受虐（sado-masochistic）特質，但在此處已經轉爲宗教符號的象徵表達。

藝術治療師常常觀察到一個現象，和行爲優良的孩子比起來，有問題的孩子畫出來的東西具有較多情感。特別是常惹麻煩的孩子要學習自制時，作品常呈現貧乏內容、過度虔敬或煽情，或者連小孩都失去興趣的主題。

在這個點上，素行良好的孩子創作品質的豐富或空洞，可以由支持他們品行的平衡動力所控制。當一個孩子的好行爲被自我強度支持時，昇華的能力通常能幫助他們產生創作的活力。相反的，當自我強度被心理壓抑和罪惡感所犧牲時，創作會開始傾向內斂和空洞貧乏的內容。

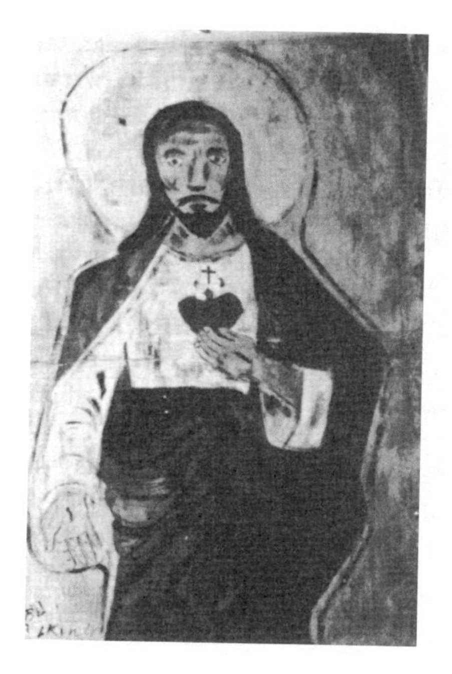

圖 32　賴瑞：耶穌像（24" × 36"）

然而，這個道理不見得對等，所以，沒規矩孩子的作品不見得是自由表達的類型。但是，通常較膽小一致的孩子，作品較爲內斂。

在賴瑞這個案例裡，治療過程有著戲劇化的轉變。賴瑞的作品首先出現的自我表達是遠比他更英勇成功的英雄形象，這形象雖然表面上不代表他，但本質上與他相同。漸漸的，作品呈現完全和他不同的樣子。賴瑞的犯罪傾向、無知、殘酷的自我在作品中完全看不到，作品呈現的反而是與自己樣子相反的理想自我表達。作品愈朝向理想自我轉變，伴隨可見的是作品的表現性與活力的逐漸消失。這個單一案例當然不能做爲所有雷同情況的單一答案，賴瑞作品中呈現的傾向也不全然代表他的全面發展。讀者可以想像，爲了讓他自己有更適意的創作表現，賴瑞可能傾向以特定的方式創作，以戲劇化的方式展現他的能力，這個部分他表現得相當成功。賴瑞可能也知道，當他真誠專注地忙於創作，在作品中展現真實自我時，會讓他在學校或其他地方，或上他喜愛的社工員的課時產生衝突[18]。

如果這是事實，我會對失去看到賴瑞創造真情作品的機會感到難過，但是，這改變對他生活的其他層面有較多好處。可惜的是，他後來又開始偷竊，這不光明的行爲使他的臉部表情看起來又開始像那個生氣不悅的巫師（圖28），而圖29表現出的傲氣也消失了。賴瑞的行爲真真實實地呈現在作品上，顯而易見的是，賴瑞人格結構上的改變，還不足夠承擔新好行爲的改變。

一個造成他真實少進步的原因，可能來自於無法改變家庭生活的無助感。賴瑞的整個童年生活中，他的父親屢次遺棄母親和幾個孩子，讓他們過著貧困的生活。就算父親回來，也用殘酷的態度對待妻子與孩子。最年長的賴瑞通常直接和父親有衝突。當時的賴瑞，對可以想見的未來家庭不存有任何希望。

賴瑞將對家庭的極度渴望表現在他所做的一件作品上，然

---

18 譯者註：克拉瑪在此處說明賴瑞不斷表現理想自我時，隱藏了真實的自己，所以畫面失去活力，人物畫的姿勢只是刻板地站著。然而，若賴瑞真實地表達，日常行爲可能因爲毫無自我控制而產生許多問題。

而他卻反覆起始工作而從未完成。這件作品畫著一群不同顏色的馬，有褐色、黑色和斑點狀花紋馬，有母馬和小馬，還有一頭黑色公馬站立一旁守衛著其他馬匹。每次他畫這件作品時，總是充滿愛意並小心翼翼，費盡心思盡可能使作品完整，最後卻總是無法完成。

賴瑞在這件作品中安慰自己，讓他自己成爲權威形象，並夢想自己成爲解救母親和其他兄弟姊妹的拯救者。這種創作形式可能引向理想自我的發展，但是，不會幫助他在必要的人格改變上建立認同感。

賴瑞十四歲時，他真的被送到寄養家庭，在那裡，他能充分享受自己母親和弟兄姊妹無法享受到的物質利益，這讓他感到十分罪惡。他再次設法讓自己成爲拯救者角色，較合法的時候，賴瑞在未被允許的情況下買禮物送給親人；非法的時候，就偷給他們。於是偷竊行爲再犯。然而，偷竊卻不純然在利他的層次下，有時候他也偷給自己。因此，他又回到過去的行爲模式中，不斷觸怒他人並遭來責打。

我們可不可能設法預防這個再犯的行爲模式呢？我們也無法得知。有時候我們覺得可以追溯過往，得知事情的發生緣由，我們也好不容易徹底知道未來將如何，然而行爲特徵是很難理解的。

由於藝術治療師可以由作品中得到行爲的線索，所以知道賴瑞並不完全是在作品中處理內在衝突。在賴瑞曾畫出相當具表現性的作品之後，治療師應不應該爲了讓他面對自己問題，而設法鼓勵他畫出更具表現性的作品？我的確試過，但每次都失敗了。這證明了賴瑞太受他的病態行爲影響，使外在與內在解離。外顯行爲善的一面有可能是內在惡性的掩飾，爲了努力表現善的一面，使他在尚未有足夠表現善性的心理準備時，將他推入情緒的冒險中。在創作上表現心理防衛的情形發生在所有案例上，創作因此無法爲衝突行爲提供出口。

我們看到賴瑞的創作天分幫助他利用創作造就心理防衛。在他努力表現善良行爲時，創作提供他表現善良豐富自我形象的空間。他畫的國王、劍道者、印地安酋長等角色，都有著傲慢自戀的驕傲外貌。當賴瑞想要僞裝自己時，他很自然地取用這些形象去支持心中的想法。甚者，當他在其他方面表現不夠好時，創作這個專長使他更容易用來表達自己。同樣的，當賴瑞與內在遠離時，他就愈少藉由模仿學習技巧。

賴瑞的天分是否能預防他失去自我認同？通常創作幫助孩子在面對壓力時保有真實自我，我也相信這是不因時間改變的道理。賴瑞在創作課時從不惹麻煩，他總是在創作活動中掩飾得很好，但我們依然能從他對顏色選擇和筆觸敏感度上看到他的真實情感，在少數的戶外速寫、風景畫或甚至宗教畫當中，他表現了真實的自己。然而，當賴瑞的自信心同時受到理想自我與畫出好作品這二個原因影響時，創作不可避免地呈現了心理防衛。

這個案例讓我們了解創作的優勢和缺點。比起行爲或語言，賴瑞善惡特質的發展，在創作上可以較清晰地看見。因此，創作幫助他穩定內在，也將他的心理過程帶向真實的自我。創作對賴瑞有許多好處，也許還使他更順從於治療。但我們也要確知，如果單純只有創作的協助是無法發生作用的。

青少年創作和心理防衛

賴瑞的案例將我們由兒童時期帶向青少年時期。他的案例也讓我們看到青春期常見的現象：放大個人的苦處。許多有天分但生活上沒有賴瑞那麼苦的孩子，面臨青春期時也會出現類似的經驗。

青春期複雜的內在改變，常使得自我認同動搖。自我認同再次統整與穩定前，假象認同（pseudo-identity）常常發生。模仿與假性情感充斥，不只是賴瑞作品中看到的善性，也在青少年開放的表達攻擊本能與情色藝術中看見。青少年表現出的敵意或魅惑淫蕩的態度，通常不是他們心中的真實現象。

當青少年努力取悅成人所給與的責任感時，成爲另一個威脅青春期創作的危機。依賴成人控制與保護的孩童時期所擁有的替代性防衛機轉，在青春期不足夠應付所面對的事，所以較強的心理系統逐漸建立起來。通常這個新系統不給與創作力充足的發展空間，不管這個系統是否根植於健康或病態行爲，都對創作發展有負面影響。另一方面說來，創作在人格變動大、尚未穩定時發展最好。這個結果使得創作活動對年輕人來說，成爲不可能的任務，縱使他們小時候都很有創作天分。最後，許多青少年對創作失去興趣，只因爲他們的能量被其他目標轉移，創作變成生活的選項，並需要更多主動投入的力量。

如此一來，繼續提供青少年藝術治療或藝術教育治療有其必要性嗎？我相信創作對他們還是相當好的事情。我們也許不應期待創青少年創作像兒童時期普遍的那樣有變化，然而無論青春期創作以何種方式呈現，我們也應了解到，仍有許多青少年在創作上得到許多快樂，縱使他們當中的多數無法從中享樂。

青春期不只是試圖掩飾的時期，對於內在真實與僞裝的不同也有較多意識上的了解。青少年不只是模仿他人，也同時探索自己的心靈。就像他們的生活，青春期藝術也擺盪於僞裝與真實自我之間。青春期時同一個人的作品可能是新舊樣式的交替出現，有時候畫得像是沒受過任何訓練的人，有時候作品卻有良好的形式構圖，有時候平淡無味，有時候卻充滿原創性。如果我們能接受這兩極化的現象，然後將我們具影響力的秤鉈放在真實的那一邊，我們就可以幫助青少年長成獨立的個體，讓他們不需扭曲僵化的心理防衛機制，而能夠承受生命中的衝突與矛盾。

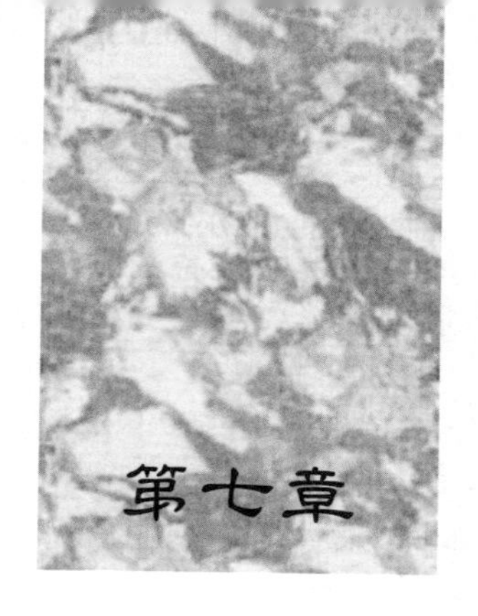

藝術治療和攻擊本能

經過許多研究，學者們發現攻擊本能以許多方式呈現。比方說，創作時的火爆氣息使工作無法完成；心理防衛後的反抗行爲帶來對創作的威脅；破壞行爲沒有完全妨害創作，但干擾作品所呈現的和諧，或是暴戾之氣隱藏在作品中。最後，根據昇華作用理論，我們可以假設內在的建設性能量在成爲藝術創造的原動力後，可以中和攻擊本能。攻擊本能是我們要面對最具破壞力的一種驅動力，也是建構工作中不可缺少的能量資源。因此，攻擊本能似乎成爲藝術治療中很有貢獻的驅動力。

提到攻擊本能，心理分析學派和研究本能攻擊動力的民族學者羅倫佐（Lorenz）[1] 和汀伯格（Tinbergen）[2] 都認爲，攻擊本

---

1 作者註：Konrad Lorenz, *On Aggression;* Lorenz, *Über tierisches und menschliches Verhalten: Gesammelte Abhandlungen.*

2 作者註：N. Tinbergen, *The Study of Instinct.*

能是一種人的本能驅動力。起因於挫折或危險的壓力，通常會喚起攻擊行爲，但是不能因此而認定這就是攻擊的動機。這個驅動力是天生的，而不是對外在情境的反應。

以上說法有例爲證，心理分析研究人際關係的報告和對動物的調查中發現，正向的關係（relationship）都具有攻擊驅動力在內。無論人或動物，攻擊驅動力是個體相互聯結的重要動力。

在《攻擊本能》（*On Aggression*）這本著作中，羅倫佐曾解釋爲什麼在個體的進化過程中，攻擊驅動力是個體情感聯結的重要驅動力。他認爲，人際關係發展之前所需的原因之一是個體認知的能力。因人際關係不需要區分不同成員，這個能力不會在和平的情境下進化。只有在個體間的合作關係發展時，爲了區分是敵是友，攻擊本能才會在團體裡發生。因此，只在具有發展進化壓力的生物團體中，才足以發展個體認知。

再者，互助合作的發展，最常發生在男性和女性的幼年期照顧中。足夠的空間對新生命來說非常重要，而保護功能和攻擊行爲傾向於連在一起，所以，我們看見動物通常在建造巢穴或保護子女時特別有攻擊性。動物發展合作關係的同時，也必須同時發展有效的控制攻擊行爲的機轉，以建立個體之間的聯結性。個體愈能勇敢地防衛與他有聯結的其他個體，則必須減少自己對外的攻擊性，才能防止自己去攻擊其他個體。

這好像說明了矛盾可以成就善感的人類關係，而這精神現象是其他生物所沒有的。個體與自選伴侶密切的情感交流或交媾行爲，可以說是伴侶間攻擊本能對熱烈性慾望的聯結或轉化；性興奮和攻擊行爲通常在密切的合作關係中同時出現。

攻擊本能和人的原慾相連是可被證明的，但類似情形在其他物種並沒有心理分析上的假設證明它存在。我們只能以宏觀的態度來看這件事，說出一些容易讓人理解及接受的理由。

這一小段離題的說明，是爲了讓讀者了解攻擊本能所帶來的問題，並相信我們在此處理的是原始驅動力。只有在這個觀點上，我們期望去了解攻擊動力，或找出有效處理破壞行爲的方法。特別是當我們面對病態行爲的顯現時，絕對要記得攻擊動力是活生生的驅動力，本身無善惡之分。凡是來自這個驅動力的行爲都是有來由的，然而卻常因不爲人知的痛苦而被誤導。

圍堵攻擊本能

外行人常想到藝術治療對具有攻擊行爲的孩子來說，可以是壓抑憤怒行爲的無害出口。當個體基本的整合能力不爲攻擊本能所害時，這樣直接的情緒宣洩有其好處。

舉例來說，如果太早強迫訓練孩子清潔整理工作，也許只有在教室裡和老師一起體驗真正的宣洩放縱行爲之後，才能享受用黏土或流動性顏料製作結構性的彩繪作品這樣的活動。或者說，除非一個非常憤怒的孩子直接將創作當成宣洩情緒的出口，否則可能無法安靜坐下來創作。情緒宣洩可被視爲一種健康的釋放，宣洩後的心境通常較開闊，創作成果也較過去好。情緒宣洩可以讓個案由極度的壓力中走出，但能留下完整的自我結構。然而，從另一個角度看來，如果情緒宣洩來自於極度傷痛或甚至精神組織的破壞，我們幾乎可以下的結論是，個案重要的心理防衛當時並不存在，如此有可能使孩子比以前更容易受到心理創傷。

當創作使個案在壓抑的情緒中釋放時，以暫時的退化行爲表現攻擊本能可能是一種成功的情感宣洩現象。十歲的愛麗斯（Alice）在媽媽會來看她的那一天，畫了一張被漩渦包圍的憤怒小矮人，說那個深紅色的小矮人是她自己，作品用黑色顏料塗了邊框（圖 33），完成後很驕傲地把圖拿給社工員看。這是患有精神疾病的媽媽要求孩子孝順，卻忽略她並把她送到寄養家庭後，愛麗斯第一次爲她的憤怒找到出口。

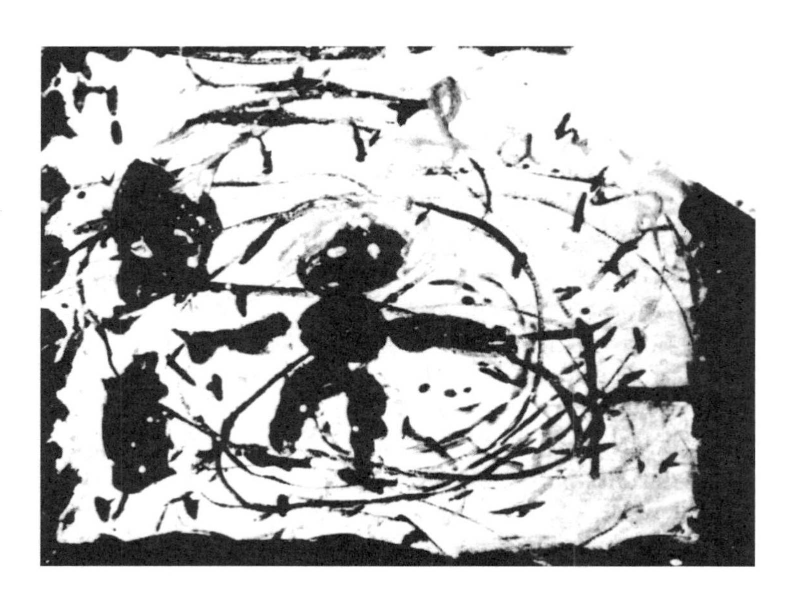

圖 33　愛麗斯：生氣的女孩（18" × 24"）

十五歲的菲力普（Philip）是個認真且情緒穩定的男孩，他的作品通常給人明朗沉穩的感覺。有一天，他畫了一張諷刺畫，描繪遺棄他的酒鬼父親和十三歲時過世的母親，之後，感覺情緒得到很大的釋放。

史密斯太太（Mrs. Smith）是寄養家庭的媽媽。在一天的外出旅遊之後，發現她的小屋被人弄得一團糟。她把憤怒感宣洩到創作上（彩圖十一）。她解釋說，紅色背景是爆怒的象徵，而圖中央下方的小人是無助的發言者。差不多在她完成這張圖時，憤怒的情緒已經平靜下來，重新開始她的責任，並整理小屋。這張圖畫比起史密斯太太平時的作品，更像是小孩子的作品。憤怒的情緒使她退化。然而，這件作品卻比起其餘像大人畫的作品更具強烈說明性，我們同時也在此看到昇華作用的種子。

以上提到的這兩個孩子和這位寄養父母可以在暫時的退化後重新統整自己，他們體驗到情感釋放，情緒平衡的結果使他們不至於沮喪。

攻擊本能和自我控制

當衝動情緒的宣洩管道無法適當發展時，情況就完全不同了。如果所承受的苦痛壓力不只出現在特殊壓力下，有時候甚至像普通驅動力的流動一般，以混亂的形式突然間釋放出壓力，或是自我設法武裝起來以抵抗緊急壓力的突擊，以上這些都會脅迫孩子的日常生活。

那種孩子表現壓力情況下的自我表達（self-representation）通常是生動逼真的。就像大多數的孩子，七歲的大衛（David）最喜歡躺在大張牛皮紙上，讓藝術治療師幫他描下身體的輪廓讓他上色。但是只要讓他上色，他會很快地把紙張塗得亂七八糟，少有色彩而多黑色，最後亂得連身體輪廓都看不出來了。大衛最好的情況是畫下人的頭、身體、手臂和腿，但是看起來卻像個幾何造形組成的機器人，如果沒有人按鈕操控是無法活動的。

這並不是說不要提供大衛這樣的孩子創作媒材，或說給讓他們潑灑顏料和亂用媒材一點幫助都沒有。只是我們要切記，像這樣具有憤怒經驗的孩子很容易體驗到挫折與威脅，進而使他們感到沮喪而失去身心平衡（equilibrium）[3]。

羅伯特的故事提供一個很好範例。羅伯特只比大衛健康一點點，也深受不完滿的自我發展而苦，但他的案例卻說明了孩子如何處理攻擊本能和原慾衝動的多種內在力量。我們看到羅伯特在混亂的破壞行為和制式的僵化行為中擺盪，只有少數時候能創造同時具有組織與表現性的作品。然而，這些時候對他來說很寶貴，那表示他為了達到較好的整合能力，可以忍受較高的挫折。

如上所述，對一個極度混亂的孩子來說，以藝術產生回應的案例不是唯一的可能。我曾經看過三個非典型的例子：有的孩子處於情感障礙的日子，卻依然能無憂無慮地做出作品。這

3 譯者註：平衡，指在一個系統或組織中各方面維持平衡的穩定狀態，是皮亞傑認知發展理論中的要點。（張春興，《張氏心理學辭典》）

樣的孩子沒有一個能在適當年齡發展出正常的語言，取而代之的是，他們通常發展出象徵的表達方式，以吟頌韻律歌謠、說故事、唱歌、演奏樂器或透過肢體溝通。在他們心理發展中最嚴重的時期，藝術媒材是唯一能配合他們原始表達方式的媒材，讓他們能藉潑灑顏料、塗鴉或在紙上塗滿單一顏色來表現自己。

當這些孩子開始說話，並發展到戀母情結時期（Oedipal phase）時，藝術通常展現出成功的光芒，畫面形式和想像等內容幾乎就正常了，當中的兩個孩子甚至畫出不尋常並具有表現性的優秀作品。在這段時間，成長動力似乎都轉向創作能力，而正常發展也許尚未達到標準。

早期的病徵使語言發展轉向其他特殊的溝通模式，這個說法是可信的。這樣的轉化是後來健康藝術表現的先前準備。創作表現呈現了個體對類似事物的了解能力，並幫助他們發展深具個人意義的作品。

雪莉

六歲的雪莉（Shirley）是雅各醫院日間照顧病房的小病患，總是孤立自己，不和病房中其他小朋友玩，她說的話到最近才比較被人理解。有時候，她看眼前的小朋友，就好像這些小朋友都是透明的一樣；如果有人欺負她，也處於完全被動的位置。有一天，雪莉主動表明接觸他人的期望，自願與另外兩位小女孩一起上藝術治療課。雖然雪莉既沒有和友伴說話，也沒有直接看著他們，只是引用了友伴畫畫的主題，事實上，她還是用自己的方式來創作。創作上，雪莉表達了她對友伴的理解，表達了她只是一個小女孩，也期待與朋友溝通或比較。這種象徵是與他人直接接觸的預備工作，也可能是往後溝通的基礎。果然雪莉很快地就能和其他小朋友玩在一起，也能在其他小朋友欺負她時保護自己。

蘿絲

蘿絲（Rose）已經接受了三年的心理治療，而她並不是個典型的孩子。六歲半時，藝術治療課程加入她的治療計畫中，爲的是要幫助她藉此發展新的表達模式。在她發展個體化的過程中，想像遊戲有兩種功能：藉由象徵化活動將之前困擾她的問題表達出來，使之接近原來的意義；同時，藉由不斷重複的遊戲、詩歌、說故事活動，將令她害怕的內涵藉這些活動被孤立起來。

當蘿絲學會用黏土捏塑造形時，有意義的行爲首先出現在遊戲和創作幻想中。創作行爲讓她天馬行空的幻想緩慢下來，創作同時強迫她思考如何建構物體形象及思考這個造形看起來像什麼。黏土捏塑必須加入高度創造力在裡面，和玩玩具是不同的。透過創作，蘿絲變得較能具體思考，邏輯思考也階段性地慢慢進步，比在原來的行爲模式中打轉好得多。她在捏塑的過程中學到了忍受破壞：例如在黏土屋子上做出窗戶時，必須在已經做好的堅固牆壁上打個洞，這是一種忍受破壞的學習。

打洞並不是創傷的表示，而是有窗戶才能使屋子成為較好的建築。

蘿絲的家庭狀況和內心衝突，使她的創作主題圍繞著這些打轉，而實際上這個年齡的孩子也常在創作上表現這些主題。現實生活中，她是家裡的獨生女，並與母親獨居。創作上，蘿絲以黏土製作一個有許多成員的大家族，象徵圓滿家庭的渴望。

陽具羨慕和去勢恐懼兩者表現在黏土製作的樹形、矮樹叢、噴水池等，並把這些造形慢慢削掉，使之成為合理大小。這樣的活動沒有任何破壞性，也具有快樂本質。透過創作活動，掌控需求一次次地發生在藝術治療課程中。這時，蘿絲在家變得較獨立，雖然自己做事表示要面對的可能是失敗的經驗，但她開始願意自己做點事情。

我們在此看到的是，當孩子被攻擊本能脅迫時，他們實際上是學習努力去掌控大局，藝術創作並不會因為過程中的心理防衛而受限制。創作中的昇華作用可能因此發揮功效，幫助孩子超越他們加諸自己身上的壓力。

瑪格麗特（控制攻擊本能）

瑪格麗特（Margaret）畫的「獸欄裡的獅子」，說明攻擊本能和掌控問題能解釋她的衝動行為，而不表示她是個精神疾患的好案例。這個個案是一個活潑且情緒化的七歲孩子，她總是貪得無厭地要取得所有人注意，或要求更多的繪畫媒材，但關注與好處通常都給了老是欺負她的哥哥羅夫。瑪格麗特最喜歡對她哥哥說：「我要打爛你的小雞雞！」無疑的，這句話顯現她強烈的羨慕之意，伴隨著對陽具的過度偏見，她的行爲中還流露許多口腔期攻擊本能。

有一天，瑪格麗特不知道要畫什麼。我給她一大堆可能的題目，這當中有許多動物相關的主題。當我說到「獅子」時，瑪格麗特立刻開始畫獅子。她畫了一個巨大的，看似人形的生物。除了張著巨無霸的黑色微笑大嘴外，這個造形一點也不凶猛。上色時，瑪格麗特選用了最大枝的筆，最後還加上跨越整張紙的紅色欄杆（圖 34）。我正爲著她的獅子被紅欄杆遮住而惋惜，而瑪格麗特迫不及待地說：「獅子也許會傷人喔！沒有欄杆是很危險的！」

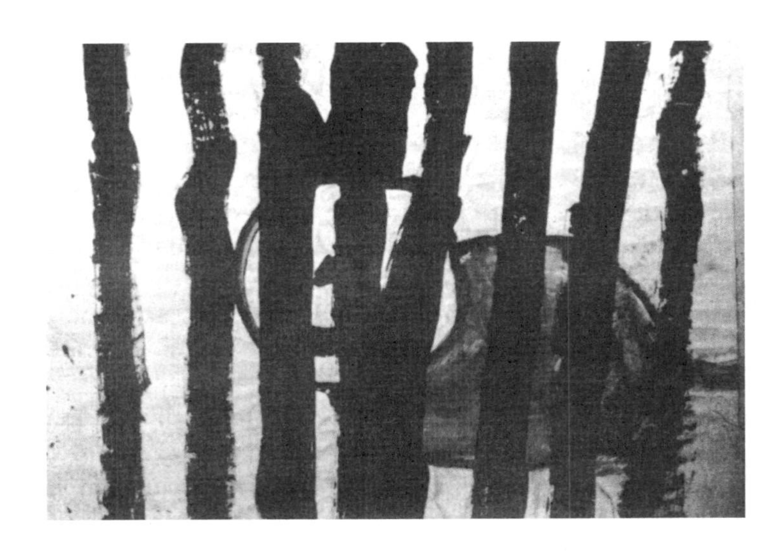

圖 34　瑪格麗特：獸欄裡的獅子（18" × 24"）

我們在過程中注意到，這隻代表攻擊本能的獅子一點也不凶猛。另一方面，鮮紅色的欄杆好像也關不住獅子。我們由畫面上感受到的是隨時會瓦解的獸欄，鮮豔而帶有危險氣氛的紅色，甚至隨時會和獅子沆瀣一氣地攻擊我們。

我選用這案例是爲了簡單地說明：原始的攻擊本能藉由想吃掉所有東西的獅子具體化，原始的自我控制力則藉紅欄杆表現出來。當然，這只是一個簡單的關連說明，切記所有的心理過程要比這複雜多了。在此，我們不能說獅子代表瑪格麗特的攻擊本能，或是直接說紅欄杆代表控制驅力。獅子有可能是代表控制個案的成人，對個案來說，成人就像獅子攻擊者一般，紅欄杆則可以讓瑪格麗特避開外在的控制。或者說，獅子代表欺負她的另一個孩子，也許這個孩子指的正是她的哥哥羅夫，個案畫下紅欄杆把羅夫關在欄杆後面，保護自己免於被欺負。我們在此能夠統整的是，瑪格麗特在畫面上表達的是攻擊本能和攻擊的掌控動力，這兩者產生內化作用，並轉成充分的創作動力。

就這張獅子主題的作品而言，看起來像是個案要控制攻擊本能——無論攻擊本能出現在哪裡，個案都會想把它去除。瑪格麗特的畫將這個驅動力表現得很生動。雖然這次的創作始於畫獅子，但最終卻被獸欄塗去。我們看到的是，如果控制動力強過一切時，創作表現就看不到了。

患有邊緣型精神異常的孩子在雅各醫院舉辦了動物園一日遊之後，除了本書常常提到的克利德之外（他是這些孩子中較健康的），他們都在用黏土和木棒做空獸欄。這些孩子竟然對困住動物的獸欄比動物形象更有興趣。縱使這可能反射了他們醫院中的生活好像籠裡動物一般，也同時反射了他們的心理狀態。心理疾病使他們在心理混亂中少有選擇權，控制感對他們的意義就如同獸籠一般。

對瑪格麗特的觀察與「獸欄裡的獅子」的解析，使我們留意到攻擊本能的不同面貌。但我們無法得知是獅子或獸欄代表瑪格麗特？到底獅子代表瑪格麗特的敵人，還是她自己具有敵意的攻擊本能？任何解析都有可能，而且也都具有一部分的事實。

像這樣的複雜性是攻擊本能的特性。我們很難把攻擊者和被攻擊者區分開來，由攻擊者的眼光看來，敵人是會僞裝的。總而言之，要區分外來的或內在的攻擊本能有其困難。

事實上，我們沒有必要對攻擊本能做這樣的區分。我們用瑪格麗特對獅子的想像來說，原始的攻擊本能是獅子和獅子互鬥，不是獅子追捕綿羊。攻擊本能的交鋒是同時而相互發生的，很少是一個先發動攻擊，另一個再有回應的。我們也沒必要問是否是因爲獅子的攻擊情緒使牠去找對手互搏，還是敵人撩動牠的攻擊性。

然而，這樣的區分對一個孩子來說很重要。瑪格麗特必須區分真正的敵意和學習良性的自我控制行爲，當她感到被攻擊而興起憤怒感時，必須學習控制自己的情緒。挑釁者對她的攻擊和被挑釁而生的反擊心是兩碼子事，對瑪格麗特來說，她要學會區分憤怒是來自於對攻擊者的回應感受，還是爲被挑釁的憤怒找出氣口。她必須了解的是，許多慘痛的經驗並非起因於自己，更非起因於自己對他人的敵意。因爲攻擊本能的特質，瑪格麗特必須學習調整自己回應攻擊的態度。

在攻擊性引起永不停止的衝突中，我們在瑪格麗特的例子上看到的是，她將攻擊者關到籠中，然後自己的反擊憤怒感轉而與攻擊者結合，將自己反擊的攻擊性同樣用籠子關起來。之後，也許她會設法安撫這隻獅子。如果到那時她還存在著憤怒的攻擊想法，她可能會用殘暴的方法或去勢象徵對待那隻獅子。

麥可（認同攻擊者）

與其把攻擊者擠到籠子裡，有些孩子乾脆認同攻擊者，將攻擊本能加入自己的想像中。以這個觀點來看，八歲的麥可根本就是雅各醫院兒童身心病房的小惡魔。他的生命充滿了攻擊性。在他創造「恐龍父子」形象時（圖 35），藝術活動是幫助他建構組織力和滿足掌控力的海中孤島。這件藝術作品花了好幾次的藝術治療課程才完成。恐龍爸爸先被創作出來，爪子是用釘子做的，嘴裡噴著火，頭上還帶著讓人尊崇的金色皇冠。

恐龍寶寶一出生就有噴火能力，但尚缺乏成熟恐龍具有的尖爪。對麥可來說，象徵了他再大一點就可以達到這樣的能力。由書上呈現的圖片，我們可以清楚看見爲了讓恐龍寶寶更容易被看見，麥可給牠做了一台嬰兒車，使恐龍寶寶的位置高一點。另外，原先還有一個在圖片中已經拿掉的橘色嬰兒頭巾。

縱使這兩隻恐龍看起來很凶殘，麥可拿來把玩的態度卻很溫和。他用輕柔的音調假扮恐龍寶寶，不時把恐龍寶寶放在恐

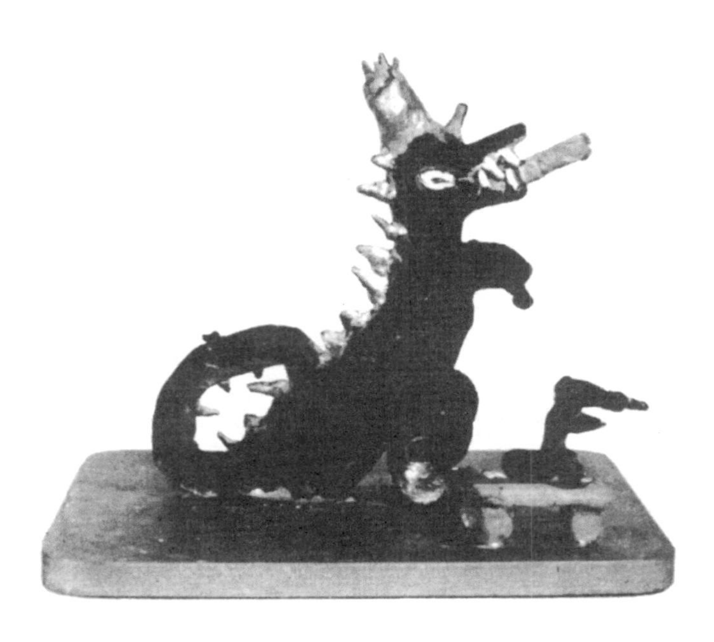

圖 35　麥可：恐龍父子（高 16"）

龍爸爸前掌之間，或把恐龍寶寶放在嬰兒車上，小心翼翼地用橘色頭巾保護著。當遊戲玩到恐龍爸爸與恐龍寶寶共同噴火打敵人時，才變得暴力起來。麥可在遊戲中輪替扮演有極度防衛力的恐龍爸爸，和尚需要受人保護的恐龍寶寶這兩個角色。當麥可假扮恐龍爸爸保護小恐龍時，就好像藉由認同具攻擊力的男性形象來增加內在強度。當他假扮尚未長出爪子、未具備防衛能力的恐龍寶寶時，可能同時代表著恐龍寶寶防衛來自恐龍爸爸的敵意。可以推測的是，這件作品出自於內在複雜的機轉：愛與恨、嫉妒與讚美、獨立需求與被保護需求等等。從作品上無法得知的是，個案是表達對敵意的掌控或對善惡的掌控，或恐龍在團體中扮演何種角色等等較具體的概念。

我們從麥可捏塑的「恐龍父子」看到他將對攻擊者認同的想法具體化。以心理分析的角度看，這孩子的創作就像他內心的防衛機轉，同時表達了對攻擊者的害怕和受攻擊時無助的憤怒，最後只好轉向認同帶給他攻擊感受的攻擊者。這種情形下，最常出現的認同主題是由挫折或控制層面看待父母，或是父母的替代者。這過程主要是潛意識的，孩子所建立的認同感來自於被激起的感受，或是幻想與真實經驗的統整。我們表面上看到的恐龍爸爸雖不是真實世界中的父親，但確實是由一個小兒子眼光中投射出極具攻擊傾向的父親形象。

像瑪格麗特這樣的孩子，用積極掌控自己的方式來制服自己的攻擊本能，同時用掌控其他人的方式，來制服自己對於被欺負的害怕，甚至不惜和小朋友打架。她就沒有那麼多精神花在藝術創作上了。

面對相同困境時，像麥可這樣會去認同令人敬畏權威的孩子，將內在的攻擊性轉向對外在環境的抵抗，以避免內在分化及自我誇大。或者說，至少在藝術治療期間內，麥可較能夠強迫自己用藝術創作來表達自己。縱使權威形象的攻擊本能已經內化了，認同作用依然產生穩定的影響。這就是說，雖然爸爸是一隻可怕的恐龍，麥可理解的不只是恐龍的凶暴個性，也包括了恐龍爸爸保護孩子的天性。當麥可造就了如此品質的精神層次表達，他的內心世界就更豐富了。

由以上的案例，我們可以看到，成長過程包括建立攻擊本能的內在控制力或甚至是認同攻擊者，二者都會有暫時的助益。通常，這兩種作用不是一個固定的狀態點，也不是持續長期的現象，而是相輔相成的變動現象。

瑪格麗特掌控攻擊本能的人格特質，使她有更多的內在衝突，也讓她與其他人不斷發生衝突。而麥可更是花了許多年的時間建立內在控制力。在創作「恐龍父子」的那段時間，要生存就必須具備攻擊性。唯一一次看到麥可安安靜靜地在治療課程中專注於創作，是他正專心地捏製自己的墳墓，母親則跪在墓旁祈禱。

麥可的案例上，有理由讓我們相信在他的心理結構中，一定哪裡出了問題，才會讓他這麼難以抗拒原始衝動行爲的壓力。雖然他的生活壓力可能帶來行爲問題，我們卻不知道真正促成嚴重行爲問題的原因。

麥可的故事說明了行爲上再怎麼好鬥的孩子在創作活動時，多多少少會出現安靜的時候。

攻擊傾向的孩子視每一個人爲敵人，事實上也把自己變成他人的敵人，卻同時迫切需要被保護。這樣的孩子對於權威且有良好防衛能力者具有偏見，創造是對此深層心理的再次確認。在創作活動中，他們盡可能地學習自我控制。藝術創作與任何道德倫理無關，創作行爲通常不被孩子的不良行爲影響，只是這樣的孩子常畫出殘酷可怕的畫面。

給孩子或大人一小段時間休息之前，我們能有什麼好的期待？只能說認同的過程有它的好處。創作上的形式縱使是自我中心的表達，也對具有攻擊傾向孩子的內在有所助益。這會減低情緒波動的衝擊，並能有助於將巧妙偽裝的幻想拉到自我的現實中。一旦孩子愛上畫畫，創作活動會成為情緒的避難所，否則我們會常常見到孩子身上散發出的敵意。縱使是最好鬥的孩子，也能體驗到與爭鬥無關的溫馨（例如，麥可在創作中感受到恐龍父子的溫暖情感）。

藝術創作可以為行為改變做準備，但很少在毫無協助之下發生。當內在困境不是太嚴重時，有效的教養就足夠將孩子由暴力偏見和自我保護意識中解救出來。而我們看到常惹麻煩的孩子在作品上有深層的改變時，通常也會同時在其他方面看到改變。

理想自我與認同攻擊者

法蘭克

法蘭克的例子曾在前面的篇章討論過，是說明藝術創作與生活相互依存的好例子。他早期的創作充滿暴戾之氣，例如「印地安酋長」就是一個自我防護得很好的英雄形象（彩圖九）。我們由他畫的「墨西哥人」觀察到改變（彩圖十），這張作品呈現了較成熟威嚴的男性形象。個案的改變起因於母親行為的改變、較溫和的生活環境，和心理治療的結果。伴隨著發生的是藝術創作形式的新挑戰。我們推測藝術經驗的挑戰加速了法蘭克生活經驗的轉變。我們看到起初既定的自我保護如何轉化爲內在強度（inner strength），這個過程讓個案明瞭攻擊性是不必要的。最後一張作品同時表現自我形象及自我理想形象。這個「墨西哥人」比法蘭克老多了，也比較強壯和穩重，看起來卻和法蘭克神似。這張畫表現了受制於暴力的法蘭克永遠的解放，他即將長成自己筆下溫和文雅又有能力的男性。

如果沒有意外，這個具攻擊性的權威形象就是創作者近期的認同形象，已不像過去那樣粗暴，並且呈現了善意。這表示孩子開始建立較溫和的自我理想形象。

華特（偏差的理想自我）

然而，事件還是有其他可能性。由於認同攻擊者，孩子對暴力的讚美可能比對讚美善念要多得多。雖然個案認同攻擊者之後，可能與先前充滿攻擊本能的自我形象相差不遠，或多少對個案有新的要求：例如，在創作時，麥可不需要讓自己真的變成暴戾的恐龍爸爸或小恐龍。爲了這個偏差的理想形象，孩子會強迫自己變得更勇敢驃悍，甚至更殘暴無情。孩子可能會因此發展出玩瑞士刀、槍、萬能鑰匙等物的伎倆，也許會爲了一身肌肉而練健身，卻又用禁藥傷害身體。因此，縱使偏差的認同得來的都是負面價值，也因理想的道德要求帶來壓力，最後終究還是演變成災難的種子。

華特這個曾在之前談過的案例，在他離開威爾特威克男校之前，畫了兩個紀念造形，每張有 48 × 36 吋那麼大，他當時年齡約十三歲半。這張圖畫是自我理想形象系列的最後一張，內容游移於偏差的認同和合情理的暴力形象，例如拳擊選手、軍官、獵人、印地安人等形象之間。這些形象的特質具有一定的冒險性，但是他們的冒險性並不影響生活步調。圖 36B 的「拳擊選手」是個皮膚較白的黑人男性，側身立於藍白相間的天空背景下。畫中人戴著拳擊手套，畫面上看來被紅色的粗繩索圍繞著。這張畫是為了向一位成為輕量級拳擊選手的威爾特威克男校的學長佛洛德‧帕特森（Floyd Patterson）致敬，另一方面也表達了學校的使命。

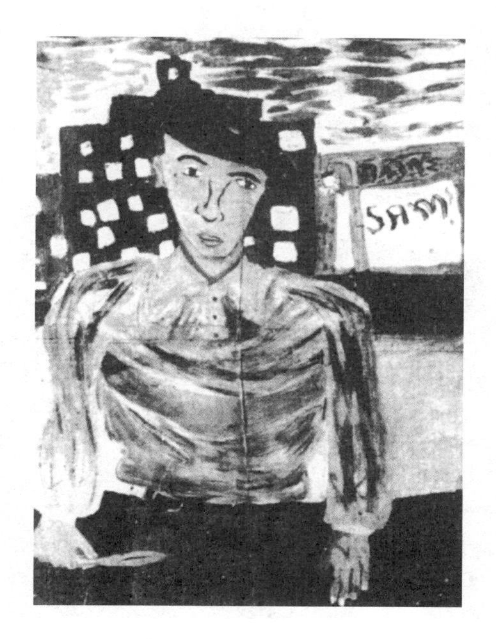

圖 36A　華特：流氓大哥（36" × 48"）

圖 36A 是一位手拿瑞士刀的男子正面像。畫中男子是個膚色較白的黑人，站在夜間城市的街道上，建築物裡透出微微亮光，男子臉上的光芒和黑暗的夜色成極大對比；建築物暗色的牆和窗裡透出的強烈黃色亮光，在在吸引觀者的目光，這樣的色彩對比給人心神不寧的感受。男子的頭位在天空之下，所

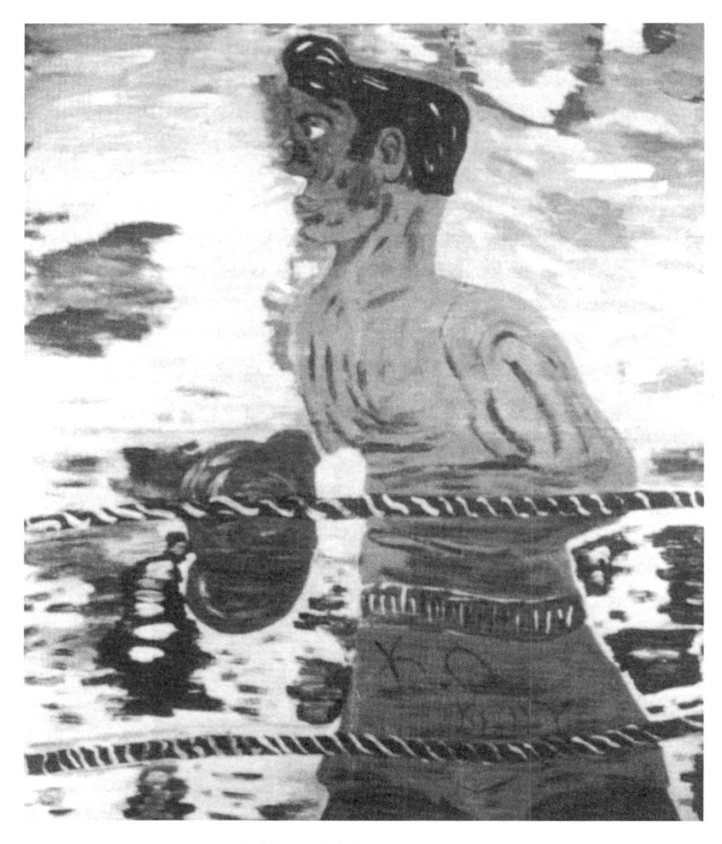

圖 36B　華特：拳擊選手（36" × 48"）

以他幾乎是被街道給圍繞著。畫中人物的外表與造形同時給人許多弱者和強者共存的偏差特質。年輕男子的前額和鼻子給人強者的印象，但嘴和兩頰卻讓人感覺是弱者。和上半身強壯的胸部與手臂比起來，身體下部顯得脆弱而平版。握著瑞士刀的手向著主角自己，刀子也被作者小心翼翼地著色。創作過程整體上是年輕偏差認同的變動意象，似是作者在表達一種自戀的驕傲。畫中主角被暗夜城市包圍，儘管主角有強壯的肌肉，但整個環境對畫中人物或對其他人來說都是危險的。

華特具有體貼的迷人特質，是個好學生，也是個多產的藝術家。他主要的缺點是無法克制的脾氣和猜疑心。他的優點是一顆願意嘗試改變的心，在經常性的發脾氣之後，他真實的樣子出現了。那時，華特願意認錯。雖然願意賠罪的自我洞察力預防了某些不明確的敵意，華特卻無法由這樣的生活經驗中學習，類似事件也一再發生，只是這樣的特質提供他額外的安全防護。舉例來說，華特學著預知他的情緒暴風雨，並學習與人發生真正衝突之前將情緒解決。華特也試著在成人友誼中尋得情緒的避風港，一旦他冷靜下來，就更能回到反省的心情。縱使這樣的孩子外在有許多偏差行為，類似的學習卻在有大量工作人員的中途之家行效良好。

對於華特不穩定的內在平衡感，他只害怕不合理的要求。暴力對他有極大的吸引力，但也使他恐懼。華特的父親當時正在獄中服刑，而華特畫的獄中囚犯 4 代表了他對父親的認同，

4 作者註：這部分曾在《兒童社群中的藝術治療》一書中討論過。

也同時表現了對父親矛盾的感受。

在少數華特認可的理想自我形象中，他似乎認爲只有那些較不好的形象在現實生活中可能達成。對我們來說，有一些真的不容易達成，比如說，在拳擊手這件作品中，他認同了拳擊選手，但現實生活中，卻缺乏自我訓練和自信去成爲一名運動選手。

在華特離開威爾特威克男校之後，犯下輕微的竊盜罪，並因企圖說自己已經成年的謊言被捕入獄。這個偏差的想法本身就是要證明他羽翼已豐，可以是爲自己行爲負責的大人了。

爲了符合這個想法，華特只好隱藏人格中較柔軟的一面，並否定對教養的熱切想望。他的作品同時呈現他所認同的理想自我和他的悲苦故事。「拳擊手」的用色、明暗對比，和男孩選手臉上，我們感受到的是內省的能力和內在衝突，並非只看到純粹暴力的表達。

華特的人格雖然扭曲，卻也在治療過程不斷成長。比起其他孩子，華特較成熟也較複雜，他將內在攻擊本能轉向抵制外在世界，使治療得到較好的結果。過程中，他將一些衝突內化，而外在行爲的改變是可以理解的。

威利（惡性循環）

威利（Willie）的三件作品（圖 37，38，彩圖十二）可以說明這樣的孩子生活中的惡性循環。這三件作品完成於一年的治療課程中，其中兩件創作於連續的課程，最後一件則創作於幾個月之後。

圖37是他的第一件作品，十歲半時畫的。圖畫上畫了一隻坐在獨木舟上的兔子，頭上有隻禿鷹凌空飛過。兔子憋著嘴，顯得很哀傷、無助、無望。禿鷹的爪子伸向兔子，邪惡地脅迫無奈的兔子。作品上同時呈現無助的恐懼和可怕的暴力攻擊。第二張作品（圖38）中，威利將自己轉化成一隻彷彿要摧毀全世界的可怕噴火恐龍，也許他正透過創作這件作品減輕心中的某些壓力。

威利曾經對大家說：「我是個惡魔。」最後一張作品（彩圖十二）裡看到的是他的自我表達，畫中人物很凶惡，看得出就是他的自畫像。紅色與棕色布滿整個畫面，傳達給人過度興奮及擴散的危機感。惡魔紅色的臉上有著黃色的疤痕和驚恐而害怕的神情。小小的眼睛斜斜望向一方，好像要捉出任何惡意的攻擊。如果真的有人攻擊他，這個惡魔可能立刻變成被禿鷹攻擊的無助小兔子；假如惡魔回擊，帶來的可能是一再地暴力反攻。

爲什麼一個孩子會停留在這樣的處境？那必然是孩提時期，或生活中受到不當的暴力對待。麥可將自己受到的暴力轉成攻擊性，投射在他所生長的環境中，他甚至解析自己的行爲是爲了自身的福利，還從可成爲朋友的友伴中誘出敵意，這也是他成爲猜疑性人格的原因。責難中成長的威利，當然有害怕與恐懼權威的好理由。從他生長在戰鬥狀態中的家庭開始，生活經驗使他習於應付隨時到來的攻擊。不管有哪些原因造成威利現在猜疑的個性，無疑的是環境造就了今日的他。

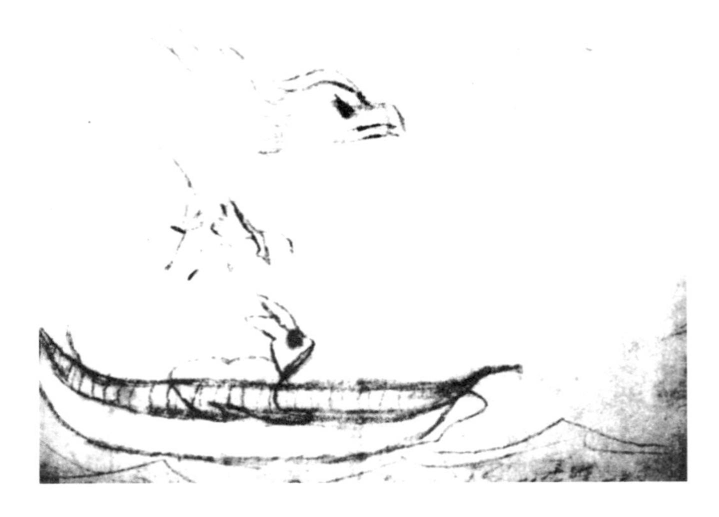

圖 37　威利：被禿鷹追趕的小兔子（18" × 24"）

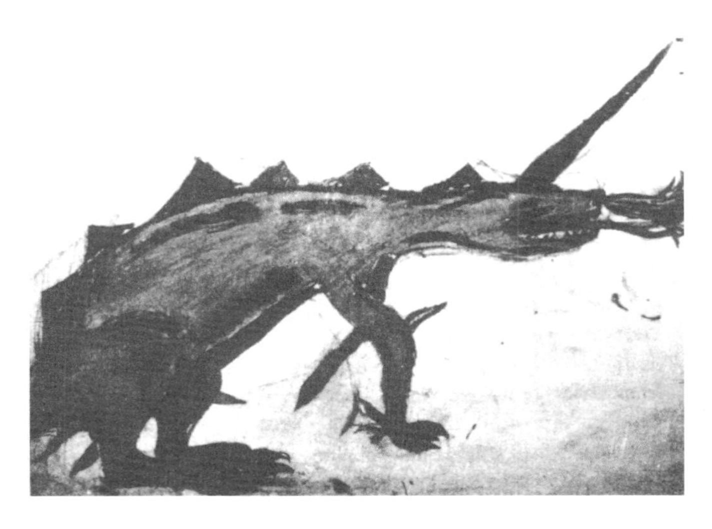

圖 38　威利：恐龍（18" × 24"）

攻擊本能的各種面貌

赫門（女性面和男性面）

在〈藝術性的成與敗〉這一節中，我們已經討論過赫門作品中展現出的內化衝突（彩圖一～三）。在赫門心中，他似乎認爲女性等於善，男性等於邪惡。這個認定讓他在去勢恐懼和去勢之間做抉擇。

我們猜測，赫門雙親對他的掌控不管是不是帶給他去勢攻擊的恐懼感，赫門都早將這樣的掌控內化了（赫門的母親對兒子有極度的掌控欲）。

赫門爲了抵制外在施諸於他身上不合理的殘酷掌控，將抵制外在的衝突動力內化了，這內化的動力並成爲他的創作活力。由創作活動及作品構成可以看到被動服從中的男性衝突。創作提供赫門公開表達內在衝突的途徑，讓他面對自己的角色定位，不需激起男性好戰之心，並能以較健康的方式面對衝突。然而，如果我們再次細看他最後畫的三腳馬家族，我們不禁要懷疑兩年的環境治療對他多年受的傷害究竟有多大助益？

行文至此，我必須強調的是，在威爾特威克，畫圖並不被認爲是沒有男子氣概的事。雖然藝術治療教室可以說是暴力的避難所，也雖然有部分愛畫畫的小男孩有同性戀傾向，但威爾特威克的藝術家們絕不等於娘娘腔。一般說來，我相信多數人的確將藝術創作視爲較具女性特質的事件，就連室內設計也是如此，師長們對溫和色調的喜好助長了以上看法。然而，大多數威爾特威克的孩子在創作後發現，創作比打架更需要勇氣，或當他們相互指責罪行，或嘲笑別人是同性戀時，他們很少指責別人愛畫畫就是娘娘腔這樣的說法。

李歐（衝突是作品最常出現的主題）

赫門心中的衝突使他的視野變窄了，畫面上不斷靜靜地呈現相同的衝突主題。而李歐作品呈現出的力量是完整且類似的，同樣是展現心中衝突，李歐的作品卻以各種僞裝的方式出現。

李歐在家中九個孩子裡排行第五，但家裡只有女主人。雖然父親常常拜訪他們一家，但意義上對孩子來說，父親還是常常缺席，而且不具有任何心理支持的力量。母親在李歐出生前是個酒鬼。當李歐八歲時，他的媽媽身體不好要動手術，且必須在戒酒和早死之間做出選擇。母親從此改過自新，不但戒酒、信奉上帝，還努力設法將自己的家從破碎邊緣拯救回來。然而，早在此之前，李歐和眾多兄弟姊妹都已受了傷害（這當中包括李歐兩歲時，孩子們被留置在中途之家幾個月的事）。

在母親轉變的同時，這個家庭也發現他們必須關起門來對抗養育過程引起的精神傷害。首先，母親不管戒酒與否，都無法爲這個沒有父親的家找到安居的地方，而且九個孩子中有幾個在警方那裡已經有了前科紀錄。家中大多數的孩子被法律限制著行爲，母親的職責竟是在不同的拘留所訪視他們，和不同的社會機構交涉，或和不同的社會福利部門討論經濟支援等事。

李歐在十歲時來到威爾特威克男校。他的智力測驗分數是124。心理測驗發現他的幻想世界異常豐富，但還不至於是個精神病患，只是他的認同感很弱。除去平時的犯罪之外，他的症狀還包括學習障礙和尿床等，過去當情緒上過度興奮或生氣時，還會把大便大在褲子上。李歐的臀部有一點畸形，讓他走起路來有點跛。

在威爾特威克，他不曾把大便大在褲子上，還是會尿床。犯罪行爲依然存在，但他努力適應常規。雖然他有一點殘障，打起架來卻能很快爬升到領導者的地位。他的統治整體來說是溫和的。他支持正義，保護弱小不被欺負，然而他自己卻有著自以爲是的暴戾之氣。創作上，李歐表現得好極了。閱讀治療的老師對他的好奇心和求知若渴的精神有很深印象，當然，他也進步得很快。李歐同時也能和家人保持良好的關係。他懷著好心情回家，之前還給媽媽和兄弟姊妹做了小禮物。

除了這些小小的進步外，最後看來事情並沒有我們想像得這麼好。李歐在威爾特威克的四年，智商分數竟從124掉到104。十四歲時，精神科測驗發現他的腦子都被不實的幻想塞滿了，人際關係不穩定，自我也不夠強健。他感覺到自己無法決定自己的命運，而且是命運的犧牲者。回到媽媽身邊後，李歐表現得還好，可是一回到正常學校，問題又來了，也不像在威爾特威克時那樣創作了。到了十六歲，他的智商掉到91。雖然他不惹麻煩，但也不再能表現出潛能。

李歐在穩定的行爲下畫出表達內在不穩定的圖畫。「海戰」是畫於十歲時的鉛筆速寫（圖 39）。這是無數類似圖畫中的一張，表現的是他對環境的生動想像。流暢的線條、表現動態人物的能力，和自由表達的神采，在在展現他具有創造力的潛能。這張畫上看不出一點暴力和怪異的想像。作品的內涵可以看出他的幻想還在正常的範圍之內，正符合心理測驗的結果。

在李歐爲數眾多的作品中，只有一張具有外顯的敵意和暴力。畫面中央間隔著很大的空間，兩邊面對面側面站立著兩排男孩，是一張蠻大的作品。左方那排人有著棕色皮膚，黑髮黑眼，定定站著不動。對面那排人有的是粉紅皮膚和黃頭髮，黑眼之下的臉頰有幾道刀疤。

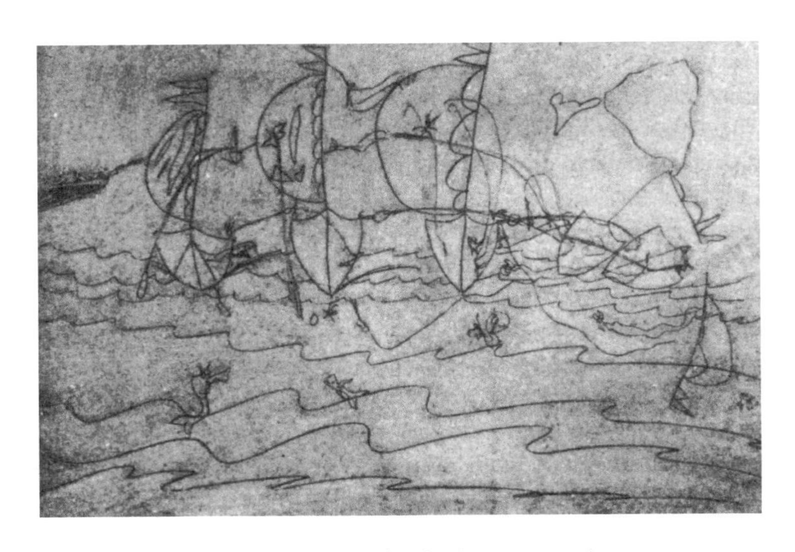

圖 39　李歐：海戰（18" × 24"）

中央的空間，李歐用炭筆畫下了他所謂的正面價值：許多匹馬的頭、星星和十字交叉。他從沒有想過要畫下這些符號，畫到最後，他竟毀壞這張作品。

我們在這件事上看到李歐允許自己直接表達對白人的敵意（這張畫並非毀於李歐在一排白人臉上劃下刀疤時，而毀於他發現自己無法畫下「好的」造形）。然而，這次的創作過程只是一個獨立事件。雖然，我們在其他眾多圖畫中同樣看出白馬和棕馬之間的衝突，但從沒見過像這張這樣具有暴戾之氣。

圖 40 畫了一匹棕色馬與一匹白色馬的舞姿，這可以被解釋成兩匹馬在打架，也可以說成兩匹馬在玩遊戲（李歐說這兩匹馬互相踢來踢去，可是都不會受傷，可見李歐自己都說不清楚怎麼回事）。畫面上看來，棕馬似乎正要踢白馬，而白馬只是在棕馬面前踢起一陣風而已。兩者的關係互動而流暢，姿勢輪替且優美，看起來不像真的打架，比較像戰鬥的舞姿。

彩圖十三畫了一匹金棕色的白馬隨著馴馬者的指揮起舞，畫中看不出任何種族引起的內心衝突。這幅畫是李歐最具張力與困擾的作品了。我們看到身材矮小的馴馬師身穿黑棕色衣服，高舉雙手以遮住白馬巨大的土黃身體，與隨風飛起的橘色鬃毛和尾巴。背景用紅色、棕色、暗藍色的筆觸，讓馬的動態看來更明顯。整個背景的天空似乎要和這匹馬和馴馬師融在一起了。地是棕色的，馬和人雙腿間的空間卻用紅色塗滿。這兩個紅色的區塊，就像貼上去一樣奇怪，和這張畫一點也不相配。整張畫並不因爲加上這兩塊紅色而更好看，相反的，如能從人和馬的兩腿間看到天空的顏色，可能會使畫面更具空間感。如果馬

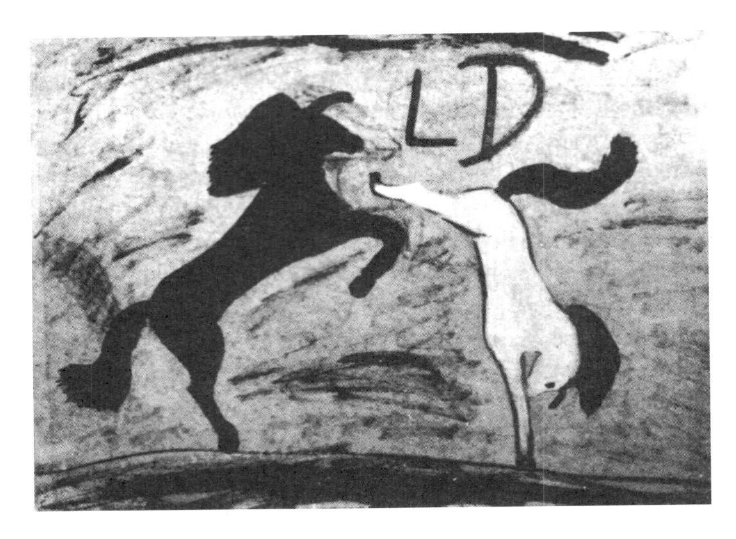

圖 40　李歐：棕馬與白馬（18" × 24"）

的兩腿間沒有這個奇怪的紅色，可能使這匹強壯的馬看起來更具動感。這紅色實在太不一致了。我們在赫門的「馬家族」（彩圖三）中也看到了類似的不一致，每隻馬都缺一隻腳，只用三腳站立。這樣的表現一定不是偶然，是個案心中的癥結所造成的畫面。

就像赫門畫上漏畫的馬腳一樣，李歐作品上出現的紅色所代表的意義也很有趣。紅色出現的位置和性器官或排泄器官位置相關（我們在此要想起李歐曾有的尿床和大便在褲子上的症狀）。李歐把圖畫上的人和馬畫成這樣，似乎象徵作者與畫中主角之間的交流。難道這象徵了畫上的馴馬師因爲和馬有相同

的問題，所以無法馴服馬？（在此，我們想起李歐曾經說，他受到殘酷的對待，並感覺無法掌控自己的命運）

無論在創作上或心理學上，我們都不能武斷地給與各種符號單一的意義，或是過度解釋其中的意涵，從不同角度切入去看一件事是很重要的。我們不能單純地將畫面上跳躍姿勢的馬解釋成一種衝動，將馴馬者解釋成掌控；或者將馬解釋成不可改變的命運，而李歐則是畫面上的馴馬者；或者將跳起的馬說成是象徵黑人對抗壓迫。我們有充足的理由說，畫面上看到的是反抗，是天然的野性強過於人的印象，是原始的性衝動同時驅動著動物和人，這些都是強而有力的說明。我們不能否認這些是李歐表達出的強烈觀感。

李歐的行爲完全在掌控中。就像我們先前說的，他並沒有任何發怒或情緒失控的事發生。如果他的創作是表達情感的方式，他是如何依賴這樣的控制？

我們假設他的幻想和創作同時給他安全感的價值。我們可以同時假設，他一面讓自己成爲保護弱者的角色，另一方面讓自己成爲不公平的復仇者，和有色人種的捍衛者。以上這些活動，呈現的是攻擊本能轉向具有社會價值的活動。

然而，這些活動無法真正證明是否給自身的攻擊本能加添養分，也不知道是不是能減低攻擊本能力帶來的破壞性衝動行爲。對一個又聰明又具創造力的孩子來說，爲什麼要他知對錯，能克制自己行爲，讓攻擊本能表現得當，然後讓自己照著潛能發展這麼困難？

原因之一可能是自治力建構得太晚也太突然了。李歐的媽媽在她自己洗心革面後才注意到孩子的教養問題，那時候，李歐都已經八歲了。縱使他認同母親，也承繼她所給與的道德標準，但李歐真正開始學習克制偏差行為，並處理大便在褲子上的事，已經是十歲到威爾特威克之後的事了。

另一個困難是現實生活給他太多憤怒和大嘆悲苦的理由。除去母親對家庭的努力，現實生活依然一貧如洗。因此，早年積留下來的憤怒，和現實生活的新挫折加在一起，似乎讓他有更多的攻擊幻想。

李歐十四歲離開寄宿學校回到母親身邊。返回舊環境彷彿使他回到過去的困擾中。他的行為雖然沒有惡化，但也沒有更多改善。在威爾特威克發展出來的興趣，他一樣也沒繼續，當然也沒有新的興趣產生。行為上，他封閉自己的情感，變得被動而退縮。然而，我們必須考慮到的是，李歐當時正處在生活的轉變期，他的生命不會停在十六歲。如果李歐在公立學校表現不好，那可能是他所處的教育體制無法激起他的學習動力，也並不是說他的智力永遠停留在那糟糕的情況。還是有許多其他可能的情況，使他重拾有意義的生活。

李歐的故事可看出為什麼藝術創作對行為偏差的孩子，或偏差行為復健中的孩子有極大的吸引力。無法充分宣洩攻擊本能的孩子，內心必須壓抑攻擊幻想或是攻擊行為。藝術創作比其他相同文明的活動更能涵容和吸收原始情感。像李歐這樣的孩子，在創作中依然逃不出心中癥結，創作剛好可以幫助他將空無的幻想轉化成有形的視覺想像，視覺想像具體化這件事可視為對他心中感受的包容，也幫助他利用圖像表達內心感受，並學習如何成功地了解情感表達的功能，這樣可以有效地縮減和現實感之間的距離，並避免退縮行為。但是無論創作有多大好處，孩子生活的其他面也必須有正向的變動，否則藝術治療終究會失去意義。

哈利（隱藏的攻擊本能）

哈利（Harry）是另一個用幻想和創作防衛內在危機的孩子[5]。李歐和哈利都是聰明的孩子。比較兩人的創作風格，李歐用即興的流暢風格反映他被遺棄的情緒，哈利的作品則先有嚴謹的計畫之後，再小心執行。李歐創作上的幻想處於正常範圍內，而哈利的畫面多半殘酷而怪異。圖 41 完成於哈利十一歲時，無論在技巧或是創作精神上，都是他作品的典型。圖上畫了一隻鑽進沉船船艙內的大烏賊，海底尋寶者和大烏賊即將為寶藏展開惡鬥，而尋寶者似乎逃不開大烏賊的威脅，整張畫具有威脅玄機的危機感。

大烏賊的身體和八隻觸角、船的建築主體、尋寶者等都用黑框框起來。哈利通常在畫完框框後才填顏色進去。這個創作方式讓人聯想到裝飾玻璃的花窗圖形。

這張畫的主題來自於一部與烏賊和沉船有關的電影。我們看到哈利可以清楚地擷取他要的重點。精確地結合怪異的內容

---

5 作者註：哈利的創作過程曾經在《兒童社群中的藝術治療》一書中的 “Kings, Prisoners and Monsters” 一文中討論過。

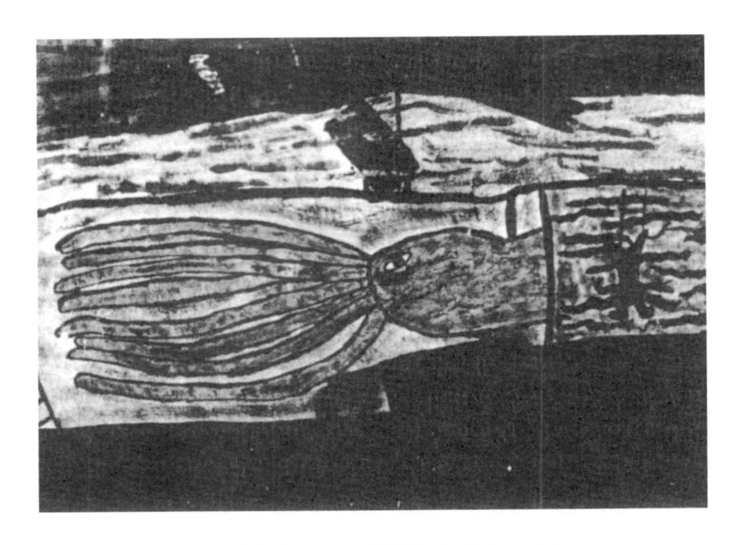

圖 41　哈利：大烏賊（18" × 24"）

和驚恐的感受是哈利作品的特色，他常能夠有系統地描繪焦點情境，把恐怖和暴力的感受帶到畫面上。這些特色在他先前的作品，也就是一系列執行死刑刑具的描繪中更能看出來。每一幅作品都可清楚見到施於犧牲者身上的酷刑，包括清晰可見的血跡、洞開的墓穴、謀殺的蛛絲馬跡等等，但奇怪的是，都看不到打鬥的畫面。

哈利創造出來的鬼怪、行走中的骷髏人、魔鬼、怪物等，從來不是單一樣式，他在恐怖圖像創作上，冷酷而有方法地畫出許多異於一般的圖像，看起來都蠻可怕的。哈利怪物畫多了，也使得他畫的溫和形象有怪物的樣子。在他的筆下，有時候甚至連聖誕老人、天使或童話故事中的角色，都能畫得不大吉利的樣子。

這並不是說，哈利是個不吉祥的孩子。事實上，他的幽默感很吸引人，在學校也參加許多活動，個性並不殘酷，人緣也不錯。他在藝術治療課認真學習，很少跟人打架，可以說是個模範生。通常他對自己的作品很滿意，也常把圖畫送人。

很奇怪的是，他都已經十二、三歲了，還沒辦法體察到作品中怪異的內涵送人當禮物是不大對勁的。他曾經把最可怕的一張圖送給學校裡的護士小姐，完全沒想到這樣的題材可能會使那位溫和敏感的中年護士不高興（這位護士不但愉悅地接受了這張可怕的圖，還把畫掛在門診室的牆上）。較小的孩子不容易了解這樣的主題不宜送人，但我很懷疑像哈利這樣年紀和智力的孩子真的不懂嗎？為什麼哈利要用過度禮貌的態度掩飾攻擊動力，但是卻赤裸裸地表現在藝術創作上？

哈利十一歲時，因為父母疏於照顧和正常學校裡的行為問題，來到威爾特威克男校。在他九歲之後，也就是母親進入精神病院後，就沒人看管他了。他的母親患了猜疑型精神分裂症，在兩個孩子出生後發病，在住院前就曾有幻聽幻覺的紀錄。

哈利十歲半時，心理師幫他做了心理測驗，發現他有精神分裂症症狀，包括輕微的幻聽、焦慮和猜疑想法。平時過度禮貌的行為、溫和的態度等，偶而對嚴重的怒氣讓步，這些似都為了壓抑對人的敵意。還好，他的資質在一般平均之上，夠聰明，也有一定的自我強健度。因為這些原因，學校收留他，他也進步得不錯。

住校的兩年間，雖然他的病情沒有改善，至少發展了較多信任和社會認可的防衛機轉。在學習上，他變得有點強迫性地維持喜愛的興趣。他學到如何控制憤怒和避開焦慮，集中注意力在他的強迫行爲和幻想園地中，或者在創作中結合這兩種機轉。

縱使危害他的不實幻想時好時壞，但是當哈利能將幻想建構成華美的故事時，表示他能夠掌控幻想，當然幻想的影響力也減低了。當他愈能將幻想轉成視覺形式，也就愈能掌控幻想。因此，哈利的創作呈現既不是溝通也不是自我表達，而是將危害健康的壞想法包起來。對於能分清現實和幻想的孩子來說，創作可以讓幻想世界具體化。但對哈利這樣爲不實幻想所苦的孩子來說，創作幫助他確認幻想特質，並以圖像表達的方式證實幻想。

雖然他作品的內涵接近精神病患的作品，但和精神疾患者創作的破碎內涵不同的是，他在作品上表現出的一致性和創作邏輯，讓他的心理免於分崩離析。哈利爲每一個物體加上的厚重輪廓線，讓物體與物體分開得很清楚，這同時讓這些物體不至於支離破碎，黑線本身也形成一種特殊的韻律感。

哈利對自己作品中殘忍冷酷的想像沒有半點感覺，這其實就是他的病徵。在這樣病態的心理上，創作相對的是比較健康的心理活動。哈利期待大人讚賞他可怕的圖畫證明了這種病態。唯有創作時，他才能盡可能地控制他的病態。

在威爾特威克男校的生活接近尾聲時，當時他大約十三至十四歲之間，哈利在創作上發展出新的防衛表達方式。那時候，他對畫圖失去興趣，取而代之的是寫故事和模仿書上的卡通圖案。他在自創的文章裡，將他心中的害怕變成可笑的情節。圖 42

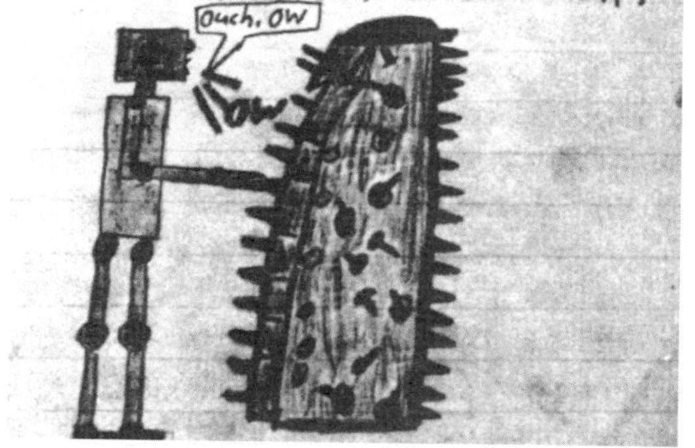

圖 42　哈利：武裝外套（7" × $8\frac{1}{2}$"）

描繪一件只有機器人能用的「武裝外套」，投射作者心中被攻擊的惶恐和被保護的極度需求。圖 43 是一隻結合不同動物身體的「萬能動物」，有兩個邪惡的頭，看起來一個像貓一個像狗，身體有一部分像鳥，並有龜殼似的外衣保護著。這個精巧設計的可笑卡通圖案透露出哈利的精神分裂症傾向。我們發現李歐和哈利的例子相仿，在他們的案例上有類似的發現。

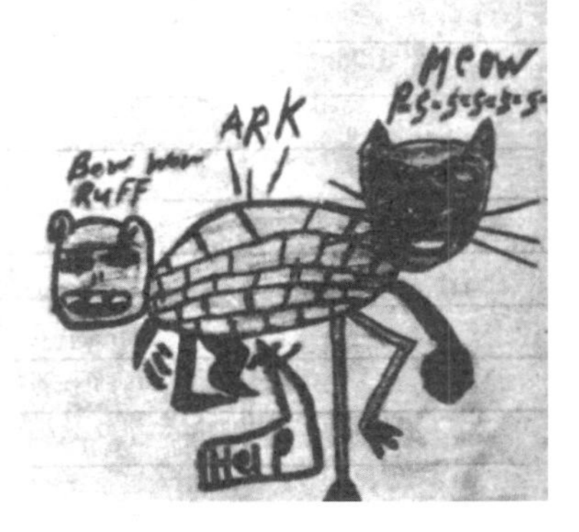

圖 43　哈利：萬能動物（7" × $8\frac{1}{2}$"）

我們看到哈利的病徵依然沒改善，但是他自我控制能力提升了，不再像先前那麼殘忍怪異，較能被人理解，也較具有效率。他早期怪異內容的圖畫和道德一點關係也沒有，後來有組織的美麗作品是他將無害的怪異想法包起來的結果，而他畫的卡通圖形達到的心理目的更多一些。他藉由創造一種不可能存在的可笑生物，對抗心中的焦慮和害怕，以減低心中原有的幻想。他設法透過古怪的幽默打散病態的力量。昇華作用在此不全然發生效用，但怪異的幻想一樣藉由昇華作用，成爲畫面上得到修正的力量。

我們沒有足夠的資料得知哈利離開威爾特威克後的創作發展。他似乎持續對寫作有興趣，也繼續寫故事，但我們不知道他隨著年齡增長，有沒有繼續畫畫，或畫些卡通圖案。至少，他能將創作中體會到的心得用來應付生活中的精神問題。

雖然他的病徵持續存在，但至少維持了不穩定的現實感。透過治療中心的協助，他的心理防衛帶著他接受高中教育和職業訓練，最後加入空軍。外在規則化的生活，正符合他心中防衛式的強迫性衝動，規律服從的生活形態，使他的強迫性成爲可以被環境接受的一部分，這些外在規則成爲幫助他將病態行爲安全控制住的重要因素。

卡爾（善與惡）

雖然李歐和哈利的作品圍繞著內心衝突爲主題，但和道德都不相關；尤其是哈利的創作行爲，更完全無關乎道德。李歐則將內化的衝突延伸到外在的創作圖像上，使得鬥爭的動力完全轉爲視覺意象。在「馴馬者前跳躍的馬」這件作品中，我們看到無助的自我似乎是被衝動力量治癒了，但是，李歐似乎無法對他畫下的衝突負起責任。

相對於哈利，卡爾（Carl）的創作[6]一開始就看出是道德上

6 作者註：卡爾和他的作品曾經在《兒童在社群中的藝術治療》一書中的 “Kings, Prisoners and Monsters” 一文被討論過。

的衝突了。善與惡的力量經常在他的圖畫中具體呈現。在他十二、三歲時，畫的都是冒險故事。畫面上主角不出西部牛仔和印地安人、帶面具的殺手和俘虜，還有其他類似的主角。當卡爾要進入青春期時，畫面上的打鬥還加上了宗教意義。彩圖十四畫於卡爾十四歲即將離開威爾特威克前，描繪的是天使把撒旦趕到地獄去，這張畫流露出的悲劇色彩卻充滿全畫。

他選擇了大張黑紙，用白顏料畫下人物造形，天使手上燃燒的劍是畫面上唯一有顏色的地方。雖然畫面中間的空間剛好把兩個主角分據兩方，兩人仍有很大的互動能量。天使占滿了屬於他這邊的空間，充滿穩定感；相反的，較小身軀的撒旦所處的巨大黑色空間，戲劇性地說明了他即將失敗。觀者的目光首先會被有顏色的劍吸引，這把劍指向撒旦，使即將掉到黑洞中的撒旦具有畫面的平衡感。撒旦張開的雙臂一方面爲了讓自己站得平衡，另一方面爲了設法擋住劍那頭射過來的強風。這張畫描述撒旦滅亡的前一刻。天使的神聖力量不容懷疑，但我們卻由作品形式興起憐憫之心。這件作品傳達給我們的是作者的內在世界。

卡爾在音樂和繪畫上都有一點天分，平時也喜歡玩玩樂器。他將花在暴力和犯罪行爲上的能量，轉而追求文化，這一點是很好的。然而，心理上，他仍感覺內外都受威脅。他很少受到暴力的脅迫，卻因爲自己是個來自犯罪背景的黑人，而感到自己永無翻身之日。和賴瑞不同的是，卡爾從來不覺得自己的價值觀來自中產階級的白人，反而，他從自己的種族中追求認同。他也不像李歐，去責難環境對他不公平，更把所有的麻煩問題全都投射出來。雖然卡爾無法無時無刻保持正常，他的超我卻不像賴瑞那樣殘酷不可信任，但卡爾仍必須爲控制自己的行爲和爲自己的成長付出代價。

縱使我們不能將撒旦這張畫當成卡爾人格的全部影像，幽暗的黑色和惡魔撒旦的悲劇結局，卻可視爲卡爾人格的一部分。這是超我嚴厲控制自我的結果。由於卡爾依然充滿衝動與攻擊的能量，自我於是用盡氣力將攻擊本能束縛起來，這將耗盡卡爾的能量。也因此，卡爾的創作能量被這些原因限制而無法施展。

有一次，我瞥見卡爾憂鬱時，因著不知名的原因，讓他藉著自己潛能上的強處，畫下具表現性的健康內容。「快艇」（彩圖十五）是他十三歲時畫的，畫上那艘紅色的船正快速開向觀者。船的後方，烈陽正要升起，船身的一小部分被雲遮住了，但可以看出它正飛快向前衝。卡爾從來沒有畫過像這樣的作品。

縱使自我控制的能力發展緩慢，當替代行爲可以滿足心理需求時，是文明化過程的獎賞，但這似乎同時帶來潛在的憂鬱現象。我們無法得知卡爾的快艇是否表示追求精神自由的願望實現，或者說代表了卡爾意識下成爲社群一員的渴望，卡爾皆須爲此長期壓抑自己[7]。

7　譯者註：這裡指出追求自由或成爲社群一員的解釋，來自於畫面給人感受的詮釋。「快艇」一作呈現的動態給人自由感受，像是作者投射了心中對解除心理束縛的渴望，或說自由飛奔的願望實現。由於快艇駛向觀者，給人有加入人群的感受，所以說是成爲社群一員的渴望，其實這也可以說是心理異常者對於成爲符合社會文化正常者的一般性願望。

矛盾的情感

這一節中，我將舉幾個在孩提時期，因攻擊本能而產生的問題。創作活動展開時，攻擊本能會活生生地展現出來，但創作活動不會受到原始攻擊動力的限制。如果創作活動缺乏結構性，我們可能會看到案主把紙撕爛、無控制地潑灑顏料，或開始打架。藝術治療師面對的是這些棘手的問題，但是藝術治療師有創造性工具可以幫助案主，讓他們得以用創造力表達。透過藝術經營行爲問題，藝術治療師至少必須爲藝術活動建立寧靜沉著的創作方式，同時必須留心所用的方式不能嚴謹到讓創造力無法發揮。在許多案例上，我們都可以預估成功的可能，這證明了無論個案展現多麼具有攻擊性的內容，中和的能量依然能使創造力發揮功效。而且，我們常常發現，這樣的個案畫出來的圖並沒有想像中那麼可怕，實際情況常是正向與負向感受交錯出現的。

模稜兩可的情況和認同攻擊者

圖畫內容最能清楚具體地說明孩子認同的是他們的攻擊者。我們發現，對攻擊者認同的產生，源自於憤怒、焦慮、敬佩等等混合感受，而不單單只有敵意。通常孩子會單純將限制他們愉悅感的人認定是假想敵，許多時候，攻擊的假想敵正是父母或父母的替代角色，通常同時是孩子佩服和喜愛的人。這種情形下，認同的對象一開始就混雜多重感受。當認同建立，內化的形象就成爲孩子價值觀的一部分，連帶產生的防衛機轉，還加進了自戀的想法（narcissistic love）。假如所認同的權威形象本質良善，認同會有很好的結果。這讓孩子和真實生活中掌控他們生活的人相處甚歡，同時能協助孩子建立善良的超我和理想自我。但是在模稜兩可的情形下，孩子無法學習成熟。

然而，無論大人面對孩子時是良善或具有敵意，認同都會發生。事實上，有效的認同常與焦慮連帶發生，孩子的恐懼與擔憂常常鼓動認同的需求。這討厭的機轉都是因爲不好的外在環境內化所引起，我們經常發現被殘酷成性的大人帶大的孩子都很自戀；或者，我們會發現這樣的孩子比其他面對良善的孩子，更會用惡意的眼光看世界。

「眼鏡蛇」故事是以上說明的好例子。那些小男孩爲了減低對又敬又怕的惡魔諮商師的焦慮，轉而向他認同，反而讓他們更逃不出諮商師負向影響的陰影。早在三〇年代，我面對被納粹迫害的孩子時，就已經發現這個現象。毫無疑問的，希特勒對被迫害的孩子來說，雖然是邪惡的化身，卻也是權威和勝利的代號，更是他們秘密崇拜的偶像。

事實證明這樣的認同會有不好的影響。小孩子接收到暴力對待的同時，會將暴力內化，同時又和自戀心態結合。這矛盾情況不但會扭曲原始的認同行爲，也會影響後來的自我和超我的發展。我們在這一節會提出許多案例來討論。

威利持續地認同攻擊者，最後發展成以猜忌的眼光看世界。

麥可內在過度的攻擊本能使他無法用溫和的眼光看世界，是持續認同攻擊者的例子之一，他在這種情形下發展出來的內在控制力量，根本只是一種自殘行爲。

賴瑞對暴力威權的認同，迫使他進入施虐－受虐的循環模式中。他後來對良善人格的認同都不足以扭轉先前的認同。

法蘭克的認同也出於上述的矛盾情形，但情形好一些，當他與雙親的關係改善時，較能在愛恨間建立心理平衡。當然，這有部分取決於母親對他態度上的改變。

我們從這些孩子的作品看到對攻擊者的認同，縱使作品有不錯的創作張力，但缺乏深度與變化。作品的中心主題依然充滿不斷的威脅，然而他們似乎也有所覺悟。正向感受通常表現在「喜愛創作」這個行爲上，這符合了他們對攻擊者的自戀想像。

對於沒有固著於這種原始機轉的孩子來說，我們看到矛盾現象的持續影響，比方說，賴瑞晚期的創作都在努力表達可被接受的道德標準。然而，被壓抑的攻擊本能大大減低他往良善前進的努力。我們也曾在海倫和安的創作中看到類似機轉的例子。這兩位女孩創作上表現出的專業樣式，看不出內在含意，乃因內在壓抑的敵意干擾創作表達，使創作缺乏新意。

當本能和人格中的攻擊本能在創作中被表達出來時，作品可以具有更深刻的內涵。我們曾經討論過兩個在矛盾情況中的複雜案例：華特畫的「流氓大哥」（圖 36A）和卡爾的「撒旦與天使」（彩圖十四）。這兩件作品傳達了孩子對自己的分裂感受。華特的圖畫傳達出迷人卻不可免除的命運預言。卡爾作品關注的是內在改變，撒旦不只表達內在惡魔，被擲入地獄也象徵了卡爾的活力與健康的反抗力將被埋沒。

卡爾和華特的成長背景促使他們很容易認同攻擊者。他們都已經建立了自我理想形象和超我（至少建立了基本的超我）。華特的價值觀一直無法脫離早年承繼來的罪惡感，而卡爾則承繼了中產階級的道德意識。以上這些證明了兩個孩子將威權內化，縱使不全然繼承惡的部分，但責難多而少良善，這是因爲孩子對認同對象的感受太過矛盾。我們無法完全說明兩位孩子性格形成的真正原因，但我們知道十四歲的卡爾將自己與被虐和憂鬱傾向結合，而具有活力的華特則用猜忌的眼光看真實世界。

高登（矛盾的人際關係）

以上討論的案例說明，孩子們的作品表現了對自己和成爲自己一部分的內化形象充滿矛盾感。雖然我們可以推測他們對別人的感受是矛盾的，但他們的作品上卻找不到蛛絲馬跡。

我們先前討論過高登這個孩子，是一個對自己和對生命中最重要的人具有矛盾情節的案例。在討論高登畫下的「大白鯨」（彩圖六）那一段文章中，我們有清楚的證據證明，這張畫因作者對母親的矛盾感受而生。作品完成於高登和另一個男孩相互辱罵對方母親的私生活之後，其實是表達對母親的矛盾情節。我們了解這件作品表達的是高登自己偏差的性概念，和對母親私生活的偏見，作品本身同時呈現誘惑感和危機感。

在《兒童社群中的藝術治療》一書中，我提到高登與母親矛盾的關係是個悲劇。高登的母親雖然照顧他，但是態度冷酷，她很有智慧卻情緒不穩定，具有吸引力卻無從捉摸，在許許多多的事情上，她掌控著這個小男孩。對這個小男孩來說，母親令人又愛又怕，吸引人卻瞬息萬變，光這些東西充塞著他的頭腦，哪裡有什麼空間發展其他人際關係？

這樣的結果使高登在威爾特威克像個惡魔（他給人的感覺像極了自己筆下白鯨奸邪的笑容）。高登在創作上做這種情感表達比我還高明，我也曾在課堂上要求他協助其他有問題的人。必須記住的是，高登內心陰影起因於與母親的關係，他被這樣的心境限制住，充滿攻擊的情境全都以大鯨魚、獅子、野狼或熊等象徵符號展現。至於他畫的女性造形看起來都具危險性，但還不至於太令人害怕。

高登畫的女性通常同時具有誘惑力和危險的氣質，正如他十二歲時畫的「埃及公主」（圖 44）。埃及公主手上拿著一把刀（高登解釋說公主正準備殺了她的愛人）。公主壯碩的肩膀和手臂顯露出男子氣概，而紅色的腰飾可以說就是陽具的替代。

圖 45 是埃及公主的臉部特寫。這真是一個驚人的臉龐，看起來不像任何高登的慣有樣式，根本像個女吸血鬼。這張臉是高登自己畫出來的。圖畫中的幻想清晰地表達了真實的人際關係。這現象很不尋常。通常，男生在描繪女性謀殺情節時，很少見到能同時畫出誘惑的美艷造形（這樣的情形在青春期或青春期前期的孩子較常見，當母親過度照顧，孩子過度壓抑對母親的敵意時，常可看見他們畫出美艷的女性人物）。

高登很少說要愛他的媽媽。與其背叛內心的矛盾，還不如藉創作表達心中的愛。「大白鯨」表現出高登心中感受到母親

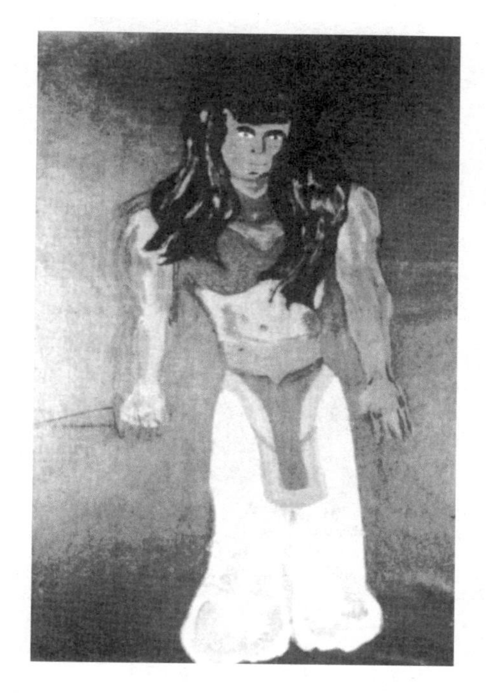

圖 44　高登：埃及公主（24"×36"）

的黑暗面與性感受，除去生活中體會到的挫折和悲苦，創作中的真誠和愛才是親子關係的核心。

只有一件作品讓我想到高登對女性的敵意。有一次，高登在藝術治療室一直沒辦法安靜坐下，不時想開始畫也不斷地把紙撕掉。最後，在幾乎無法控制的憤怒下畫了圖 46。完成後把作品交給我，還用凶神惡煞的眼神看著我，他喃喃說著：「這是一個獨眼巨人！」看到這張圖畫，我想，高登和我一樣知道

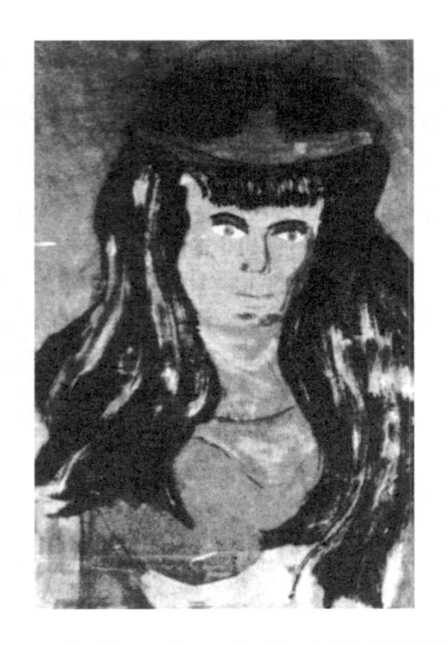

圖 45　高登：埃及公主（局部細節）

他畫了一個轉化成獨眼巨人的巨大陰戶[8]。

對威爾特威克的男孩來說，出現與性有關的符號並不是不常見，也不具有特別意義。因為他們常用和性有關的髒話互罵，所以這樣的意象並不陌生，但通常那些髒話只是徒有形式，並無太大意義。高登的作品較寫實，看起來他在畫的時候真的想到女性的這部分構造。想想希臘神話中獨眼巨人和尤里希斯的故事，讓我們幾乎可以假設可怕的強暴事件是高登要表現的主題。這種感覺與高登對女性的想法相關，然而這個想法並沒有

8　譯者註：這裡說「高登知道」，是指由高登憤怒的行為得知這孩子的潛意識裡深知自己圖畫的意涵而憤怒，並不一定指高登意識下清楚地知道。

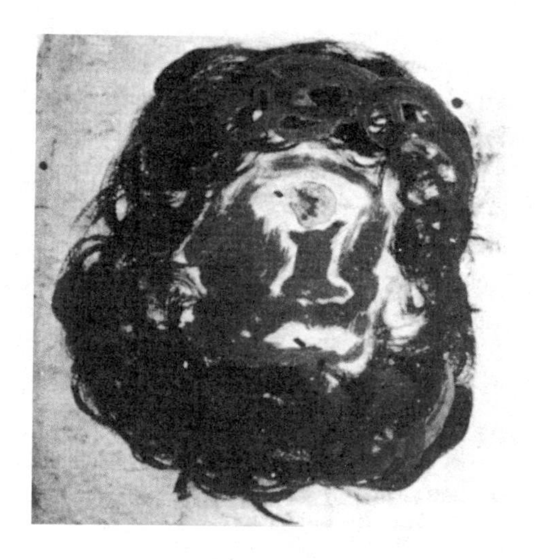

圖 46　高登：獨眼巨人（18" × 18"）

真正明白地表達出來。高登對母親的愛與對她的敵意連在一起，大多數高登的圖畫顯示這種感受的緊張度。就像我們看到的「大白鯨」（彩圖六）或是「埃及公主」（圖 44），絕不只是單純表達害怕。

對母親愛恨交雜的緊張度在孩提時，甚至到了青春期前期都還能忍受。到了青春期，緊張度增加，就失去內在的平衡，除非高登對母親的敵意能夠減低，這種關係還隨著年齡增長，和高登的優越感連在一起發展。如果從性的觀點看人與人的關係，其實是攻擊取向的。所以，在這種心理發展模式之下，高登要發展出男子氣概是很難的。「墨西哥騎士」（圖 47）是高登在學校畫的最後幾張圖之一，那時他十四歲，顯現畫裡的男

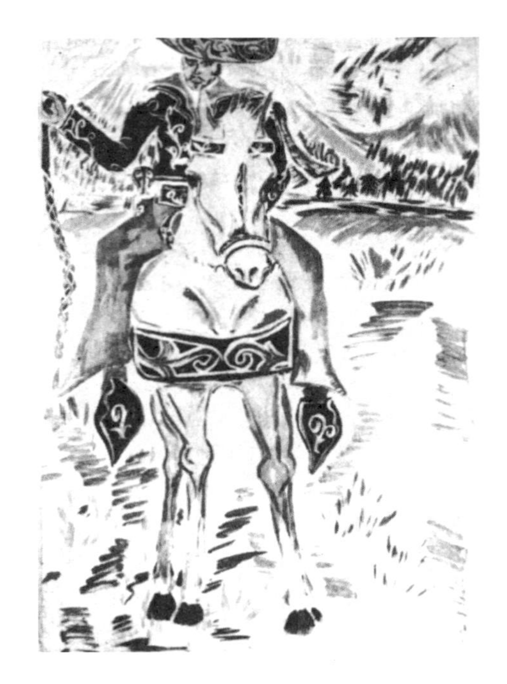

圖 47　高登：墨西哥騎士（24" × 36"）

性認同流露著自戀殘酷的氣概。

不管從創作的角度看，或是從性心理發展的角度看這件作品，都算是一張很糟的圖。這張畫不但結構鬆散，形象破碎而樣式過度裝飾。畫中主角看起來太暴力了。騎士手中拿的鞭子象徵男性力量，因爲畫得太邊邊，削弱了所要表現的力度。

當高登畫圖 47 時，他還標記著時間。當時十四歲的他在威爾特威克男校已經超齡了，八到十二歲的男孩子也只有七名而已。但是除了這個學校，卻沒有哪一個地方適合轉介他去。對他來說，學校既苦悶又無聊，這種情形下，他其實無心創作，也無心做其他事情。這件糟糕的事使他分裂的人格發展出優越感，暫時將正向感受潛藏在那裡面。

矛盾情感和創作形式

高登最後這張作品，我們看到他將這個沒有同情心的角色理想化，如前所述，並不是件好作品。特別是過度裝飾的線條破壞了畫面的整體感，這些破碎的裝飾線條也使中央的主角看起來太弱勢。畫面看來就好像敵意已經滲透了整個創作過程，整張畫卻被裝飾扭曲成吸引人注意的感覺。

如此尚未昇華的攻擊本能可以發展成不同的形式。過度用心的作品可能不會有好的表現；下筆的猶豫不決也會減低畫面的精彩程度；攻擊本能可能使作者對媒材的敏感度減低，使作者較無法發現自己的創作潛力。這些原因使得原慾和攻擊本能結合，使創作者無法分辨自己是在改善作品或是在毀壞作品。

還好處理兒童問題的藝術治療師不太常需要面對這類問題。通常較需要面對的是孩子做與不做的問題，而不是矛盾情感的畫面表達問題。畫面上的矛盾很少發生在青春期以前，切記，高登畫圖47時已經十四歲了！

作品上出現的矛盾情感

這裡我還要提另一種讓大人、小孩都容易感到挫折的情況。

有時候，創作的矛盾情感使作者想改善作品時，因無法突破盲點而對作品莫名發怒。這個盲點指的是作者對自己作品不知如何是好而引來的嘲弄或破壞傾向。這種情形發生在兒童、大人、藝術家或業餘創作者身上。讓人驚奇的是，負面感受不只出現在作者發現創作困難時，也常常發生於畫得正高興時。我們常由孩童的表情看出他們正在享受創作的樂趣，可是卻常在快完成時，突然在無預警的情形下毀了作品。有時候，作品很順利地完成了，卻在他們過一下子再看到自己的作品時，表明不喜歡之前所做的，愉悅之情也不見了，接下來不是毀壞作品就是丟掉作品。

這到底是怎麼回事呢？昇華作用仍明顯地存在，作品本身也沒出什麼問題，問題出在自信心。有時候，困難來自於心中衝突的標準。發生這樣的事通常因爲孩子眼高手低，畫不到他要的標準時，就會想毀了作品。然而，除非這些標準來自於父母或孩子生活中的重要人物，否則只要父母或治療師稍加鼓勵，孩子很快能接受這些人的價值觀，問題就解決了。

孩子自我嘲弄或對自己的高度批判，讓他們能將自我保護化被動爲主動。他們承繼了部分權威，再來批判自己。對這樣的孩子來說，純粹的讚賞也許是一種攻擊而非鼓勵[9]。治療師必須能夠體諒他們心中的難處，對抗孩子面對作品的態度，重要的是能夠爲他們修補被破壞的塑像，或補黏圖畫等等，試圖把

9 譯者註：一個人如果心理上對自己的作品極度批判的話，他不會相信外在的讚美，有時候甚至將讚美當成一種諷刺。這種情形就是克拉瑪在此提到的現象。

他們從自我攻擊與自我破壞中解救出來。治療師的這些動作能讓孩子體會到心中悲苦與憤怒的釋放，同時證明治療師的話語不單單只是禮貌性或治療性的讚賞，治療師的鼓勵和支持能使他們感到窩心。

有時候，允許孩子嚴厲地批評治療師的工作，或甚至撇棄治療師的權威，讓孩子在治療過程中多掌控一些事情也很重要。克里斯多夫是我們曾舉過的類似案例，他總是習慣地把我做給他的野生動物黏土模型弄壞。如果我們在課程中有許多示範動作，主動提供孩子許多解決畫面問題的方法，但孩子感到自己無法達到時，類似的情形也會發生。

這種情形下，治療師必須協助增強孩子的自我強度。治療師必須忍受孩子對她的敵意，證明治療師的自信心可以抵抗這樣的攻擊，讓孩子知道對他們的協助不會因此而消失。然而，當孩子滿足於殘暴地傷害治療師的感受時，是絕不被允許的。這個方法要傳達的並不是治療師的「高貴」情操，也不是要說明治療師無條件被孩子傷害的容忍力，而是要讓孩子體會到治療師的內在安全感和自我強度是不容易動搖的，最終，我們要他們學習的也是這一點。

面對來自潛意識的罪惡感而無法接受自己作品的孩子，是最難處理的情況。當嚴厲的超我不斷地批判孩子所有的興趣，甚至連透過昇華作用產生的藝術創作也不放過時，藝術治療很難發生效用。最好的情況是治療師能巧妙地透過合理的批評，替代超我破壞性的攻訐。然而，這方法很難達到結構上的改變，因爲建立自我與超我之間的關係必須有心理結構上的變革，否則孩子很難全然享受努力創作的結果。

藝術治療的限制

在許多案例中，我們順著孩子的心智發展，討論個案存在的防衛機轉面對攻擊本能時，持續運作卻不足以降低焦慮，或能發現轉移動力的新方法。有時候，儘管先前孩子的創作可以幫助他表達情感和宣洩壓力，但這情形發生時，創作產生不了一點功效。孩子要不就對創作失去興趣，要不就畫出防衛性比表現性更強的作品。

當心理發展停滯不前時，沒有一個孩子能保有高度的創作品質。創作能夠在許多心理困境之下產生，只要心理活動進行著，不管是好是壞，創作都能協助涵容並表達（contain and express）[10]負向情緒，然而，創作卻在面對拖延的情緒僵局時無法施展效能。

比利

有時候，我們看到孩子用創作面對悲苦當成最後抗爭，部分原因是媒材本身提供象徵性表達的機會，另外原因在於，現

---

10 譯者註：涵容和表達，創作時所表達出的情感，是一種非語言表達，而創作也像個盛物的容器般，將這些表達出的情感安全涵容地裝在這個容器內。

實生活實在沒有改變的可能了。這情形讓我想起比利和貝瑞（Barry）這兩個案例。比利的故事在這本書上已經提過，他是我在雅各醫院工作時遇到的孩子，長到六歲，現實感還很不好。當他母親再度懷孕時，比利突然變得神經兮兮。那時候，醫院所有的人都注意到他的行爲惡化，常有不恰當的行爲或惡作劇等等，卻在創作上表現得更好。

在那之前他的作品並沒有什麼特別，大概就是一些固有樣式表現，但突然間他開始創作一系列的黏土狗。一開始時，他先做了一隻很小很小的狗，之後的每一次藝術治療課程裡，黏土狗的大小則一次比一次大一些。他樂於見到小狗一隻隻在他手裡長大，也給小狗們塗上不一樣的顏色，整個創作過程很有目的性，行爲也都能在自我控制良好的情形下進行。很顯然的，比利藉由黏土小狗到大狗的創作過程想像嬰孩的成長，同時在他自己的掌控下，藉此經驗並釋放現實生活中面對新生命到來時的壓力。

這樣穩定的情緒一直持續到新生命誕生，然後比利的行爲又改變了。在弟弟出生後的第一次藝術治療課程裡，他開始破壞黏土小狗及其他黏土作品的一部分。他打壞所有的狗尾巴、狗鼻子、狗耳朵、壺上的把手等等，邊破壞還邊齜牙咧嘴地笑。將突出的物體去除，象徵了陽具的去除。

從那時候開始，比利在藝術治療室中的行爲和他住在精神科病房時一模一樣。使用黏土時，比利不停地做了又弄壞，作品也愈來愈看不出是什麼東西。看來，比利的黏土小狗群是他面對一件難以忍受的事件時，轉被動爲主動的最後嘗試。當他認爲新生命真的取代他在母親心中的地位時，創作提供的象徵性活動已經無法保護他免於強大的衝擊，也因此，他的創作變得和他的生活一樣糟。

比利的事件並不是說「藝術即治療」這個學說無用，而是強調創作能呈現心理現象的優勢。面對類似問題時，創作的象徵表達只幫助比利將焦慮拖延了一陣子，但能幫助大部分健康的孩子，使他們面對家有新生兒時安然度過心理危機。

貝瑞

這個案例要說明一個藉由創作補償失落物體的故事，然而對心理健康的孩子來說，這個案例實在很諷刺。貝瑞被送到威爾特威克是因爲他逃家，逃家時他當小扒手讓自己生活下去。他住校時，母親像過去一樣放縱她的情緒，用冷酷的態度對待兒子。貝瑞注意到這一點，也想盡辦法讓她注意到他對她的評語。母親曾告訴社工人員貝瑞的詭計。貝瑞曾在一次回家探訪後，將一個真人大小的熊寶寶絨毛玩具放在床上，用棉被蓋得好好的，看起來就像有個小孩在裡面。貝瑞的媽媽每次經過床邊都會被嚇到，以爲兒子還在那裡睡覺。「那看起來實在太像貝瑞了！」他媽媽說。

除去貝瑞象徵式的行爲和社工員的努力不談，貝瑞的媽媽努力盤算她自己的未來，並沒有把兒子放進計畫中。有一次，母親和新繼父接貝瑞回家幾天，母親明白告訴他，他們不打算接他回去，貝瑞回學校之後完全崩潰了。

他在藝術治療課程時告訴我這件事，然後他要了一張極大張的紙。在24 × 36吋大的紙上畫了粉紅色的背景，和一大束紅色玫瑰花。那次，貝瑞用很認真、很有目的性的態度作畫，是我從來沒看過，以後也沒再見過的創作行爲。他彷彿在這張圖畫上要找回一切失去的事物：母親、家庭和所有美好的事。貝瑞將這張畫一直放在他的作品集中，到他要離開威爾特威克到另一個機構時，才把圖畫留給我。

我竟然很快地將這幅具有特殊意義與價值的作品遺失在火車上。丟掉這張圖畫不僅讓我將這個悲劇更加具體化，也加重了我的罪惡感。當時，我很高興能蒐集到一個有趣的心理現象所呈現的作品，所以很高興地想帶回家，但弄丟作品似乎也象徵我正像貝瑞的母親一樣，並沒有預備好自己爲這個可憐的孩子設立一個家。

最後這兩個例子，像恩斯特・克里斯（Ernst Kris）[11]對成人病患所分析的「創造性拼圖」（creative spells）說法一般，有著類似的情況。在某個限度內，這兩個孩子不像成人那樣，在創作的新世界中否定現實。然而，無論成人患者或這兩個孩子，最後面對的情況很類似，都因爲一些無法忍受的現實觀點，面對被現實遺棄的命運。藝術創作必須從真實生活中取得養分，當孩子的心理狀態或家庭環境使他感覺無助，或其他超過他能掌控的事情影響行爲時，這個孩子的創作終將失去活力與意義。

---

11 作者註：*Psychoanalytic Explorations in Art.*

攻擊本能的疏通管道、能量耗損和轉型

在這一節，我會舉例說明創作如何涵容（contain）或釋放無法忍受的事帶來的壓力。我們同時也會在創作技巧、創作熱忱，或是由展現攻擊本能的角度看媒材運用，看到原始攻擊本能轉型成建構性能量。我們確實在臨床上看到藝術治療暫時緩和或減輕心理病徵。

我們很想知道，是否藝術治療在降低攻擊本能和改正孩子朝正向人格的道路上，扮演什麼樣的決定性角色？

克里斯多夫的治療過程是說明這個結果的好例子。在他身上，我們看到自我防衛的偏見漸漸改變到內在安全感的建立、人格彈性的增長和藝術創作力量的增進。

這個案例同時也說明了醫療團隊的重要。如果藝術治療師沒有其他心理治療人員及老師們的努力和共同合作，克里斯多夫的創作可能永遠停留在不斷表達攻擊本能的畫面。光靠天分無法給他帶來足夠的自信心，本身的創作訓練也無法給他足夠的自我訓練能力。但當教育和心理治療帶來改變時，藝術創作成了統整的力量，使他獲得更多的滿足和安全感。

克里斯多夫和寄養家庭的關係，在他剛進入盲人學校時最糟，憤怒和絕望使家中的每個人總是惡言相向。克里斯多夫的破壞力和自我誇耀常使他惹來責罰與嘲笑，這些卻讓他加重狂暴及猜忌的行爲。因此，他第一個帶回家的黏土作品被家人當成「垃圾」丟掉。當他的行爲改善時，一定是寄養媽媽對他好一點的時候，那時候，她已經比較能了解寄養兒子的作品對他來說有多麼重要。所以，克里斯多夫做的犀牛後來在家中花園裡有一個永久的擺放位置。在他離開盲人學校前，他做的大蒼鷺被放在前院的草坪上，全家人都以他的作品爲榮。寄養媽媽說克里斯多夫的手很巧，也希望兒子能有機會朝這方面發展。

奧斯卡

由憤怒與害怕而生的交戰情緒轉向內在強度，是安全感增加的指標，但發生的機率微乎其微。能在孩子的創作上看到這種情形很令人振奮。

奧斯卡（Oscar）是個膽小的孩子，他很崇拜比他強壯的同學，並盡量模仿他們。奧斯卡最喜歡和荷爾（Hal）在一起，荷爾最會畫可怕的怪物了。當荷爾畫了一個高舉雙臂要威脅別人的綠色人形怪物時，奧斯卡簡直愛死了。所以荷爾把這張圖送給了奧斯卡。幾個星期後，當奧斯卡不知道要畫什麼時，他從存放作品的資料夾中找出荷爾給他的圖，明確地說自己要模仿這張圖。奧斯卡把這張圖釘在自己桌前的牆上，細細地模仿。

既然奧斯卡在課堂上很認真地做這件事，我也就沒怎麼注意他。課堂最後，我很訝異我看到的「仿畫」！奧斯卡只模仿了怪物人的外形，其他的內容都照他自己的意思更改了。畫中人物是個皮膚很白的黑人冠軍選手，手裡拿著勝利的獎牌，並高舉雙手歡呼。怪物變成人了！攻擊本能在此變成了運動比賽，威脅也變成了勝利的歡呼。

這些是在我的協助之外發生的，也不是奧斯卡意識層次底下的事。他並沒有批評荷爾的圖畫，也沒有說要改造別人的作品；但是由於奧斯卡當下的心意改變了，所以創作的樣子也不一樣了。他那時已經有能力離開寄養機構了，先前的野蠻行為已被穩重的行為取代。過去的他就像荷爾畫上的綠色怪物，但他已經變成另一個人，也就不需要有怪物出現在作品上了。

馬丁

這一段，我們會討論到藝術治療和整體心理治療環境帶來個案改變的重要性。本書已經兩次提到馬丁這個案例：有一次是移情與反移情的相關議題，另一次是說明行為由依賴到獨立的發展。

馬丁十歲半時，因母親的申請而進入威爾特威克男校。他是家中的獨生子，和父母在過去兩年間住在一棟只有一個房間的公寓裡。他的媽媽不但是家中主要負擔生計的人，也是主要的紀律訓練者。父親是個內向退縮的人，不但沒有穩定的工作和收入，對獨生子的教養問題一點都不關心。馬丁在學校有習慣性蹺課的問題，更常出現在學校惡作劇的黑名單中。在家中，他常惹母親生氣，討來一陣打之後，好了一會兒，沒多久，又是一陣惹人生氣的行為，因此和母親的關係持續惡化。他的媽媽認為這樣下去也不是辦法，就幫兒子找了威爾特威克這樣的地方。

馬丁第一次來到藝術治療室時的行為，就像他平時惹母親生氣時一模一樣。一開始，他急切地進入創作教室，來了之後也很快地靜下心來畫畫，畫了一張被深綠海洋包圍的熱帶小島。才完成圖畫，他就撿了幾件工作室中的圍兜兜掛在脖子上，然後快速地衝到學校中庭的草地上轉圈圈跳舞，圍兜兜就在他身體周圍飛呀飛地轉成圓形。最後，馬丁分別解開圍兜兜，讓它們飛得到處都是，然後跑不見人影。他並沒有立刻收拾殘局，但是在那天結束前，他把所有的圍兜兜還回來，並為此道歉，這似乎是要確定我們准他回到這個學習環境。

雖然第一張圖無法看出他的心智年齡，但從主題可以看出他的孤獨和他對遠方的偏見。他的圍裙舞顯示了他的表現欲和誇張的情感。馬丁最後安撫大人的動作，像是在告訴他所激怒的大人，他並不是真的那麼壞，也還想與大家保持良好關係。從那時起，他花許多時間在藝術治療室，並成為威爾特威克最有天分的小藝術家。他同時被其他的藝術形式吸引，在戲劇和音樂課中也有好的表現。

然而，馬丁很快地成為威爾特威克最難搞的小孩，這不是因為他可惡的行為，而是因為他太愛出鋒頭引來的責難。他老是反抗男性諮商員，對女老師卻是重複地惹她們又安撫她們。

在創作上，因為和他心理需要的愛現有一點關係，使他雖然難處理但還不至於太令人討厭。在引導之下，他可以聽老師的話，認真努力地學習戲劇中的一個角色、學唱一首歌，或認真地畫一幅畫，但他無法天天如此，每天都會出現惹人厭的行為，無法時刻遵從指導，還不斷地挑逗師長。結果是，喜愛藝術但有表現上困難的老師或同學都可以和他相處得很好，另一票人就認爲他實在令人難以忍受。馬丁能留在威爾特威克的主要原因是他的藝術天分，他常在美術創作教室和音樂教室流連忘返，也努力地參與學校的所有戲劇活動。

治療的初始，馬丁的作品呈現比較多的憤怒、悲苦和性好奇。舉個例子來說，馬丁在威爾特威克的第一個聖誕節，他畫了一個殘忍的聖誕老公公，鞭打麋鹿讓牠們衝向畫面下半部的火堆中（彩圖十六）。這張圖畫始於馬丁安靜地畫聖誕老公公的雪橇，然後在畫麋鹿時出現困難，他開始吵著要我幫他畫麋鹿。我拒絕了，並讓他知道他一定有能力自己畫，他很生氣地說：「我會讓你看看我真的不會畫！」之後，他就用很快的速度畫了無情的聖誕老公公和其他的東西。

假日對機構裡的孩子來說是很難過的日子，許多孩子會感覺到生命的悲苦，在一般人感到歡樂的聖誕節時行爲異常。通常，這樣的心境會伴隨困擾行爲的出現，創作表現變得普通而失去該有的鮮明色彩。馬丁是我知道唯一能有足夠的天分和勇氣，將聖誕節用可笑的方式表達出來，還能保有創作感的孩子。

馬丁用流動性顏料和水彩筆畫的作品「滑稽的舞者」，顯示出他在苦悶情緒下，還能將媒材控制得很好。在他畫圖 48 時，一邊唱著猥褻的歌，還一邊興奮地跳上跳下。這是一張具有情感表達的作品，但絕不是色情圖畫。背景的波浪狀線條，和脫衣舞女腳邊具動態的小點點，象徵著對性的好奇與興奮。舞者伸展的左臂可以說是陽具的象徵。兩個合在一起的臉像正在動作中的兩個人，似乎象徵著舞者的曖昧性格。整體來說，這張畫洩漏了作者心中對性混淆不明的想法，和過度幻想的性興奮，並把女人想像成猥褻誘惑的。對一位在家中有著過度控制的母親並維持施虐－受虐關係、與父母經年睡在同一個房間的小男孩來說，畫出這樣東西並不稀奇。

以上情緒只是馬丁對母親感受的其中一面。他也時常把母親理想化，賦與母親高貴的形象，所呈現的高貴姿態和衣索比亞血統或古埃及宗教多少有一點關係。雖然馬丁的雙親都生長於美國，但他們都繼續信仰祖先留下來的文化傳統。他的母親不斷灌輸祖先優良文化傳統的觀念給兒子，教育他應爲自己的身世自豪，當然，這現象在五〇年代的黑人族群中很少見。

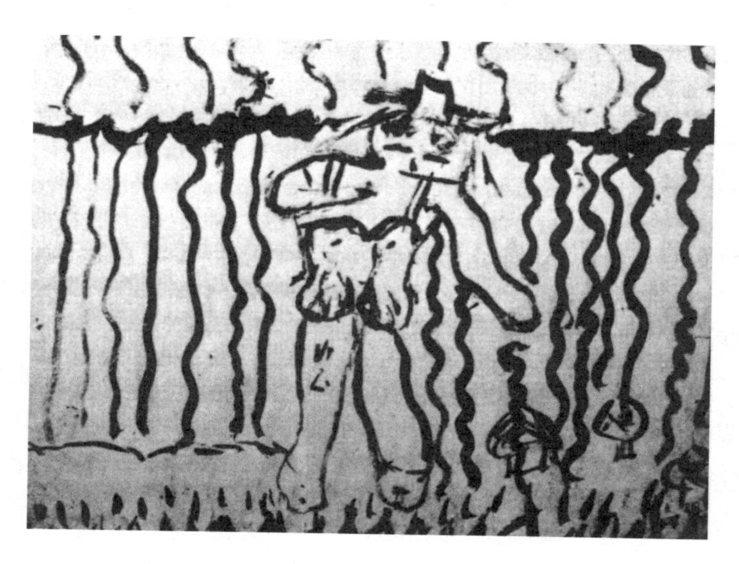

圖 48　馬丁：滑稽的舞者（18" × 24"）

當馬丁想畫一些正向的內容時，他卻遇到比畫諷刺性作品更多的困難。舉例來說，復活節時，馬丁想畫一件彩繪玻璃作品，中央有黑皮膚的聖母聖子像。第一次嘗試的結果是將兩個人形用黑顏料塗掉。我試著就這張圖，用一張咖啡色紙把畫壞的部分貼起來，之後，他就成功地完成了這件不錯的作品。

縱使在他情緒最惡劣時，他還是可以完成這樣的圖畫，證明不能只藉創作來做心理復健，因爲只用藝術創作是無法改變他對母親的感覺。無論如何，馬丁的母親依然是他生活的中心，所以，他把對母親的感受與互動模式轉移到所有他喜愛的女性身上。馬丁繼續以惡劣行爲展現對母親的幻想，也繼續與母親抗爭；他的母親則繼續將優良家族傳統的觀念塡塞給他，同時也灌輸自己輕視美國黑人的觀念給兒子。這可以說，她所擁有的衣索比亞光輝遠遠在現實之上。爲了展現承繼來的榮耀光輝，馬丁在威爾特威克男校時，無法實現的榮耀讓他在創作上或行爲上很愛表現，然而，爲他贏得的只是愈來愈多的敵意和嘲笑而已。另一方面，馬丁的母親卻不斷地寫信，缺乏溫柔的諄諄教誨，不但責難這些嘲弄，也像是要努力保持先前她對孩子的掌控關係。

因爲這些原因，馬丁在剛來到機構時接受了六個月的心理治療。他的心理治療師是個喜愛旅遊的中年婦女，很快地和馬丁建立良好關係。這位心理治療師面對十一歲的馬丁時並不鼓勵繪畫或遊戲表達，特別是藝術治療在機構裡也正在施行。她發現像成人一般的談話式治療對這個孩子比較有效。

首要的治療收穫是讓馬丁了解，他的自我吹噓和愛現行爲真是令同學討厭，也讓同學不想讚美他的作品，謙虛地幫助同學才是獲得人緣的好方法。當他開始以幫助別人代替批評別人時，同學開始誇讚他的創作技巧，和我競爭並當「創作小老師」。當他發現自己協助過的較小孩子中，有人畫得比他好時，他也能把對對方的敵意轉化成督促自己進步的力量。他開始企圖解開驕傲的衣索比亞幻想情節，此時，他的驕傲也沒有那麼有攻擊性了。

這位治療師很成功地和機構主任談到，馬丁挑逗與安撫女性長輩的強迫行爲問題來自於他的成長環境，這談話因此得到中心老師的共識，在面對他時不要爲了解決行爲問題而刻薄地責備他。這樣一來，成功地解決了他習慣性的施虐—受虐行爲問題。日常生活變簡單後，讓其他深入的心理治療也變得更容易實施了。

馬丁十二歲時，有一次的治療帶來關鍵的戲劇性改變。一個春天的早晨，我發現馬丁眼睛泛著閃光地站在藝術治療室門口。他說有一個畫面在他腦中揮之不去，必須立刻畫下來：那是一顆有史以來學校裡最漂亮的蘋果，上面有細細的紅色、黃色線條，要畫得很清楚讓大家都看得見。他進教室，穩穩地坐下，拿了 18 × 24 吋的紙張，開始畫一顆真實大小的蘋果。這顆蘋果漸漸變成一棵成長中有樹枝與茂密樹葉的蘋果樹。畫到一半，還加上鳥巢，裡面有鳥媽媽在餵小小鳥。

既然這張畫對馬丁來說這麼重要，於是我和學校溝通，讓他留在藝術治療室繼續畫。他在那裡待了一整天。除了吃飯的時間外，他畫了將近七個小時，這可是一個十二歲孩子的極限。

第二天，他回到藝術治療室，從一段距離外細細地品味這件作品。他發覺樹葉間的藍色天空太強了，讓紅棕相間的知更鳥媽媽看得不夠清楚。因此，他動手把鳥媽媽附近的天空改成淡一點的藍色。完成的作品看起來真好。

圖畫完成時，馬丁說這是他第一張能掛在餐廳牆上的畫。那個地方常常掛出學生的作品，但是他又說這張畫要留給法蘭克先生，也就是他的諮商老師。在此之前，馬丁幾乎沒注意過學校裡的男老師呢！法蘭克先生適時地表示愉悅讚賞之情，一方面因爲作品真的很美，一方面這代表來自孩子愛的禮物（也因這個緣故，我無法爲作品拍照做紀錄，因爲法蘭克先生在離開威爾特威克時把作品也一併帶走了）。

在馬丁畫這張圖畫時，我只知道這次創作的重要性，於是盡可能地協助他完成這件作品。事後，我聽馬丁的治療師說了以下的事後，我才真正了解這件作品的意義。

那天之前，馬丁和他的心理治療師共同走過小樹林（治療通常在戶外進行）。樹上多了許多新的鳥巢，他當時說，他希望能在籠中養一隻小小鳥。這個願望讓治療師將談話帶到，如果鳥兒發現自己被關起來失去自由時，會有什麼感受。馬丁說，他會在鳥兒的腿上綁上一條像風箏一樣的線，這樣他就可以同時保有那隻鳥，鳥也可以在身旁飛來飛去。談話到此，治療師又將話題轉向鳥的感受而不是人的願望。最後，馬丁決定讓他那隻想像的鳥完全自由。在同理鳥兒的感受，放鳥自由之後，他說了一些頗具深意的話：「這就像我媽媽對我的態度。她好像是在我身上綁了一條風箏線。」這個頓悟將話題帶到母子關係的討論中，談到孩子不是屬於母親的一部分，孩子並不是媽媽的手臂或大腿，孩子應該有自己獨立的想法和感覺。馬丁了解這些，那次的治療後讓他和母親的關係改變不少。

馬丁在親子關係的病態行為上，只有在自覺像隻鳥，並期望自己同樣被放走之後才可能改善。這自我洞察力的意義也在於，馬丁終於將得自於母親的負面互動模式改掉，也讓他不再用對待母親的態度對待別人，不再自虐虐人。這減低了他對母親的認同，卻增加對父親形象認同的可能。這個部分，我們看到馬丁將圖畫送給男性諮商師，是過去不曾有的現象。

無疑的，馬丁這次的創作和這次治療性談話有極大相關。但令我們訝異的是，他接下來並沒有畫和獲得自由相關的主題，反而畫了一張鳥媽媽餵食無助小小鳥的圖。我們如何解讀這張畫呢？仔細想想，其實馬丁以前就畫過類似的主題（舉例來說，聖母聖嬰圖就屬這一類主題）。這類主題通常都是畫到一半想撕毀作品，還好都在我的支持下繼續完成。值得欣喜的是，最後這件蘋果樹作品可以在無人協助，也無任何猶豫的情況之下完成。

我們知道矛盾感受會困擾親子關係。馬丁與母親的糾纏起因於未被滿足的期望，也因為被他對母親的矛盾感受綁住，讓他無法將母親的形象與慈愛的形象連在一起。

當馬丁不再以施虐－受虐的方式得到親子關係的滿足時，未被滿足的嬰孩時期需求（unfulfilled infantile needs）再次浮現。蘋果樹和樹上的小鳥似乎是這未滿足需求的呈現。創作這件作品時，馬丁表現得心理成熟且具有男子氣概的樣子，同時展現出不尋常的專注力、忍耐功夫和創作技巧。作品的內容則滿足了嬰孩時期的渴望。母性形象直接地表現在母鳥與小鳥的共處上，同時象徵性地表現在擁有大量蘋果的蘋果樹上。嬰孩時期的需求直接表現在餵食的感覺上，間接地表現在小小鳥周圍具保護力的安全環境上。畫面形式和內容有著相同的意涵。

這次的創作是正常心理運作的恢復，是馬丁爲自己取得的優勢，也讓他能安穩地走向下一步，走向對父親形象的認同。將作品送給男性諮商師，象徵了對父性權威形象認同的第一步。

他後來的作品並沒有重複出現類似這次的溫和題材。他畫了許多寫實的非洲式住屋和黑人，看來似以身爲非洲後裔而驕傲。離開機構前的最後一張作品是「城市街景」（圖 49）。圖畫上，我們看到他站在屋頂上放風箏。這不是一件誇大想像的作品，而是以較現實的角度表現男性形象。馬丁要離開時，他已經受到許多機構內大人小孩的歡迎，不像剛到機構時那樣令人討厭。在他離開威爾特威克後，還有許多風靡他創作天分的同學不斷地討論他呢！

馬丁的案例說明了，一個孩子縱使有再好的創作天分，心理復健過程中若沒有專業的藝術治療或心理治療的協助，這個孩子的創作天分有可能因此消失。藝術治療開始時，具有提供孩子夾縫中求生存的意義。藝術創作也像個容器，提供空間讓孩子將心中衝突和悲苦感受裝進去，同時在至少較具有結構性且較能忍受的範圍內，滿足孩子的愛現需求。以上觀點可以同時應用到書中其他案例上，對於用其他治療方式很難解決，有心理癥結和行爲困擾的孩子來說，藝術治療的經驗能提供孩子

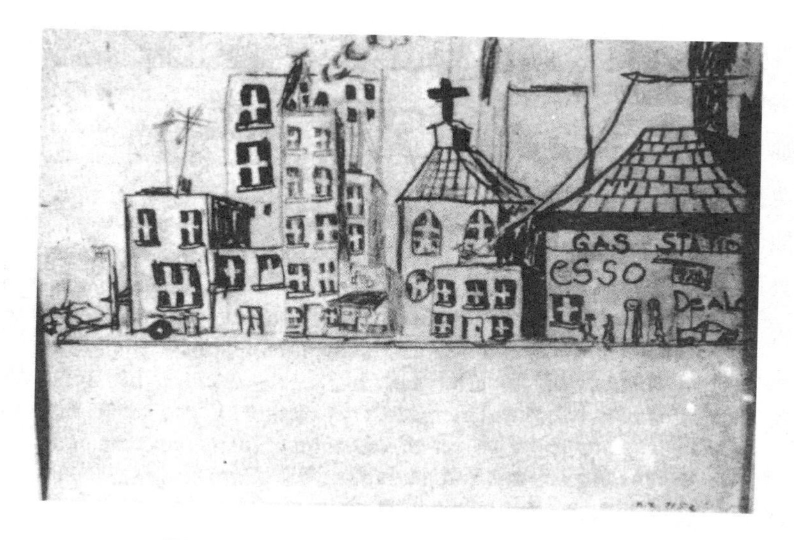

圖 49　馬丁：城市街景（6" × 8"）

正向感受。

當我們開始對馬丁實施心理分析治療時，他的情緒改變首先出現在創作行為上，然後才是真正的行為改變。之後，日常生活態度的改變，讓他在創作上獲得更多自我覺察能力。原始的攻擊本能減低，使能量轉向藝術創作。創作時，馬丁在不需有退化行為的情況下，成功地以象徵的方式重新建構生命早年未滿足的母子關係。

馬丁的故事也讓我們想起克里斯多夫的「春之樹」（圖9）。這兩個例子中，我們看到個案藉創造力發展出孩提時期喜樂的意象，有助於發展獨立性與男性認同。我們在「蘋果樹」一作上看到的是，利用創作重拾失落物體的象徵意義。我相信這樣的成功情形，通常只可能發生在生活上曾有過滿足經驗的案例上。馬丁的媽媽雖然掌控著他，有時也凶惡地對待他，但她也給與馬丁溫暖和自尊。在馬丁重新建構好媽媽形象的過程，他可以把這些正向經驗畫下來。克里斯多夫的情況也很類似，他的養母在他幼年時期曾給他很好的照顧。如果這樣的孩子後來能遇到給與溫馨回饋與了解他們的長輩，並協助他們處理圍繞著原來所愛對象的情緒衝突問題時，他們便能將早先被愛的經驗，以象徵性語言表現在創作上。如此一來，孩子便可能由母子關係惡化後的傷害中，得到部分復原。要讓藝術創作對孩子產生深刻影響，必須讓孩子花多一點時間和能量在創作上，讓創作成為被吸收的熱能。

在此，我相信，以上觀點對於一般具攻擊動能的孩子來說都是有用的。與其想辦法讓他們分散注意力而使他們坐立不安，不如提供媒材讓他們專注。有趣的是，一旦孩子的創作情感被喚起，必須讓他們有更多的創作經驗，讓孩子能體驗創作時的結構性組織動力，連同熱烈情感一起被帶出來。

結論

透過這本書，我希望讀者能了解到，藝術治療必須從創作層面和心理層面切入。藝術治療師必須了解創作的一般性問題，也必須了解藝術創作時的心理動力過程。

書中提到的案例雖然以情緒困擾的孩子為主，但治療過程中的觀察並不局限於孩童時期的行爲。書中的藝術治療概念可以應用到許多地方，特別是談到創作神奇影響力的部分。

我們了解透過創作的昇華作用，可以結合與包容心理動力的能量，縱使創作時，心理動力沒有達到完全的中和，昇華作用還是成立。當個案成功地在畫面形式上將經驗具體化，主題就算有關憤怒、焦慮或心中的痛楚，都算昇華作用的一種。所以，無論心理不成熟或具衝動行爲的孩子，就算他們無法完全獲得需要完全中和原始能量的昇華能量，他們還是能夠創作。

快樂的泉源不單單只爲了衝動地得到快樂，快樂和自我功能連在一起。孩子經驗自我統整的力量，擴張自我掌控的領域，自我若無從捉摸，將帶來無法預知的後果。自我面對創作時，藝術創作無法除去壓力源，也無法直接解決衝突，但藝術創作對建構自我功能很有幫助。創作能在日常生活的行爲改變前，提供創作者表達新感受、體驗新行爲的安全空間。

我期待書中所述藝術創作滿足情緒困擾孩子的過程，能對所有人都有好處。藝術創作提供象徵式表達空間，讓創作者體驗內在感受及想法；藝術創作讓生命中複雜的情節單純化；藝術創作爲解決心中矛盾提供良好示範，並爲心中混亂思緒找到出路；藝術創作還可以達到愉悅生命的目的。

雖然書中的案例都來自治療機構中需要心理協助的孩子，但我相信藝術治療概念可以廣泛應用到治療機構以外的地方。藝術治療可以用在有心理困擾，過著一般生活的兒童、青少年或成人身上，或應用在剛離開治療機構，正在適應一般生活的個案身上。

藝術治療的方法可以廣泛被帶入一般家庭、社區、中途之家、學校等等地方。我們必須同時記住，許多藝術教育上最先進的教學法對有困擾的孩子還是不太適當。我們注意到孩子在一般的藝術創作課程中，需要有基本的自信心、面對世界和接受新建議的開放度，這對有心理障礙的孩子來說有些壓力。

有些孩子從小活在不斷否定他們的環境，自信心和統整能力的發展因此受到一定的影響。如果我們要和這樣的孩子從事創作工作，最基本的技巧是給與全面的心理支持。雖然治療師必須忍受平凡、空洞、無創意的作品，面對孩子在創作上有極好理由以空泛的形式，避開心裡真正重要的感覺或雜亂的幻想以避免強烈衝擊時，治療師還是必須勉強接受表現空洞的作品。當創作行爲一直如初始時的條理不分、形式不明時，治療師也必須鼓勵個案創作和生活癥結相關，如衝突、憤怒、焦慮、性好奇等情緒表達的作品。

這個過程有多困難，或能做到多少，完全依治療師遇到的情況而定。一般說來，與小班創作或午後自願參加的治療課程比起來，人數眾多的大團體較難達到治療性的創作效果。更多時候，治療結果隨著孩子心理受困擾的情形而定。

通常，治療師會在藝術治療的過程中，爲孩子建立一個具有彈性和活力的方式，讓他們找到情緒出路或儲藏情感的天地。那種情況下，可以將好多能量轉移成學習健康新經驗的養分，並把這個孩子帶離偏見。本書提到的「藝術創作即治療」這個重要的觀點，主要在〈昇華作用〉那一章裡探討過，然而，這過程不能有壓力。孩子在創作治療的過程中，會找到更寬廣的表達方式，當孩子的情緒和行爲不像從前那麼混亂時，他們會對這個世界更有興趣，並可能有更多元豐富的創作表達方式[12]。

本書花了很多精神探討嚴重情緒壓力孩子的作品表現方式，他們的作品形式多半空洞或只具有表象，除非病徵本身具有表現性。藝術治療的創作方式遠遠將他們帶離干擾他們生活的事件，是對他們最有效的治療方式。創作活動開始後，會漸漸把個案帶到內心的癥結上，讓他們專注於面對使他們困擾的重要事件。一般孩子輕鬆愉悅地享受創作，藝術治療個案創作時的情緒風暴，則和藝術家面對創作時一樣真誠直接。

我們觀察到孩子在壓力之下能創作，受限於創作天分和心理成熟度的孩子也能創作，都依然能表現出具品質的藝術美感。然而，要一個有心理困擾的孩子達到那樣的境界，藝術治療師必須與個案共同面對爭鬥與困難，就像雅各和天使摔跤的故事[13]一樣，但是藝術治療師必須同時接受挑戰和忍受不斷的挫折（這一點就和雅各面對的不一樣了）。

治療性創作活動獲得的藝術美感，通常在心理評估中被忽略。有時因藝術創作被人認爲是文化活動，或單純被當成興趣

---

12 作者註：這改變的說明，詳見《兒童社群中的藝術治療》，頁 109-25。

13 譯者註：雅各與天使的摔跤故事出於《聖經》創世記第三十二章末段。雅各在夜裡長時間與代表天使的一個人摔跤，他一直處於勝利的姿態，正要天亮之際，那個人在雅各的腿窩上打了一下，雅各輸了。這個故事讓雅各了解自己的軟弱與上帝豐富的慈愛與能力。克拉瑪用這個長時間摔跤的故事形容個案與治療師之間的關係，表面上對雙方而言充滿挫折與挑戰，內在卻充滿豐盛的愛；然而，雅各終究能理解自己打輸是神給他理解自己弱點的機會，在藝術治療的情境中就不一定是這樣了。

的一種，使人不與治療領域聯想在一起。許多時候，人們誤解藝術治療的結果是因為藝術媒材，而非藝術創作的影響。某種層次上，這種說法是正確的，但必須明確區分的是治療性的創作活動或是純粹的藝術創作。

心理困擾個案的創作通常內容較狹隘，這幾乎是不變的定律，主要原因是他們受困於病徵。他們的作品表達主要限於單純的內心世界，很少擴展到其他領域。一旦個案的創作衝動像枝芽一樣成長時，創作品質就會超越個人意義，成為世界的財富。然而，心理動力過程同時活躍於創作的狹隘表達和寬廣表現中，乍看之下兩者很難區分，兩者間的轉移很難判辨，也很難解釋它們之間有什麼不同。

書中花了篇幅探討藝術治療中產生的不同類型作品。這些作品若以藝術審美的眼光看，有一些可能不能稱為藝術創作，但沒有一件藝術治療作品與純藝術完全不相關。藝術創作由原始能量中取得相同的情緒衝擊，並在衝動的掌控創作媒材上直接表現出來。創作者背負著這些原始情感，創作活動於是和同樣來自原始情感的防衛機轉聯結在一起，出現刻板樣式的表現。當刻板樣式的創作者發展了技巧、象徵符號或固有手法避免（ward off）內在衝突時，他會用相同的方式涵容和表達衝突。最後，我們會發現最具個人意義的作品，只有在毫無技巧修飾情況下創作出的自由聯想畫，才最能被人了解。如此一來，藝術創作與簡單的圖式語彙（pictograph）連在一起，然而，圖式語彙通常只具有個人意義，創作縱使具有個人意義，也必須經過統整才能獲得，所以說創作具有共通的一般性意義。因此，本能的心理動力、防衛機轉和潛意識象徵等等，通通以不同的形式連在一起了。

創作形式和內容的整合，通常具有個人和共通意義，但不是每次創作都能同時表達兩者。無論塗鴉想像、刻板樣式或是圖式語彙，都有可能轉化成純藝術表現，但這無法事先預測。在教育實務或臨床治療上，要嚴格區分各種不同沒有好處也沒有必要，只有偶而在藝術治療時，爲了需要而區分差別，但這實在妨礙藝術創作發展。

舉例來說，心理分析治療中將圖像表達當成溝通工具時，作品本身不一定是一件藝術品。因爲心理分析治療要追求的是隱藏在個案行爲中的問題，而不單純鼓勵個案由創作過程追求個人和共通意義。圖式溝通在心理分析治療中自有其目的，重要的是，治療師和個案共同探討圖像表達的過程。通常，隨手畫畫的東西在藝術心理分析中最能被解讀，也能達到最好的效果。

如果藝術媒材的介入只是爲了解除個案僵化的心理防衛，或表現積壓已久的情緒，通常產生不太有組織的作品，這也不能稱爲是藝術創作。

最後，如果治療一直受限於強大的心理防衛，創作活動可能只被個案用來否定某些無法忍受的事實。縱使個案的作品無法稱爲藝術創作，治療師可以有不做任何治療性介入的好理由。

藝術治療最好的情況是透過藝術做象徵性表達，進而協助建立統整的人格。既然作品是藝術創作昇華作用的指標，創作過程的工作品質也成爲治療成功的量表（雖然這不是單一量表）。

結語

從《兒童藝術治療》這本書首次出版以來，已經二十多年過去了。書中提到的兒童個案現在都長大成人了。我們很好奇他們現在過得如何，只是通常我們無從得知。基於保護個案的原則，就算知道，也不能如此公開地陳述。在這段結語中，我要舉出兩個孩子後來的走向，他們兩個的創作和人格的故事在書中大量被引用，讀者應該不陌生。

華特

圖 36A 和圖 36B 是華特的兩件作品，其中所呈現的內在不一致從來沒有被治癒。這兩張畫同時說明了他短暫而年輕悲苦的生命。

華特十三歲半離開威爾特威克男校時，很快又犯下罪行。二十一歲時，因爲激烈的爭吵而殺死兩個人。他逃脫追捕，卻在犯下一樁銀行搶劫案時被捕。

在李文渥斯監獄（Leavenworth）坐牢時，華特參加了教育課程。這個教育機會給他帶來改變。華特比別人好的智慧與能力，讓他能在自己選擇的目標中努力，他重拾過去在學校時喜愛的藝術創作。他成爲監獄學校裡的模範生，後來在堪薩斯大學（University of Kansas）拿到學士學位。他得到美國大學優等生榮譽學會（Phi Beta Kappa）頒發的會員證書，是美國第一個罪犯得此殊榮者。因此，他後來繼續攻讀社會學碩士學位。由於教授們對華特的才智與優越的表現印象深刻，好多人爲他寫立即假釋推薦函。

華特學術上的優秀表現使他在黑人文摘上聲名大噪。他開始寫信給當年在威爾特威克的諮商老師，也寫信給我。他也開始寫信給從未謀面，當時也正在坐牢的兒子。他告訴我們，在威爾特威克的好時光讓他沒有成爲「真正的惡魔」。他給自己訂了一個計畫，在取得博士學位後，要建立一個像威爾特威克一樣的學校，讓街頭的問題孩子住在那裡，直到他們長大成人。

在他追求成功時，他似乎忘了自己還有殺人的勞役沒完成。在假釋的要求被拒絕後，他頹廢並停止與我們通信。

服刑期滿出獄後，他與一位進入監獄一小段時間的白人男孩聯絡。對這個男孩來說，華特算是在身心兩方面都拯救了他。當時，這個男孩也幫著華特找電腦專業方面的工作。所有的事都似乎說明了他即將有美好的未來。但是，很快的，華特又被捕入獄了。華特當時想經由一位女性友人的協助逃獄，她到監獄醫院探訪時帶槍給他。他們兩個很快地發現周圍布滿強大警力，華特在無法用槍幫助自己逃跑的情形下，用最後的子彈殺了女性友人和自己。那時，華特四十五歲。

我們無法估量心理治療或教育機會到底對華特的生命有多

大影響力，我們只知道，從這兩個角度看華特的人格時，一直到他生命的最後都不斷改變。他可以是個朋友，他可以有好的工作能力，但他也可以是個殺人犯。

華特的作品圖 36A 證明藝術作品的表達性。這件創作於十三歲半時的作品，具體呈現了迫切的悲劇。我在他死前十二年寫下的故事，似乎已經預知了這悲劇的結果。

安祺

安祺十歲時離開機構。當時，安祺依然在課程裡建立的真實藝術天分，與幻想的「超人」理想自我之間追求平衡點。離開威爾特威克後，他在寄養家庭待了一小段時間，之後的童年生活都在教堂設立的兒童之家度過。高中時進入一所藝術學校就讀，生活在一個團體之家。

他十六歲時，我和他談到他的命運，他說早年的住院生活是偽裝的祝福。假使他當時住家裡，絕對不會有人對他在學校的學習與他的藝術作品感興趣，他的天分也會被埋沒。

安祺二十一歲時，我問他是否同意我將他十歲時，在我的協助下寫的自傳[1]出版，他欣然同意。

他寫來的信上提到：

能夠詳細讀到我的過去，眞是一件令人高興、也很有趣的事……再次閱讀的時間很剛好，像是把我心中關起來好久的一扇窗重新打開。

他同時在信上附了一首詩，顯然那是在他讀了自己早年的故事和我寫的書評之後寫下的：

一線曙光

學會踢動之前
他已持續不斷地運轉
腿速快似馬達
極力加速超越所有障礙
速度實在快
快得能超越旋風
無論何時，他總是只想到自己
忘卻所有過去曾深刻停留在小小心靈中的事

1 作者註：*Art Therapy Viewpoint,* pgs. 253-266. Elinor Ulman and Claire A. Levy (Eds.), 1980, Schocken Books, NY.

當他靜靜坐下回憶過去
往日歡樂快速飄過眼前
所見一切，止於未來
奔向天際
成爲宇宙之末的一顆明亮星星
學會思考之前
他總想捕捉前方一絲希望
努力憶起其他瑣事時
他想，那必定是幾年前已經想過的了
馬達開始運轉
努力地轉動
轉動到盡頭時
他什麼都不是了
只是一團模糊不清的物體
再想緊緊握住什麼
卻只能平白發出細細嘶鳴

安祺有能力訴說轉動狀態的詩作，是否同樣說明了安祺在真實生活中有能力養活自己？

安祺二十二歲加入海軍，截至我知道他情況的時候，他在事業上的表現都很成功。一九九三年這本書再版時，他已經結婚，有一個十幾歲的女兒和一個小兒子。他繼續創作，在海上值勤時，畫具一直是行李中的重要東西。他認為，創作是愉悅自己的方式，不是為了獲得他人讚賞。雖然他這麼說，他也開展覽，獲得一點實質益處，並計畫未來要花更多時間在創作上。他將自己看成是個藝術家，這個認同成為生命中自信的重要來源。

參考書目

Alschuler, R. H., and Hattwick, L. W. *Painting and Personality: A Study of Young Children*. Chicago: University of Chicago Press, 1947.

Bender, Lauretta. *Child Psychiatric Techniques*. Springfield, Ill.: Charles C Thomas, 1952.

Bernard, W. Viola; Ottenberg, Perry; Redl, Fritz. "Dehumanization: A Composite Psychological Defense in Relation to Modern War," in *Behavioral Science and Human Survival*, ed. Milton Schwebel. Palo Alto, Calif.: Science & Behavior Books, 1965.

Bernfeld, Siegfrid. "Zur Sublimierungstheorie," *Imago*, XVII (1931), 339.

———. "Bemerkungen über Sublimierung," *Imago*, VIII (1922), 333.

Betensky, Mala. "Case Study: Four Years of Art Therapy with a Schizoid Boy," *American Journal of Art Therapy*, IX, No. 2 (1970).

Bettelheim, Bruno. *Love is Not Enough*. New York: Free Press, 1950.

———. *Truants from Life: The Rehabilitation of Emotionally Disturbed Children*. New York: Free Press, 1955.

Bloom, Leonard. "Aspects of the Use of Art in the Treatment of Maladjusted Children," *Bulletin of Art Therapy*, IV, No. 2 (1963).

Bornstein, Berta. 'On Latency," in Ruth S. Eissler, Vol. VI (1951).

———. "Masturbation in the Latency Period," *ibid.*, Vol. VIII (1953).

Brown, Claude. *Manchild in the Promised Land*. New York: Macmillan, 1965.

Burlingham, Dorothy. "Developmental Considerations in the Occupations of the Blind," in Ruth S. Eissler, Vol. XX (1967).

Cane, Florence. *The Artist in Each of Us*. New York: Pantheon, 1951.

Cizek, Franz. *Children's Colored Paper Work*. New York: G. E. Stechert and Hafner, 1927.
Cole, Natalie R. *The Arts in the Classroom*. New York: John Day, 1940.
Crane, Rebecca. "An Experiment Dealing with Color and Emotion," *Bulletin of Art Therapy*, I, No. 2 (1962).
Crawford, James. "Art for the Mentally Retarded: Directed or Creative," *Bulletin of Art Therapy*, II, No. 2 (1962).
Dewdny, Selwyn. "The Role of Art Activities in Canadian Mental Hospitals," *Bulletin of Art Therapy*, VIII, No. 2 (1969).
Eckstein, Rudolf; Wallerstein, Judith; Mandelbaum, Arthur. "Counter-Transference in a Residential Treatment Home," in Ruth S. Eissler, Vol. XIV (1959).
Eissler, Kurt. *Leonardo da Vinci: Psychoanalytic Notes on the Enigma*. New York: International Universities Press, 1961.
———. *Goethe: A Psychoanalytic Study*. Detroit: Wayne State University Press, 1963.
Eissler, Ruth S.; Freud, Anna; Hartmann, Heinz; Lustman, Seymour; Kris, Marianne, eds. *The Psychoanalytic Study of the Child*. 24 vols. New York: International Universities Press, 1945–69.
Fraiberg, Selma. "Enlightenment and Confusion," in Ruth S. Eissler, Vol. VI (1951).
Freud, Anna. *The Ego and the Mechanisms of Defense*. New York: International Universities Press, 1946.
———. "Indications for Child Analysis," in Ruth S. Eissler, Vol. I (1945).
———. *Normality and Pathology in Childhood*. New York: International Universities Press, 1965.
Freud, Sigmund. The following selections are taken from the *Complete Psychological Works*, Standard Edition, 24 vols., translated by Alix Strachey and Alan Tyson. London: Hogarth Press and Institute of Psychoanalysis, 1951.

Delusion and Dream, 1909.
The Ego and the Id, 1923.
Formulations on the Two Principles of Mental Functioning, 1911.
The Infantile Genital Organisation and the Libido, 1925.
Inhibitions, Symptoms and Anxiety, 1926.
Leonardo da Vinci and a Memory of His Childhood, 1910.
A Neurosis of Demoniacal Possession in the Seventeenth Century, 1923.
The Relation of the Poet to Day Dreaming, 1909.
The Unconscious, 1915.
Gitter, Lena L. "The Montessori View of Art Education," *Bulletin of Art Therapy*, II, No. 1 (1962).
———. "Art in a Class for Mentally Retarded Children," *ibid.*, III, No. 3 (1964).
Goldstone, Stephen E., ed. *Concepts of Community Psychiatry*. Washington, D.C.: National Institute of Mental Health, 1964.
Goodenough, F. L. *Children's Drawings: A Handbook of Child Psychology*. Worcester, Mass.: Clark University Press, 1931.
Greenacre, Phyllis. "The Childhood of the Artist: Libidinal Phase Development and Giftedness," in Ruth S. Eissler, Vol. XII (1957).
———. "Play in Relation to Creative Imagination," *ibid.*, Vol. XIV (1959).
Hammer, Emanuel F. *Clinical Application of Projective Drawings*. Springfield, Ill.: Charles C Thomas, 1958, 1967.
Hartmann, Heinz. "Notes on the Theory of Sublimation," in Ruth S. Eissler, Vol. X (1955).
———; Kris, Ernst; Loewenstein, Rudolph. "Comments on the Formulation of Psychic Structure," *ibid.*, Vol. II (1946).
Kramer, Edith. "Art and Craft," *Bulletin of Art Therapy*, V, No. 4 (1966).
———. "Art and Emptiness," *ibid.*, I, No. 1 (1961).

———. "Art Education and Emptiness," *ibid.*, I, No. 3 (1962).
———. "Art Therapy and the Severely Disturbed Gifted Child," *ibid.*, V, No. 1 (1965).
———. *Art Therapy in a Children's Community: A Study of the Function of Art Therapy in the Treatment Program of Wiltwyck School for Boys*. Springfield, Ill.: Charles C Thomas, 1958.
———. "Autobiography of a Ten-Year-Old," *Bulletin of Art Therapy*, VII, No. 3 (1968).
———. "A Critique of Kurt Eissler's *Leonardo da Vinci*," *ibid.*, IV, No. 1 (1964).
———. *Kunsttherapie mit Kindern: Handbuch der Kinderpsychotherapie*. Munich: Gerd Biermann-Ernst Reinhardt Verlag, 1969.
———. "The Problem of Quality in Art," *Bulletin of Art Therapy*, III, No. 1 (1963).
———. "Stereotypes," *ibid.*, VI, No. 4 (1967).
Kris, Ernst. "Neutralization and Sublimation," in Ruth S. Eissler, Vol. X (1955).
———. *Psychoanalytic Explorations in Art*. New York: International Universities Press, 1952; Schocken Books, 1964.
Kubie, Lawrence. *Neurotic Distortion of the Creative Process*. Lawrence, Kan.: University of Kansas Press, 1959.
Kwiatkowska, Hanna Yaxa. "Family Art Therapy: Experiments with a New Technique," *Bulletin of Art Therapy*, I, No. 3 (1962).
———. "The Psychiatric Patient and His 'Well' Sibling," *ibid.*, II, No. 2 (1962).
———. "The Uses of Families' Art Productions for Psychiatric Evaluation," *ibid.*, VI, No. 2 (1967).
Langer, Susanne. *Feeling and Form*. New York: Charles Scribner's Sons, 1953.
———. *Philosophy in a New Key*. New York: Mentor Books, 1948.
Levick, Myra; Goldman, Morris; Fink, Paul Jay. "Training for Art Therapists," *Bulletin of Art Therapy*, VI, No. 3 (1967).

Lorenz, Konrad. *On Aggression*. New York: Harcourt Brace Jovanovich, 1966.

———. *Über tierisches und menschliches Verhalten: Gesammelte Abhandlungen*. 2 vols. Munich: R. Piper Verlag, 1966.

Lowenfeld, H. "Psychic Trauma and Productive Experience in the Artist," *Psychoanalytic Review*, I (1941), 116.

Lowenfeld, Viktor. *The Nature of Creative Activity*. London: Routledge & Kegan Paul, 1952.

———, and Brittain, W. L. *Creative and Mental Growth*. New York: Macmillan, 1957.

Machover, Karen. *Personality Projection in the Drawing of the Human Figure*. Springfield, Ill.: Charles C Thomas, 1952.

Mahler, Margaret. *On Human Symbiosis and the Vicissitudes of Individuation*. New York: International Universities Press, 1968.

Manzella, David. *Educationists and the Evisceration of the Visual Arts*. Scranton, Pa.: International Textbook Co., 1963.

Marshall, Sybil. *An Experiment in Education*. New York: Cambridge University Press, 1963.

Meares, Ainslie. *The Door of Serenity: A Study in the Therapeutic Use of Symbolic Painting*. Springfield, Ill.: Charles C Thomas, 1958.

———. *Shapes of Sanity*. Springfield, Ill.: Charles C Thomas, 1960.

Münz, L., and Lowenfeld, Viktor. *Plastische Arbeiten Blinder*. Brünn: Verlag Rudolf M. Rohrer, 1934.

Naumburg, Margaret. *Dynamically Oriented Art Therapy: Its Principles and Practice*. New York: Grune & Stratton, 1966.

———. *Schizophrenic Art: Its Meaning in Psychotherapy*. New York: Grune & Stratton, 1950.

———. *Studies of the Free Art Expression of Behavior Problem Children and Adolescents*. New York: Grune & Stratton, 1947.

Olden, Christine. "Notes on the Development of Empathy," in Ruth S. Eissler, Vol. XIII (1958).

———. "On Adult Empathy with Children," *ibid.*, Vol. VIII (1953).

Orbis Statini Židovske Muzeum. *Children's Drawings and Poetry from Terezin.* Prague, 1962.

Paneth, Marie. *Branch Street.* London: George Allen and Unwin, 1947.

Pattison, E. Mansell. "The Relationship of Adjunctive and Therapeutic Recreation Services to Community Mental Health Programs," *American Journal of Art Therapy,* IX, No. 1 (1969).

Peller, Lilli. "Daydreams and Children's Favorite Books," in Ruth S. Eissler, Vol. XIV (1959).

———. "Libidinal Phases, Ego Development and Play," *ibid.*, Vol. IX (1954).

———. "The School's Role in Promoting Sublimation," *ibid.*, Vol. XI (1956).

Plank, Emma. "Leg Amputation in a Four-Year-Old: Reactions of the Child, Her Family and the Staff," in Ruth S. Eissler, Vol. XVI (1961).

———. *Working with Children in Hospitals: A Guide for the Professional Team.* Cleveland: Western Reserve University Press, 1962.

Prinzhorn, H. *Bildnerei der Geisteskranken.* Berlin: Springer Verlag, 1923.

Redl, Fritz, and Wineman, David. *Children Who Hate: The Disorganization and Breakdown of Behavior Controls.* New York: Free Press, 1951.

———. *Controls from Within.* New York: Free Press, 1952.

Refsnes, Carolyn. "Art Therapy as Adjunct to Long Term Psychotherapy," *Bulletin of Art Therapy,* VII, No. 2 (1968).

———. "Recovery, Repression and Art," *ibid.*, VI, No. 3 (1967).

Reich, Annie. "Structure of the Grotesque-Comic Sublimation,"

Bulletin of the Menninger Clinic, XIII, No. 5 (1949).
———. "Further Notes on Countertransference," *International Journal of Psychoanalysis,* XLI (1960).
———. "On Countertransference," *ibid.,* XXXII (1951).
Sachs, Hanns. *The Creative Unconscious.* Cambridge, Mass.: Sic-Art Publishers, 1942.
Schaefer-Simmern, Henry. *The Unfolding of Artistic Activity.* Berkeley: University of California Press, 1948.
Schmidt-Waener, T. "Formal Criteria for the Analysis of Children's Drawings," *American Orthopsychiatric Journal,* XII (1952), 95.
Silver, Rawley, A. "Art and the Deaf," *American Journal of Art Therapy,* IX, No. 2 (1970).
Site, Myer. "Art and the Slow Learner," *Bulletin of Art Therapy,* IV, No. 1 (1964).
Stern, Max M. "Trauma, Projective Technique and Analytic Profile," *Psychoanalytic Review,* XXII (1953).
Themal, Joachim H. "Children's Work as Art," *Bulletin of Art Therapy,* II, No. 1 (1962).
Tinbergen, N. *The Study of Instinct.* London: Oxford University Press, 1958.
Ulman, Elinor. "Art Therapy: Problems of Definition," *Bulletin of Art Therapy,* I, No. 2 (1961).
———. "A New Use of Art in Psychiatric Diagnosis," *ibid.,* IV, No. 3 (1965).
———. "Psychotherapy and the Arts at Withymead Center," *ibid.,* II, No. 4 (1964).
———. "Therapy Is Not Enough," *ibid.,* VI, No. 1 (1966).
———. "The War Between Therapese and English," *ibid.,* II, Nos. 2 and 4 (1964).
Vaessen, M. L. J. "Art or Expression: A Discussion of the Creative Activities of Mental Patients," *Bulletin of Art Therapy,* II, No. 1 (1962).

Zierer, Edith; Steinberg, David; Finn, Regina; Farmer, Mark. "Family Creative Analysis," *Bulletin of Art Therapy*, V, Nos. 2 and 3 (1966).

國家圖書館出版品預行編目資料

兒童藝術治療 / Edith Kramer 作；江學瀅譯. -- 初版. --
臺北市：心理, 2004（民 93）
面； 公分. --（心理治療系列；22054）
參考書目：面
譯自：Art as therapy with children
ISBN 978-957-702-697-2（平裝）

1.藝術療法 2.兒童心理學

418.986 93013308

心理治療系列 22054

兒童藝術治療

作　　者：Edith Kramer
譯　　者：江學瀅
執行編輯：李　晶
總 編 輯：林敬堯
發 行 人：洪有義
出 版 者：心理出版社股份有限公司
地　　址：231026 新北市新店區光明街 288 號 7 樓
電　　話：(02) 29150566
傳　　真：(02) 29152928
郵撥帳號：19293172　心理出版社股份有限公司
網　　址：https://www.psy.com.tw
電子信箱：psychoco@ms15.hinet.net
排 版 者：鄭珮瑩
印 刷 者：東縉彩色印刷有限公司
初版一刷：2004 年 9 月
初版七刷：2021 年 5 月
I S B N：978-957-702-697-2
定　　價：新台幣 400 元